口腔疾病治疗理论与实践

王兆林 赵新春 刘军华 主 编

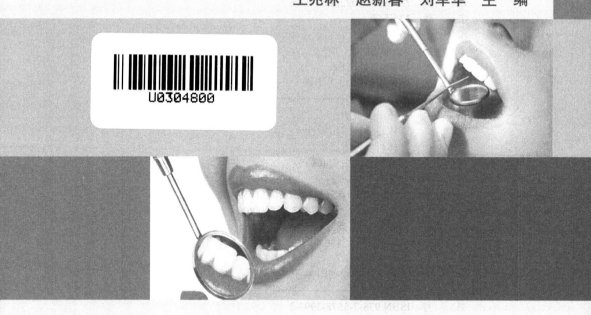

吉林科学技术出版社

图书在版编目（CIP）数据

口腔疾病治疗理论与实践 / 王兆林, 赵新春, 刘军
华主编. -- 长春：吉林科学技术出版社, 2018.4（2024.1重印）
ISBN 978-7-5578-3993-2

Ⅰ.①口… Ⅱ.①王… ②赵… ③刘… Ⅲ.①口腔疾
病－诊疗 Ⅳ.①R781

中国版本图书馆CIP数据核字(2018)第085793号

口腔疾病治疗理论与实践

出 版 人　李　梁
责任编辑　孟　波　孙　默
装帧设计　李　梅
开　　本　787mm×1092mm　1/16
字　　数　326千字
印　　张　16.75
印　　数　1-3000册
版　　次　2019年5月第1版
印　　次　2024年1月第2次印刷

出　　版　吉林出版集团
　　　　　吉林科学技术出版社
发　　行　吉林科学技术出版社
地　　址　长春市人民大街4646号
邮　　编　130021
发行部电话/传真　0431-85635177　85651759　85651628
　　　　　　　　　85677817　85600611　85670016
储运部电话　0431-84612872
编辑部电话　0431-85635186
网　　址　www.jlstp.net
印　　刷　三河市天润建兴印务有限公司

书　　号　ISBN 978-7-5578-3993-2
定　　价　88.00元
如有印装质量问题　可寄出版社调换
版权所有　翻印必究　举报电话：0431-85659498

前　　言

　　口腔医学是一门发展迅速的医学专业学科，新理论、新技术、新材料、新方法、新器械的不断涌现，使得口腔医学得以迅速发展。随着人民生活水平的提高，口腔保健意识的增强，对口腔医师的需求越来越多。因此，作为口腔临床医师而言，及时更新自己的专业知识，与其他临床医师交流经验，不仅可以巩固自己的医学基础理论知识，还可以提高自己的口腔疾病诊断和治疗水平。鉴于此，我们特组织了一批经验丰富的口腔临床医师编写了这本《口腔疾病治疗理论与实践》。

　　本书具有一定的理论基础和临床实用价值，较全面系统地阐述了当前口腔科疾病的新理论、新技术，本书内容简明扼要，方便实用，指导性强，不仅适用于口腔科专业人员，还可以作为其他临床医师、科研人员的参考书，对广大疾病患者也颇具参考价值。

　　在医学科学迅速发展的今天，医学进展和医学信息可谓一日千里，因此临床医师要脉络清晰、认识明确、处理得当，需要有循证医学观点和正确的诊疗思维方式。由于本书贯穿了各位编者们的个人认识、观点和临床体会，难免有片面或不足之处，恳请读者指正，并愿抛砖引玉，探讨交流，引出高见。

目　　录

第一章 牙体牙髓病

第一节 龋病

一、龋病的诊断和治疗原则

龋病是发生在牙体硬组织上慢性、进行性破坏的细菌性疾病。临床表现为牙体硬组织色、形、质各方面发生变化,随着硬组织脱矿和有机物分解的进行,最终牙体组织崩解形成不可自体修复的龋洞。病变如果继续发展,细菌感染可波及牙髓、根尖周组织,引起牙髓和根尖周组织的病变。目前比较公认的龋病病因学说是四联因素理论,即龋病是宿主、微生物、饮食和时间四种因素共同作用下产生的。

【诊断标准】

龋病的诊断仅限于无牙髓及根尖周组织病变的活髓牙。因龋继发牙髓病或根尖周病的患牙,应按牙髓病或根尖周病诊断。龋病的分类较多,临床最常用的是按病变程度进行分类的方法。

(一)按病变程度分类

1.浅龋 牙冠部浅龋是指仅限于釉质受损的龋坏,根据部位又有窝沟龋和光滑面龋之分。牙根面的浅龋,多发生于牙骨质或始发于根部牙本质表层。

浅龋的临床表现如下。

(1)一般无自觉临床症状。

(2)牙齿表面呈白垩色或棕褐色,可伴表面硬组织的缺损。

(3)发生在釉质的浅龋,探诊时可以感觉到牙釉质的完整性已经破坏,表面粗糙,硬度下降。发生在窝沟的浅龋有可能卡住探针。发生在暴露的牙根面的浅龋,可呈棕色,探诊粗糙、质软,但缺损不明显。

(4)对不易确定的邻面龋损,拍摄咬合翼片可见釉质层 X 线透射区。

2.中龋　龋病进展到牙本质浅层或中层。

(1)临床症状可表现为对冷热或甜酸刺激一过性酸痛或敏感,无持续性疼痛症状。

(2)可形成龋洞。发生在邻面或窝沟处的龋,边缘嵴或窝沟边缘釉质呈墨浸样变。

(3)探诊可及窝洞,洞底质软,探查洞壁轻度敏感。

(4)对不易确诊的发生在邻面的龋,可以通过拍摄咬合翼片确诊。

3.深龋　龋病进展到牙本质深层。

(1)临床上出现明显的冷热酸甜刺激敏感症状,或有食物嵌塞后的一过性疼痛,但无自发痛。

(2)龋洞深,近髓。发生在窝沟下的龋坏,有时洞口不大,但洞缘两侧呈墨浸色的范围较大,提示病损的范围大。

(3)探诊可及龋洞,洞底位于牙本质深层,探诊敏感,但无穿髓孔。

(4)咬合翼片可显示龋损范围,但一般小于实际病损范围。

(二)按病变进展速度分类

1.急性龋

(1)发生于易感个体,如儿童和青少年。

(2)病变牙本质着色浅,质软,可用手动器械去除。

(3)病变发展快,早期即可波及牙髓。

2.慢性龋

(1)发生在成年人及老年人的龋多属于此类。

(2)病变牙组织着色深,呈棕褐色,质硬,不易用手动器械去除。

3.静止龋

(1)多见于磨牙浅碟样的𬌗面和无邻牙接触的牙齿光滑面。

(2)病损区呈浅褐色质硬而光滑。

(三)其他分类

1.猖獗龋　猖獗龋表现为口腔短期内同时有多个牙齿、多个牙面,特别是一般不发生龋的下颌前牙均发生龋坏。猖獗龋的表现可见于儿童初萌牙列,可能与牙齿发育钙化不良有关。也可见于成年人头颈部放疗后或患严重口干症的患者。

2.继发龋

(1)患牙做过充填治疗,在修复体的边缘或洞底再度发生龋坏。

(2)洞缘有着色,充填体与洞壁间可探及缝隙,质软。

(3)X线片可见充填体与洞底间透影区。

(四)鉴别诊断

1.深龋与可复性牙髓炎鉴别

(1)深龋冷测不敏感,冷水进洞可敏感;而可复性牙髓炎常规冷测即可出现敏感症状。

(2)深龋对任何刺激,不出现持续性或延缓性疼痛症状;而可复性牙髓炎时在刺激去除后可有短暂的一过性疼痛症状。

2.深龋与慢性闭锁性牙髓炎鉴别

(1)深龋无自发痛史;牙髓炎可有自发痛史。

(2)深龋叩诊时无异常反应;牙髓炎可有叩诊异常。

(3)深龋常规温度测验无疼痛;牙髓炎热测时可诱发迟缓性疼痛。

(4)深龋时龋损不波及牙髓;牙髓炎时多已波及牙髓。

3.深龋与牙髓坏死鉴别

(1)深龋无自发痛史;牙髓坏死可有自发痛史或反复激发痛史。

(2)深龋探诊敏感;牙髓坏死探诊无反应。

(3)深龋温度测验同正常对照牙,牙髓电活力测验有活力。而牙髓坏死牙髓活力测验无反应。

【治疗原则】

1.龋病治疗应保护正常牙体组织和牙髓,有效修复龋损部分,恢复牙齿形态、外观和功能,预防继发龋。

2.明确特定患者易患龋的因素,有针对性的进行防龋指导,如有效的牙齿保健方法、局部用氟和饮食控制等。

3.对多发性龋、急性龋、猖獗性龋患者,在治疗患牙的同时,应给予适当预防措施,如局部用氟、口腔卫生宣教等。

4.早期龋、牙根面浅龋,可通过防龋指导、局部涂氟和再矿化的方法予以治疗,并于半年到一年间定期复查,如有明显龋洞形成,则应行充填治疗。

5.已形成龋洞的牙齿必须通过去腐、备洞进行充填治疗。充填治疗前,必须去除所有病变和感染的牙体组织,并保护正常牙髓。

6.定期复查:急性龋、猖獗龋患者建议每 3 个月复查一次,儿童应每半年复查一次,一般患者应一年复查一次。

二、龋病的治疗方法

(一)局部涂氟

【适应证】

牙齿彻萌、牙齿矿化不良、早期龋、多发龋患者和对龋敏感的个体。对患儿应在初诊时,常规进行牙面涂氟处理。

【操作方法】

1.氟化物种类

(1)氟溶液:2%氟化钠溶液;1.23%酸性氟磷酸钠(APF)溶液;4%氟化亚锡溶液。

(2)氟凝胶:1.23%酸性氟磷酸钠纤维素凝胶,4%氟化亚锡纤维素凝胶。

(3)氟涂料:以环氧树脂为基质的含氟涂料,可以在牙面上停留 24 小时以上,增加牙齿吸收氟的量。

(4)氟化钠甘油糊剂:75%氟化钠甘油。

2.治疗步骤

(1)清洁牙面。

(2)隔湿,吹干牙面。

(3)将含氟溶液的小棉球从窝沟到邻面压在牙面上,使其湿润约 3～4 分钟。

(4)取出隔湿棉球后,30 分钟内不漱口、不进食,确保氟与牙面尽可能的长时间接触。

3.注意事项

(1)涂氟过程中注意隔湿,应将多余的药液吸出,防止患者咽下。

(2)涂氟治疗应在 1 个月内重复 4 次以上。

(3)可以与自用低浓度氟化物(例如:氟化物牙膏,氟漱口液)同时进行。

(4)涂氟必须由专业人员施行。

(二)再矿化疗法

【适应证】

1.初期牙釉质龋、牙骨质龋。

2.牙颈部的牙齿敏感症。

3.急性龋、猖獗龋在进行充填治疗的同时,辅以再矿化疗法。

4.进行头颈部放疗患者,应在放疗前、中、后做再矿化治疗以预防放射性龋。

5.正畸治疗前、治疗中及摘除矫治器后的固定矫治器患者。

【操作方法】

1.*个别牙齿的再矿化*

(1)用橡皮杯清除牙面的菌斑和唾液膜,如有腐质,则用圆钻除净。

(2)隔湿,棉球擦干牙面。

(3)用纸片或棉球蘸再矿化液贴于牙面脱矿部位。每日 1 次,每次 15 分钟。

2.*全口多个牙齿再矿化*

(1)对口内无龋者

①食氟再矿化液含漱,每日 3 次,于三餐饭后,每次含漱 2～3 口,每口含 3～5 分钟。

②含氟牙膏刷牙。

③含漱持续时间因人因病情而异,对牙齿敏感症者,待症状消失即可停止含漱。若为预防目的,则应从治疗前 1 周开始含漱,直至治疗停止后 3 个月或更长时间。

④定期复查时间为半年、1 年、2 年。

(2)对已发生急性龋或放射性龋的患者

①先行再矿化治疗:用含氟再矿化液含漱 3 个月(方法同前),有条件可做 F^-、Ca^{2+} 交替导入 2～4 疗程。如为牙颈部龋,可在含漱后用棉片浸再矿化液贴敷龋损处,每晚 1 次,至少 20 分钟。

②用含氟牙膏刷牙。

③治疗 2 个月后,探诊龋坏区无探痛,术者感觉龋损牙面变硬,即行充填治疗。以玻璃离子水门汀临时充填为宜。若龋已及髓,应做牙髓治疗。

④治愈龋坏牙后,应继续使用含氟牙膏及矿化液含漱,可减少含漱次数与时间,每日可 1～2 次。

⑤定期复查:3 个月、半年、1 年、2 年。如龋病已稳定,无放疗史患者,前磨牙和磨牙可行永久充填。

3.*注意事项*

(1)再矿化液含漱前,一定认真刷牙或漱口,含漱后 2 小时内不进食。

（2）对急性龋、放射性龋患者,再矿化治疗只是整体治疗设计的一部分,必须对全口患牙进行综合治疗,全面设计。

（3）患有其他疾病的患者,应积极治疗患者的全身疾病。

（三）窝沟封闭

【适应证】

使用于预防窝沟龋,特别是萌出不久且沟裂深、窄、陡的牙齿。一般认为,在牙齿萌出后的 4～5 年内,越早做越好。

【操作方法】

1.清洗牙面　用机用小毛刷或牙刷蘸不含氟的抛光膏或牙膏清洗牙面和窝沟,目的是去除表面和窝沟内的软垢、菌斑和有机物。因氟易与牙齿矿物质形成氟化钙而影响后面的酸蚀效果,敌不用。

2.术区隔湿　推荐使用橡皮障,也可用棉卷。对唾液分泌多者,可在术前 30 分钟,酌情口服阿托品片剂,减少唾液分泌。隔湿的效果决定封闭效果。

3.酸蚀　使用树脂类封闭剂须用 35％磷酸凝胶对封闭部位酸蚀 30 秒。由于乳牙釉质表层多为无釉柱层并含有较多有机物,对乳牙的酸蚀时间可略延长。酸蚀的范围应包括窝沟两侧各 1.5mm 的牙面。

4.彻底冲洗干燥　用清水彻底冲洗牙面,不能遗留酸。然后,以气枪吹干。冲洗吹干后的牙面必须重新隔湿,不得再受唾液的污染。

5.放置封闭剂　光固化类材料可直接涂于窝沟内,然后遵照材料说明书的要求进行光照。玻璃离子体类材料,可调和成浓乳状,以探针导入窝沟,依据材料说明书的要求,让其自然凝固或光固化。初凝的玻璃离子水门汀表面,涂以凡士林软膏可以防止进一步固化过程中丧失或吸收过多的水分。

6.调整咬合　材料固化后,应适当调整影响咬合的部分。

7.注意事项

（1）牙表面的处理是窝沟封闭的必要步骤,没有清洁完全或酸蚀不充分,会妨碍封闭剂的固位和防龋效果。

（2）放置封闭剂的关键步骤是术野的绝对干燥,在材料固化以前,绝对不可受唾液或其他水分的污染。万一酸蚀后被唾液污染,需重新酸蚀 10 秒以上。

（3）严格掌握适应证,注意对窝沟状态进行正确判断,不可将已有浅龋的窝沟不做其他处理而单纯进行窝沟封闭,否则会导致洞底病损继续发展。

（4）牙齿窝沟封闭后的最初 3 年,尤其对于那些诊断为可疑龋和早期龋的病例应每年复查一次,以便发现龋齿并及时治疗。

(四)复合树脂粘接修复术

【适应证】

1.龋病和其他牙体病所致的牙体硬组织缺损,须根据修复部位和厂家说明选用不同的材料。

2.变色牙(包括四环素牙、严重的氟牙症等)贴面修复。

3.前牙的小间隙关闭。

4.畸形牙和扭转牙的改形修复。

【操作方法】

1.去净腐质。

2.制备洞斜面　用金刚砂钻,将整个洞缘釉质磨成宽1～3mm,斜度为30°～45°的斜面。洞斜面宽度可视缺损大小而定。对变色牙则需磨除唇面釉质厚约0.2～0.5mm的薄层,勿破坏近远中接触点。

3.隔离唾液,擦干牙面。

4.垫底　洞底透红近髓处必要时可用氢氧化钙间接盖髓,玻璃离子水门汀垫底。为充分利用粘接面积,尽量不垫底或减少垫底面积。

5.酸蚀　根据患牙和窝洞特点选择酸蚀粘接系统,并根据说明书应用材料。釉质黏结建议使用全酸蚀系统,而牙本质黏结建议使用自酸蚀系统。

6.涂粘接剂　前牙用聚酯薄膜,后牙用分段式成形片与邻牙隔离。用小毛刷或小块泡沫塑料蘸粘接剂,均匀涂布于整个洞壁,气枪轻吹,使其薄层均匀分布。光照20秒。

7.变色牙可涂遮色剂　根据变色程度选择不同颜色,涂2～3层方可遮色,或用不透光的树脂先覆盖一薄层,再用半透明树脂修复唇面。每涂一层应光照40秒。

8.比色　关闭照明灯,利用自然光线;使牙面潮湿,与患牙完整部位或与邻牙比色。还应照顾到患者肤色,选择相应型号的树脂。

9.充填　将选好的树脂填入窝洞中,并修整外形,光照40秒使树脂固化。若洞深超过2mm,则分次充填,分层固化。每层材料厚度不得超过2mm。对变色牙还可在遮色剂上涂一层树脂,将选好的预成唇面盖于树脂上,使贴面就位。压挤出多余树脂,修整外形后光照40秒固化。

10.修整和抛光　树脂硬固后,用尖细锥形金钢砂钻磨除充填体飞边,调磨咬合高点,去除龈缘的树脂悬突和挤入牙间隙的多余树脂。然后用细砂石修磨充填体的各面,再用磨光砂条磨光邻面。最后用磨光砂片抛光,由粗砂到细砂顺序使用。

11.注意事项

(1)充填前,应去除牙石、软垢,消除牙龈炎。

(2)全酸酸蚀后的釉质必须呈白垩状,严禁唾液、血液污染,否则需再次酸蚀。自酸蚀系统使用前详阅产品说明书,根据材料特点使用。

(3)固化灯工作端与修复体表面相距小于 3mm 左右为宜,切勿触到未固化的树脂充填体表面。

(4)术后医嘱切勿用树脂充填的牙切咬硬物。

(5)再次修复,需将旧充填物全部去净,并应磨除薄层釉质,按上述方法同样操作。

(五)银汞合金充填术

【适应证】

1.因龋病或非龋性牙体硬组织病所导致的牙体缺损,主要用于后牙Ⅰ、Ⅱ、Ⅴ类洞的充填。

2.各种类型的牙髓炎、根尖周炎经牙髓治疗后的牙体修复。

【操作方法】

1.寻开口,扩大洞口。

2.去净腐质。以颜色、硬度为标准,必要时配合龋蚀检知液染色观察。

3.按窝洞预备原则备洞。

4.深龋洞需要用对牙髓无刺激的材料垫底。

5.调磨薄壁弱尖及对𬌗高陡的牙尖斜面。

6.检查窝洞是否包括了可疑窝沟,点线角是否清晰圆钝,是否底平壁直,洞形大小、深浅是否符合固位及抗力的要求。

7.清洗、隔湿、干燥窝洞。如复面洞应先装置成形片并加用楔子。

8.用银汞合金输送器逐次将合金送入窝洞中,选用大小合适的银汞充填器,用力加压。先充不易填满处,如龈阶、点线角处,逐层加压充填,使之与洞壁密合,排除多余汞后,使充填材料略高出窝洞表面。

9.修整充填体首先检查并去除邻面悬突,恢复与邻牙的接触点,修整𬌗面形态与周围牙面协调。恢复与对颌牙的咬合关系,勿增高咬合也勿降低咬合。

10.小面积充填体,或患者无复诊条件,可在修整外形后用光滑器压光充填体。有条件者,24 小时后至 3 天复诊,磨光充填体。选用适当的磨光车针由牙面向充填体方向打磨,最后可用橡皮轮抛光表面,使表面光洁不易腐蚀。

11.注意事项

(1)调和好的银汞合金经揉搓后即刻使用,如已变硬,不应随意加汞调稀,挤出多余的汞不能再用来调制合金。

(2)取下成形片夹时,应先用探针刮掉贴在成形片上高出𬌗面的多余合金。成形片应从𬌗方取下,此时,切勿将充填体碰掉或掀起。

(3)修整龈阶处悬突时,应从充填体刮向龈方,再将刮下的合金碎屑取出,以防将邻面充填体折断。

(4)未修整𬌗面时,切勿让患者用力咬合,以免充填体受力过大而折断。

(5)若牙冠破坏过大,充填体无固位力或牙冠有劈裂可能,应于充填后做全冠修复。

(6)术后医嘱充填后 24 小时方可用患牙咀嚼。

(7)复诊磨光时,应进一步检查有无咬合高点、薄壁弱尖、充填体悬突、食物嵌塞等,进一步调磨修整。

(8)对汞过敏者禁用。

(六)玻璃离子水门汀修复术

【适应证】

1.所有牙齿的楔状缺损(基牙除外)。

2.未累及咬合面的邻面龋、根面龋。

3.冠折未露髓的牙本质断端的覆盖。

4.复合树脂修复术的垫底材料。

5.猖獗龋、放射性龋的充填。

【操作方法】

1.去净腐质,去除无基釉非龋性缺损可用橡皮杯蘸细浮石粉糊剂打磨清洁缺损处及邻近部位,或用球钻磨除缺损处薄层表面。

2.近髓处可用氢氧化钙制剂间接盖髓。

3.隔湿、干燥牙面。

4.充填按比例调和玻璃离子水门汀(30～60 秒内完成),即刻用充填器将材料一次性填入缺损处,在 1～2 分钟内完成外形修整。光固化者不受时间限制,完成允填后光照 20～40 秒。

5.涂凡士林油防止材料失水或吸水。光固化者不作此步骤。

6.磨光 24 小时后用金刚砂钻精修,磨光杯磨光充填体。光固化者可即刻进行外形修整抛光。

7.注意事项

(1)术前洁治,消除牙龈炎症。

(2)充填和外形修整应尽快完成,材料一旦开始凝固,立即停止修整。

(3)使用前详细阅读产品说明书,根据材料特点调制和使用。

(七)复合树脂嵌体修复术

【适应证】

后牙中到大面积缺损,剩余牙体组织可提供足够的粘接面积,牙体预备后无明显倒凹者均适用。

牙龈炎患者应于术前 1 周进行洁治,牙龈增生影响术区者应行牙龈切除术。

【操作方法】

1.直接法　以后牙邻𬌗洞面为例。

(1)比色同复合树脂黏结修复术。

(2)牙体制备用裂钻和柱状金刚砂钻进行牙体预备,制洞原则和方法见银汞合金充填术。制备后的洞型要求如下。

①洞底平,与牙体长轴垂直。近髓洞用氢氧化钙垫底剂和玻璃离子水门汀双层垫底;牙髓治疗后的患牙,去除根管口部分硬固后的糊剂和牙胶,以磷酸锌水门汀或玻璃离子水门汀垫底。

②壁直,向𬌗面外展 8°～12°,洞边缘不制备洞斜面。邻面洞型的颊舌壁边缘位于自洁区,龈壁不要位于或靠近接触点,𬌗面及邻面洞深大于 1.5mm。

③洞内点线角清晰而圆钝,从𬌗面可垂直俯视到各点线角。

④洞形完成后用抛光钻打磨光滑,无倒凹。

(3)隔湿:建议使用橡皮障。

(4)涂布分离剂:涂布口内用分离剂于洞内外壁及邻牙上,柔风吹匀。

(5)放置成形片和楔子:建议使用透明成形片和导光楔子。

(6)再次涂布分离剂:涂布口内分离剂于洞内及成形片内侧,轻风吹匀,确认无遗漏点。

(7)树脂充填:用选好颜色的光固化复合树脂充填窝洞,压实,雕刻牙体外形。

用可见光固化灯从颊、舌、殆面各照射 40～120 秒。

(8)嵌体的取出:取下成形片和楔子,通过修整或添加树脂,调整殆面及邻面接触点。存殆面用树脂制作用于夹持的小把手,光固化后取出嵌体。

(9)嵌体的口外处理:嵌体各面光照 40 秒,将嵌体放入光/热聚合箱中处理。

(10)嵌体的试戴:冲洗嵌体各面以除去分离剂,口内试戴,使就位顺利。

(11)嵌体的粘固:酸蚀牙釉质,彻底冲洗窝洞,吹干、隔湿,涂布粘接剂。使用粘接用化学固化(或双重固化)复合树脂或水门汀粘固嵌体。双重固化者需光照。

(12)完成去除多余的粘接树脂或水门汀,检查咬合关系,磨光修复体。

2.间接法

(1)准备

①选牙色、牙体预备同直接法。

②取印模用硅橡胶印模材取工作印模及验印模。

③暂封牙胶、暂封窝洞。

(2)技工

①灌注硬石膏模型,检查有无倒凹,如有应填补;用细铅笔标出洞型边缘。

②涂布技工室分离剂于工作牙内外及邻牙上,柔风吹匀。

③逐层堆砌并光照复合树脂各 20 秒,按洞底、洞壁、边缘嵴、牙尖的顺序堆砌,不要超出洞缘标记线。

④嵌体各面光照 60 秒,调整殆面及邻面接触关系,打磨、磨光修复体;取下嵌体,光照组织面;放入光/热聚合箱中处理,在模型上试戴。

(3)临床:同直接法第(10)~(12)步骤。

3.注意事项

(1)非适应证:与年龄不相称的牙齿过度磨耗者;口腔内其他牙齿的原有树脂修复体效果不佳者;牙体预备后有不能消除的明显倒凹者。

(2)术前 1 周洁治,消除牙龈炎症。

(3)减少牙体预备时的偏差,避免倒凹的出现。

(4)邻殆面洞必须放置成形片和楔子,以形成良好的邻间接触。

(5)窝洞边缘不要位于或靠近咬合接触点,殆面功能区厚度不小于 1.5mm。

(6)其他同复合树脂粘接修复术。

(刘晓玮)

第二节 牙体硬组织非龋性疾病

一、畸形中央尖

【概述】

由于牙发育期间形态发生异常分化出现的畸形小尖,称畸形中央尖。

【临床表现】

1.好发于下颌前磨牙,尤其是下颌第二前磨牙最多见,偶见于上颌前磨牙,常对称发生。

2.中央尖常位于牙合面中央窝处,呈圆锥形突起,形态可为圆锥形、圆柱形或半球形等,高度1~3mm。

3.如牙萌出时间长,中央尖磨损后呈浅黄色圆形环,中央有浅黄色或褐色的牙本质轴,在轴中央可见到黑色小点,此点即是突起的髓角。

4.如中央尖较尖锐,常在牙萌出后不久与对颌牙接触时折断,使牙髓感染、坏死,影响根尖的继续发育。

【诊断要点】

1.年轻患者,主诉牙髓炎症状,无龋病及牙周损害。

2.检查可发现畸形中央尖或折断后的特定形态,常对称。

3.X片检查有时可见异常突起之髓角,如牙髓感染坏死,常伴根尖呈喇叭口形。

【治疗原则及方案】

1.若中央尖圆钝,或无髓角突入者,可观察,亦可分次逐渐调磨。

2.若已穿髓引起牙髓、根尖病变者,作相应牙髓治疗。若为年轻恒牙为保存患牙并促使牙根继续发育完成,可采用根尖形成术或根尖诱导形成术。

二、牙内陷

【概述】

牙内陷是牙发育期间,成釉器形态异常分化,舌侧过度卷叠或局部过度增殖深入牙乳头中,形成一系列形态内陷畸形。

【临床表现】

牙面可见一囊状深陷的窝洞,常见于上颌侧切牙,也可发生于上颌中切牙或尖牙。根据牙内陷的程度及形态,临床上可分为畸形舌侧窝、畸形根面沟、畸形舌侧尖和牙中牙。

1.畸形舌侧窝　由于舌侧窝呈囊状深陷,可引发牙髓炎。

2.畸形根面沟　可与畸形舌侧窝同时出现。临床上可见一条纵形裂沟向舌侧越过舌隆突,并向根方延伸,严重者可达根尖部,将牙根一分为二,形成一个额外根。可引发牙髓炎及牙周损害,形成骨下袋。

3.畸形舌侧尖　在畸形舌侧窝的基础上,舌隆突呈圆锥形突起,有时突起形成一牙尖,牙髓组织亦可进入舌侧尖内,形成纤细髓角,易遭磨损而引发牙髓感染。

4.牙中牙　牙呈圆锥形,较其正常形态稍大,舌侧窝深度内叠卷入,X片示深入凹陷部好似包含在牙中的一个小牙。

【诊断要点】

1.如未合并牙髓感染或牙周损害,患者常无症状。

2.典型的临床表征。

3.X线检查有助于诊断。

【治疗原则及方案】

根据患牙的牙髓是否感染而决定采用牙体修复或牙髓治疗。

1.牙内陷早期,可按深龋处理,预备窝洞,按间接盖髓术处理。

2.对于根面沟裂仅达颈1/3者,行局部牙周手术,浅沟磨除、深沟充填。

3.沟裂达根尖且已导致牙周组织广泛破坏者,可考虑拔除。

4.畸形舌侧窝(尖)引起牙髓感染者,应行根管治疗。

三、四环素着色牙

【概述】

在牙的发育期,若服用了四环素族药物,该类药物能被结合至牙组织内,使牙着色,亦可影响牙的发育,被四环素族药物着色的牙称四环素牙。

【临床表现】

1.可发生于乳牙与恒牙,乳牙着色比恒牙明显。

2.牙冠呈浅黄色逐步过渡到棕褐色至灰黑色,由于光能促进着色过程,因此前牙染色较后牙严重。

3.严重的四环素牙可伴有釉质发育不全。

【诊断要点】

1.典型的临床表现。

2.四环素类药物服用史。

【治疗原则及方案】

治疗原则是恢复牙的美观。

1.着色浅且没有釉质缺损的患牙可采用脱色法,但漂白脱色法效果有一定局限。

2.对着色较深或有釉质缺损的患牙,可用复合树脂修复,也可用贴面修复;对于着色严重的患牙,由于遮色效果差,该方法也难以达到理想效果。

3.对美容要求较高的患者,或合并有牙体缺损的患牙,在患者要求或同意下可作烤瓷冠修复。

4.为预防此病,妊娠和哺乳的妇女,8岁以下的儿童一般不宜使用四环素族药物。

四、氟牙症

【概述】

氟牙症是慢性氟中毒的表现,在牙表现为釉质发育不全症,又称氟斑牙。氟牙症有明显的地域性,一般情况下,水中的氟浓度超过 1ppm(1mg/L)时发病逐渐增加。

【临床表现】

1.常见于恒牙,乳牙少有发生,程度亦较轻。

2.同一时期萌出的牙,釉质上有白垩色(轻度)到褐色的斑块(中度),严重者还伴有釉质的实质性缺损(重度)。

3.患牙耐酸,但对摩擦的耐受性差。

4.严重的慢性氟中毒者还可有骨骼、关节的损害。

【诊断要点】

1.氟牙症患者可有儿童期在高氟区的生活史。

2.典型的临床表现。

3.需要与釉质发育不全相鉴别,氟斑牙的色斑呈散在云雾状,边界不明确,与生长线不完全吻合。

【治疗方案与原则】

治疗原则与四环素牙相同。

1.轻度患牙可用脱色法,但应注意漂白只能达到一定程度的效果。

2.用复合树脂或贴面恢复患牙外观,但遮色效果达不到理想效果。

3.对美容要求较高的患者,或合并有牙体缺损的患牙,在患者要求或同意下可作烤瓷冠修复。

4.为预防此病,在高氟区选择新的饮水水源或用活性矾土或活性炭以去除水源中过量的氟。

五、先天性梅毒牙

【概述】

先天性梅毒牙是在牙发育期梅毒螺旋体感染导致牙发育障碍。

【临床表现】

1.主要见于恒牙,尤其是 $\frac{61|16}{621|126}$。

2.半月形切牙,这种切牙的切缘比牙颈部狭窄,切缘中央有半月形缺陷,切牙之间有较大空隙。

3.桑椹状磨牙,第一磨牙的牙尖皱缩,表面粗糙,牙合面釉质有多个不规则小结节和坑窝,牙尖向中央凑拢,牙横径最大处是在牙颈部。

4.蕾状磨牙,有的磨牙牙面不粗糙,但牙合面紧缩,如花蕾状,称蕾状磨牙。

【诊断要点】

1.母亲患梅毒病史。

2.典型的牙体表征,结合先天梅毒的其他临床表现。

3.血清学检查,康-华氏反应阳性。

【治疗方案与原则】

1.修复牙外形与功能,如复合树脂,各类冠等。

2.妊娠早期对母体进行抗梅毒治疗可有效预防此病。

六、磨损

【概述】

由于单纯机械摩擦而造成的牙体硬组织慢性磨耗称磨损,分咀嚼磨损和非咀嚼磨损两种。

【临床表现】

1.咀嚼磨损是在正常咀嚼过程中造成的,属生理性磨损,一般发生在牙合面和切缘。恒牙萌出后,在数年或数十年的咀嚼中出现磨损,早期在釉质表面出现浅黄色小区,以后逐渐扩大、融合,牙本质成片暴露。严重时可形成锐利边缘嵴,有时遇机械及冷热刺激时敏感。由于在咀嚼时患牙有轻微的动度,长期咀嚼也可引起邻面的磨损,使原来的点接触变为面接触,可引起食物嵌塞。

2.非咀嚼性磨损是由异常的机械摩擦力所造成,是一种病理现象。不良习惯和某些职业是造成这类磨损的原因,如木匠、鞋匠常用牙咬住钉等,使切牙出现隙状磨损。

3.磨损可引起各种并发症,如牙本质敏感症、食物嵌塞、牙髓病变、咬合创伤、颞下颌关节紊乱病等。

【诊断要点】

根据临床表现,结合年龄、职业、不良习惯等,可作出诊断。

【治疗原则及方案】

1.咀嚼磨损无症状时,不必处理。

2.非咀嚼磨损应去除病因,纠正不良习惯。

3.当磨损出现牙本质过敏症时,可行脱敏治疗。

4.当出现牙髓或根尖周病变时,按常规进行牙髓病或根尖周病的治疗。

5.当出现其他并发症时,应按不同症状进行相应治疗。

七、楔状缺损

【概述】

楔状缺损是牙体唇、颊侧颈部硬组织发生缓慢消耗所致的楔形缺损。

【临床表现】

1.好发于前磨牙,尤其是位于牙弓弧度最突出处的第一前磨牙。年龄越大,越易好发,缺损也越严重。

2.楔状缺损由2～3个平面相交而成,缺损边缘整齐,表面坚硬光滑,由于牙本质外露,局部呈浅黄色。

3.较深的楔状缺损可引起牙本质过敏症状,个别损害深达牙髓时可引起牙髓炎。

【诊断要点】

1.好发于前磨牙,尤其是第一前磨牙。

2.结合临床表现,注意与牙颈部龋相鉴别。

【治疗原则及方案】

1.改正刷牙方法。

2.轻度楔状缺损且无临床症状者可不治疗。

3.较深楔状缺损者,可用玻璃离子或复合树脂类材料修复,注意保护牙髓。

4.当出现牙髓感染或根尖周病变时,作牙髓治疗术。

八、牙本质过敏症

【概述】

牙本质过敏症是指牙在受到外界刺激,如温度、化学物质以及机械作用所引起的酸痛症状。牙本质过敏症不是一种独立的疾病,而是各种牙体疾病共有的症状。

【临床表现】

主要表现为刺激痛,冷、热、酸、甜尤其是机械摩擦刺激引起酸痛,疼痛时间短暂,刺激去除后疼痛立即消失。

【诊断要点】

1.探诊酸痛。

2.温度刺激敏感。

【治疗原则及方案】

脱敏治疗,消除症状。对过敏的有效治疗必须封闭牙本质小管。由于本症病因尚未完全明确,目前实际应用的任何一种治疗方法均不能保证不会复发。常用的治疗方法包括:

1.氟化钠类药物脱敏法。

2.牙本质粘合剂类脱敏法。

3.激光脱敏法。

4.修复治疗法,对反复药物脱敏无效者,可考虑作充填术或冠修复。磨损严重而接近牙髓者,在患者要求或同意下,可作牙髓治疗。

九、牙隐裂

【概述】

牙隐裂是指牙冠表面非生理性细微裂纹,常不易被发现。牙隐裂的裂纹可深入达到牙本质,有时可引起牙髓感染。

【临床表现】

1.常见于上颌磨牙,下颌磨牙次之。

2.隐裂裂纹常与牙合面窝沟重叠,并向一侧或两侧边缘嵴延伸,使窝沟颜色异常加深。

3.表浅的隐裂常无明显症状,较深者对冷热刺激敏感,或有咬合不适感。

4.深达牙本质深层的隐裂多有慢性牙髓炎症状。

5.在碘酊或龙胆紫染色后,因染料渗入裂缝,可见一条不易擦除的染色线。

【诊断要点】

1.当临床上出现不明原因的刺激疼痛时,排除龋病、牙周病,牙面上也探查不到过敏点时,应考虑牙隐裂存在的可能。

2.探针探查窝沟,必要时采用碘酊染色法。

3.咬诊试验呈阳性。

【治疗原则及方案】

1.调𬌗,排除牙𬌗干扰,降低牙尖斜度以减小劈裂力量。

2.建议及时修复缺失牙,否则单独治疗隐裂牙达不到预期效果。

3.当隐裂仅限于牙本质内,可沿裂纹备洞,光固化复合树脂充填,或全冠修复。

4.当隐裂深达牙本质深层,或已引起牙髓感染者,作牙髓治疗。

5.在牙髓治疗过程中,备洞后使裂纹对牙合力的耐受降低,由于咀嚼等原因,极易发生牙裂。在条件允许的情况下,应注意采用带环、全冠修复等避免隐裂牙纵折。

十、牙根纵裂

【概述】

牙根纵裂是指发生在牙根的纵裂,未波及牙冠者。

【临床表现】

1.早期有冷热刺激痛,咀嚼痛,晚期出现自发痛,咀嚼痛,并伴有牙龈反复肿胀、叩痛和牙松动。绝大多数患牙有牙周袋和牙槽骨破坏,深牙周袋,甚至达根尖。

2.根管治疗后的牙根纵裂无牙髓症状,早期也无牙周袋或牙槽骨的破坏,随着病程延长,可出现牙周病变。

【诊断要点】

1.典型的疼痛症状,特别是咀嚼痛症状。

2.可探查到深牙周袋。

3.X线检查是确诊的重要依据。

【治疗原则及方案】

对于松动明显,牙周袋宽而深或单根牙根管治疗后发生的牙根纵裂,应予拔除。

对于多根牙,牙周病损局限于裂纹处且牙齿稳固,以及非病变牙根情况允许的,可在根管治疗后行牙半切除术或截根术。

十一、牙震荡

【概述】

牙震荡是指因轻微外力撞击牙,导致牙周膜轻度损伤,常不伴牙体组织的缺损。

【临床表现】

1.患牙有伸长不适感,常有叩痛及轻微松动。

2.龈缘可有少量出血。

3.牙髓在受伤后常活力测试阴性,数周或数月后恢复,若仍无反应,说明牙髓可能已坏死。

【诊断要点】

1.外伤史。

2.临床表现。

3.X 线片排除牙脱位、牙折。

【治疗原则及方案】

1.患牙休息 1～2 周,降低咬合;必要时作松牙固定。

2.定期复查,注意观察牙髓活力情况,若发现有牙髓坏死时,应及时作根管治疗。

十二、牙脱位

【概述】

牙受外力作用而脱离牙槽窝者称为牙脱位。

【临床表现】

1.牙轻度偏离移位称不全脱位,牙完全离体者称为全脱位。

2.牙部分脱出常有疼痛、松动和伸长,同时出现咬合障碍。

3.牙嵌入脱位者,临床牙冠变短,切缘或牙牙合面低于正常,

4.完全脱位者,可见牙完全离体或仅有少许软组织相连。

5.常伴有牙龈撕裂和牙槽突骨折。

6.随时间推移常可发生各种并发症,如牙髓坏死、髓腔变窄、牙根外吸收以及边缘性牙槽突吸收。

【诊断要点】

1.外伤史。

2.临床检查可发现各种移位表现。

3.X 线检查。

【治疗原则及方案】

治疗原则是保存患牙。

1.部分脱位牙应在局麻下复位,结扎固定 4 周。术后定期复查。

2.嵌入性脱位牙在复位后 2 周应作根管治疗。对嵌入性脱位的年轻恒牙,任其自然萌出。

3.完全脱位牙应立即作再植术,术后 3～4 周应作根管治疗。如果脱位超过 2

小时就诊,应在体外完成根管治疗术后再行植入。

4.年轻恒牙完全脱位,如就诊迅速或自行复位者,不要轻易拔髓,应定期观察。

十三、牙折

【概述】

牙折是指由于粗暴外力直接撞击或牙在咀嚼时咬到硬物所导致的牙体组织折裂。

【临床表现】

1.冠折,折裂常限于冠部,可波及亦可不波及牙髓。

2.根折,折裂限于牙根,波及牙髓。

3.冠根折,常波及牙髓。

4.根据牙折程度,牙髓可出现暂时性活力丧失,对温度、电刺激不敏感,如有牙髓感染可伴牙髓炎症状,如自发痛等。

5.患牙常有叩痛、松动,牙龈可有撕裂、出血。

【诊断要点】

1.外伤史。

2.临床表现。

3.X线片有助于诊断根折,但由于牙折线的走向和 X 线投照角度的变化,X 片不能显示全部病例。

【治疗方案与原则】

治疗原则应尽量保留患牙,恢复牙体外形与功能。对于在治疗过程中保留活髓的患牙,追踪观察牙髓状况的变化。不能保存活髓的,应先行根管治疗。

1.冠折可根据缺损情况进行复合树脂修复术。

2.根折:高位根折应尽早固定患牙,促进自然愈合。近颈缘的根折酌情作根管治疗后修复。

3.冠根联合折对于可作根管治疗,又具备桩核冠修复适应证的冠根联合折,可以保留。对于不能保留的冠根联合折可拔除。

（潘业登）

第三节　牙髓病

一、可复性牙髓炎

可复性牙髓炎是牙髓组织以血管扩张、充血为主要病理变化的初期炎症表现，又称作"牙髓充血"。临床上若得到适当治疗，牙髓可恢复到原有状态。

【诊断标准】

1.临床表现

(1)患牙对温度刺激一过性敏感，尤其对冷刺激更敏感，但无自发痛的病史。

(2)可找到引起牙髓病变的牙体或牙周组织疾病，如患牙有近髓的牙体硬组织损害(深龋、深楔状缺损等)、殆创伤或有深牙周袋。

(3)患牙对温度测验(尤其冷测)一过性敏感，反应迅速，去除刺激后症状随即缓解。

(4)叩诊同正常对照牙，即叩痛(－)。

2.鉴别诊断

(1)与深龋鉴别

①深龋时，患者也有主诉患牙对温度刺激敏感，但临床用冰棒进行冷测时，患牙反应正常，当冰水进入深洞内可出现疼痛，刺激去除后症状不持续。

②临床上若深龋与可复性牙髓炎难以区别，此时可按可复性牙髓炎的治疗进行处理。

(2)与慢性牙髓鉴别

①慢性牙髓炎一般有自发痛史。

②温度刺激去除后，疼痛持续时间较长久。

③临床上若可复性牙髓炎与无典型自发痛症状的慢性牙髓炎一时难以区分，可先按可复性牙髓炎的治疗进行处理(安抚)，在观察期内视是否出现自发痛症状再明确诊断和下一步治疗。

(3)与牙本质过敏症鉴别：牙本质过敏症患牙往往对机械刺激(探、触)和化学刺激(酸、甜)更敏感，临床检查患牙无深龋洞，但有裸露的牙本质面，探针划探可探及敏感点。

【治疗原则】

避免外界温度刺激,给牙髓恢复正常提供条件。

1.对因龋或其他牙体疾患所致的可复性牙髓炎,可行安抚治疗或间接盖髓术。

2.对骀创伤的可复性牙髓炎,可行调骀处理。

二、不可复性牙髓炎

(一)急性牙髓炎

急性牙髓炎的临床特点是发病急,疼痛剧烈。临床上绝大多数是慢性牙髓炎急性发作的表现(龋源性者尤为显著),无慢性过程的急性牙髓炎多出现在牙髓受到急性的物理损伤、化学刺激以及感染的情况下,如手术切割牙体组织所导致的过度产热,充填材料的化学刺激等。

【诊断标准】

1.临床表现 典型的疼痛症状如下。

(1)自发性锐痛,阵发性发作或加剧,炎症牙髓化脓时可出现跳痛。

(2)夜间疼痛较白天剧烈。

(3)温度刺激可激发或加剧疼痛。炎症牙髓出现化脓或部分坏死时,可表现为热痛冷缓解。

(4)放散性疼痛,沿三叉神经分布区域放散,常不能定位患牙。

2.辅助检查

(1)可查到引起牙髓病变的牙体损害或其他病原,如患牙有深龋或其他近髓的牙体硬组织疾患,或可见有充填体,或可查到深牙周袋。

(2)牙髓温度测验结果以及叩诊反应可帮助定位患牙。患牙对温度测验可表现为极其敏感或激发痛,且刺激去除后疼痛持续一段时间。也可表现为热测激发痛,冷测缓解或迟钝。叩诊可有不适或轻度疼痛,即叩痛($\pm$)或叩痛($+$)。

3.鉴别诊断

(1)与三叉神经痛鉴别

①疼痛发作多有"扳机点"。

②温度刺激一般不引起疼痛。

③三叉神经痛发作的时间很少在夜间。

(2)与牙龈乳头炎鉴别

①疼痛性质为持续的胀痛,多可定位。有时也出现冷热刺激痛。

②牙龈乳头局部充血、水肿,触痛明显。

③患处两邻牙间有食物嵌塞的痕迹,或可问及食物嵌塞、刺伤等病史。

④未查及引起牙髓炎的牙体及其他疾患。

(3)与上颌窦炎鉴别

①疼痛性质为持续性胀痛,上颌前磨和磨牙可同时受累,出现叩痛。

②未查及引起牙髓炎的牙体疾患。

③上颌窦前壁有压痛。

④X时伴有头痛、鼻塞、脓鼻涕等上颌窦的症状。

⑤X线检查可见窦壁黏膜影像增厚。

【治疗原则】

1.摘除牙髓,止痛,缓解急性症状。

2.有条件可行一次根管治疗。

(二)慢性牙髓炎

慢性牙髓炎是临床上最为常见的一种牙髓炎,可维持较长时间,临床症状有时不典型,容易误诊并延误治疗。

【诊断标准】

1.临床表现　自发性隐痛、钝痛或定时痛,多可定位,也可有剧烈自发痛病史或长期冷、热疼痛史。可有食物嵌入洞内激发痛史。也可有从无明显自发痛症状者。

2.辅助检查

(1)可查及深龋洞、充填体或其他近髓的牙体硬组织疾患,或是深牙周袋。洞内探诊较为迟钝。有时深探可引起较剧烈的疼痛和少量出血(溃疡型);有时还可在洞内见到有突出的牙髓息肉(增生型);也可有在去净腐质后仍无露髓孔者(闭锁型)。

(2)患牙对温度测验的反应多为迟缓性反应,尤其对热刺激的迟缓性疼痛反应更为明显;也可出现对冷、热敏感,或对冷迟钝;温度刺激去除后,症状常持续一段时间。

(3)叩诊轻度疼痛(＋)或不适(±),即叩痛(＋)或叩痛(±)。

(4)临床诊断慢性牙髓炎一般不再细分为闭锁型、溃疡型和增生型。但探诊露髓并疼痛、出血,则明确为慢性溃疡型牙髓炎;对无典型临床表现的深龋洞患牙,在去腐未净时已经露髓,也诊断为慢性牙髓炎;年轻患者深大龋洞中呈现红色息肉且可探及洞底有较宽大的穿髓孔,并能判断出息肉来源于髓腔内的牙髓组织,应诊断为慢性增生性牙髓炎或牙髓息肉。

3.鉴别诊断

(1)与深龋鉴别

①无自发痛。

②患牙对温度测验的反应正常,仅在冷水进入深洞时才会出现一过性敏感,无迟缓性疼痛反应。

③叩诊反应与正常对照牙相同,即叩痛(一)。

(2)与可复性牙髓炎鉴别

①无自发痛。

②患牙对温度测验的反应持续很短暂,即一过性敏感。

③叩诊同正常对照牙,即叩痛(一)。

④如行安抚治疗,需密切观察患牙是否出现自发痛以明确诊断。

(3)与牙龈息肉鉴别

①探查息肉蒂部,判明其来源于邻面牙间隙的龈乳头。

②自蒂部切除息肉后,可见出血部位位于邻面龋洞龈阶的外侧龈乳头位置。

(4)与牙周膜息肉鉴别。

①探查息肉来源于根分叉处。

②可从根分叉处探及髓室底已穿通。

③X线照片可辅助诊断。

(5)与干槽症鉴别

①患侧近期有拔牙史。

②牙槽窝骨面暴露,出现臭味。

③拔牙窝处邻牙虽有冷、热痛和叩痛,但无明确牙髓疾患指征。

【治疗原则】

1.牙髓摘除后根管治疗。

2.有条件者可行一次根管治疗。

(三)残髓炎

残髓炎也属于慢性牙髓炎,发生在经牙髓治疗后的患牙。由于治疗中残留了少量炎症根髓或多根患牙遗漏了根管未做处理,进而在治疗后又出现慢性牙髓炎的症状,故称为残髓炎。

【诊断标准】

1.有牙髓治疗史。

2.患牙治疗后的近期或远期又出现自发性钝痛、放散痛、温度刺激痛等牙髓炎症状。也可有咬合不适感或轻咬痛。

3.强温度刺激可引起迟缓性痛和叩诊轻度疼痛或不适,即叩痛(十)或叩痛(±)。

4.探查根管至深部有感觉或疼痛,或发现遗漏根管且有探痛即可确诊。

【治疗原则】

去除残髓或找到并处理遗漏根管,重做根管治疗。

(四)逆行性牙髓炎

【诊断标准】

1.有长期牙周炎病史。

2.近期出现急、慢性牙髓炎表现,如冷、热刺激痛,自发痛等。

3.患牙无引发牙髓病变的牙体硬组织疾病。

4.患牙有严重的牙周炎表现,如深达根尖区或根分叉的牙周袋、牙龈水肿充血、牙周袋溢脓;牙齿不同程度的松动;叩诊轻度疼痛(十)至中度疼痛(十十),叩诊浊音;X线片显示广泛的牙周组织破坏或根分叉病变。

【治疗原则】

1.根据患牙牙周病变的程度和牙周治疗的预后决定是否保留患牙。

2.患牙如能保留,先摘除全部牙髓,消除急性症状,再行牙髓治疗。

3.同时进行牙周系统治疗。

4.如牙周病变严重,治疗预后差,则可直接拔除患牙止痛。

三、牙髓坏死

【诊断标准】

1.临床表现

(1)无自觉症状。可有自发痛史、外伤史、正畸史或充填、修复史等。

(2)牙冠可存在深龋洞或其他牙体硬组织疾患,或是有充填物、深牙周袋等;也可见有完整牙冠者。牙冠变色、无光泽。

2.辅助检查

(1)牙髓活力测验(温度测验和电测验)无反应。

(2)叩诊同正常对照牙或不适,即叩痛(一)或叩痛(±)。

(3)牙龈无根尖来源的瘘管。

(4)X线片示根尖周影像无明显异常。

(5)探深龋洞的穿髓孔无反应,开放髓腔时可有恶臭。

3.鉴别诊断　与慢性根尖周炎鉴别

(1)有瘘型慢性根尖周炎可在牙龈上发现根尖来源的瘘管。

(2)X线片表现为根尖周骨密度减低影像或根周膜影像模糊增宽。

【治疗原则】

1.年轻恒牙做根管治疗。

2.发育完成的恒牙做根管治疗。

3.成人后牙也可做牙髓塑化治疗。

4.可自髓腔内进行脱色治疗。

5.牙髓治疗后,可行牙冠美容修复。

四、牙髓钙化

牙髓的血液循环发生障碍,可造成牙髓组织营养不良,出现细胞变性,钙盐沉积,形成微小或大块的钙化物质,又称作髓石。髓石或是游离于牙髓组织中,或是附着在髓腔壁上;有时髓室内呈弥漫性钙化样,甚至造成整个髓腔闭锁。后者多发生在外伤后的牙齿,也可见于经氢氧化钙盖髓治疗或活髓切断术后的病例。

【诊断标准】

1.临床表现　一般无临床症状,个别情况出现与体位相关的自发痛,也可沿三叉神经分布区放散。

2.辅助检查

(1)牙髓温度测验可表现异常,迟钝或敏感。

(2)X线片显示髓腔内有阻射的钙化物(髓石)或呈弥漫性阻射而致髓腔的透射影像消失。若同时显示有根尖周病变者则诊断为"慢性根尖周炎"。

(3)询问病史有外伤或氢氧化钙治疗史,可作为参考。

(4)需在排除其他原因引起的自发性放散痛,并经过牙髓治疗疼痛得以消失,方能确诊。

3.鉴别诊断　与三叉神经痛鉴别

(1)髓石引起的疼痛无扳机点,主要与体位有关。

(2)X线检查结果作为参考。

(3)经诊断性治疗(牙髓治疗)后,视疼痛是否消失得以鉴别。

【治疗原则】

1.无症状者无须处理。

2.根管治疗。

3.根管不通而有根尖周病变的患牙,需做根尖手术。

五、牙内吸收

正常的牙髓组织变为肉芽组织,从髓腔内部开始吸收牙体硬组织,使髓腔壁变薄,严重者叫造成病性牙折。牙内吸收的原因不明,多发生于受过外伤的牙齿、再植牙及做过活髓切断术或盖髓术的牙齿。

【诊断标准】

1.多无自觉症状,也可出现自发性、阵发性痛、放散痛和温度刺激痛等牙髓炎症状。

2.内吸收发生和髓室时,牙冠见有透粉红色区域或暗黑色区。发生在根管内时牙冠颜色无变化。

3.牙髓温度测验反应可正常,也可表现为敏感或迟钝。

4.叩诊同正常对照牙或不适,即叩痛(一)或叩痛(±)。

5.X线片显示髓腔内有局限性不规则的膨大透影区域,严重者可见吸收区穿通髓腔壁,甚至出现牙根折断线。

6.病史可作为参考。

【治疗原则】

1.彻底去除肉芽性牙髓组织。

2.根管治疗。

3.根管壁穿通者,可先修补穿孔再作根管充填。

4.根管壁吸收严重,硬组织破坏过多,患牙松动度大者应予以拔除。

(潘业登)

第四节　根尖周病

一、急性根尖周炎

【概述】

急性根尖周炎是发生于牙根尖周围的局限性炎症,以剧烈的持续性自发痛和叩痛为特征。可由急性牙髓炎向根尖周组织扩展而来,但更常见的是慢性炎症的急性发作。

【临床表现】

1.病变早期有咬合痛、浮出感和早接触,但初期用力咬紧患牙可暂时缓解疼痛。

2.病变发展可出现自发性持续性疼痛,患牙浮出和伸长感渐加重,轻叩患牙和用患牙咀嚼均会引起疼痛。疼痛范围局限,能定位。

3.急性牙槽脓肿形成后,脓液集中的部位不同,所表现的症状各异:

(1)急性根尖脓肿有剧烈疼痛,患牙伸长感加重,咬合剧痛,不敢对牙合。患牙根尖部黏膜潮红,扪时痛。

(2)骨膜下脓肿有持续性、搏动性跳痛,患牙浮起、松动,轻触患牙亦感到疼痛。所属淋巴结肿大,压痛。相应颌面部形成蜂窝组织炎而肿胀,患者呈痛苦面容,多伴有白细胞增多,体温升高等全身症状。

(3)黏膜下脓肿时局部压力减低,疼痛随之减轻,骨膜下脓肿阶段所表现的症状均有所减轻,但有波动感,破溃后形成龈瘘。

【诊断要点】

1.病史:多有牙髓病史或外伤史或牙髓病治疗史。

2.症状:患牙疼痛特征从初期的轻微痛,逐渐发展到自发性持续性剧烈跳痛,从初期的咬紧牙疼痛减轻,逐渐发展到咬合剧烈疼痛甚至不敢咬合。患牙浮起、伸长感明显。疼痛能明确定位。

3.检查:可发现患牙龋坏、充填物存在或脱落、牙冠变色等。叩诊疼痛甚至剧痛。患牙有不同程度松动。

4.脓肿形成阶段可见根尖区牙龈红肿,龈颊沟变浅,压痛并有波动感。严重的患者可出现全身症状。

5.除乳牙或年轻恒牙外,牙髓活力检测无反应。

6.X线片显示牙周膜间隙增宽,也可无明显改变,若为慢性根尖炎急性发作者,则可见根尖部牙槽骨破坏的透射影像。

【治疗原则及方案】

1.消除急性炎症,解除疼痛症状。急性根尖周炎必须及时开放髓腔引流,根尖部骨膜下或粘膜下形成脓肿时须切开引流。

2.消除病灶,保留患牙。急性症状控制后作根管治疗或塑化治疗。

二、慢性根尖周炎

【概述】

慢性根尖周炎病程较长,症状较轻,没有明显的疼痛症状。病变类型包括慢性根尖周肉芽肿、慢性根尖周脓肿、慢性根尖囊肿和根尖周致密性骨炎等。

【临床表现】

1.一般无明显的自觉症状,有的患牙可有咀嚼乏力或不适感。

2.多有牙髓病史、反复肿痛史或牙髓治疗史。

【诊断要点】

1.既往可有疼痛和肿胀史。

2.无明显自觉症状,可有咀嚼不适。

3.叩诊不适,或轻度叩痛。

4.牙龈或皮肤可有窦道。

5.牙髓活力测试无反应。

6.X线片显示患牙根尖周有不同表现的X线透射区。不同类型的慢性根尖周炎在X线片上各有特点。

肉芽肿型:边界清楚,呈圆形或椭圆形透射区。

脓肿型:边界不清,呈弥散性形态不规则的骨质破坏区。

囊肿型:边界清楚,透射的囊腔周围有一条阻射的白线。

致密性骨炎:局限的骨质致密阻射影像。

牙龈窦道内插入牙胶尖的X线片可指示通过窦道引流的患牙。

【治疗原则及方案】

根据根尖周病变的范围及性质决定治疗方案。

1.根尖周病变范围局限,通过根管治疗或塑化治疗保留患牙。

2.根尖周病变范围较大或为根尖囊肿,应该在根管治疗后观察一段时间,如病变扩大,应做根尖手术。

3.根尖病变范围过大,治疗预后不佳,可考虑拔除患牙。

(潘业登)

第二章　牙周病

第一节　牙龈疾病

牙龈病是指局限于牙龈组织且以炎症为主的一组疾病。引起牙龈病的因素较多,但以菌斑所致的牙龈病最为常见,全身因素可加重或诱发某些牙龈病。

一、慢性龈缘炎

【概述】

慢性龈缘炎是指发生于游离龈和龈乳头的慢性炎症,是最为常见的由菌斑所致的牙龈炎,又称边缘性龈炎或单纯性龈炎。

【临床表现】

1.一般局限于游离龈和龈乳头,严重时可波及附着龈,较多见于下前牙区。

2.游离龈和龈乳头变为深红或暗红色,边缘变厚,乳头圆钝肥大,质地松软脆弱,缺乏弹性,表面光亮。

3.龈沟可加深达 3mm 或更多,探触时易出血。常以刷牙或咬硬物时出血为主诉症状,一般无自发性出血。

4.有刺激因素存在,如菌斑、软垢和牙石最为常见,也可有食物嵌塞或不良修复体等。

5.可有口臭或牙龈痒胀等不适。

【诊断要点】

1.龈沟加深,但结合上皮附着(即龈沟底)位置不变,无附着丧失。这是与早期牙周炎区别的主要点。

2.有的患者牙龈表面无明显红肿,但探牙龈沟后有出血,严重者可溢脓或有异味。本病一般无自发出血,应与某些可引起自发出血的血液病或急性坏死溃疡性牙龈炎等鉴别。

3.少数患者因食物嵌塞或不适当的剔牙而引起急性龈乳头炎时,可有明显的自发痛和遇冷热刺激痛,此时应仔细检查,以免误诊为牙髓炎。

【治疗原则及方案】

1.本病在消除局部刺激因素后,炎症能明显消退。因此应做洁治术,彻底清除菌斑和牙石;纠正食物嵌塞或不良修复体等。

2.炎症较重时可配合局部药物治疗,可用1%～3%过氧化氢液冲洗龈沟,龈沟内上浓碘甘油或碘甘油,必要时可用抗菌类漱口剂含漱。

3.有急性龈乳头炎时应先消炎,如局部冲洗上药,并去除局部刺激因素。

4.进行口腔卫生指导,定期复查和洁治,维持疗效,防止复发。

二、青春期龈炎

【概述】

发生于青春期少年的慢性非特异性牙龈炎,其发病与牙菌斑的刺激及青春期性激素水平的变化有关,女性稍多于男性。

【临床表现】

1.患者为青春期少年。

2.局部有刺激因素存在,如菌斑、软垢、萌牙、替牙部位,或有错牙合拥挤及戴各种矫治器等。

3.主要见于前牙,龈缘及龈乳头明显肿胀,乳头常呈球状突起,龈色鲜红或暗红、光亮,质地松软。

4.龈沟可加深形成龈袋,但附着水平无变化。

5.探诊易出血。

6.自觉症状可有刷牙或咬硬物时出血及口臭等。

【诊断要点】

1.青春期少年,男女均可发生。

2.局部有刺激因素,但无特殊服药史。

3.主要见于前牙龈乳头,以发红、肿胀等炎症表现为主。

4.青春期过后,病变可有所减轻,但若局部刺激不解除,则病变不会消退。

【治疗原则及方案】

1.首先做洁治术,彻底去除菌斑和牙石的刺激,以尽快消除牙龈炎症。纠正不合适的矫治器、充填物等。

2.炎症较重者可局部药物治疗,如龈袋冲洗及袋内上药。

3.教会患者正确刷牙和控制菌斑的方法,保持良好的口腔卫生,建议定期复查并洁治,防止复发。

4.病程较长且牙龈过度肥大增生,虽经以上治疗仍不消肿者,可考虑做牙龈切除术及牙龈成形术,但术后仍可能复发。

三、妊娠期龈炎

【概述】

妇女在妊娠期间,因女性激素水平升高,使原有的牙龈慢性炎症加重,有的患者还可形成状似肿瘤的牙龈肥大,称为妊娠期龈瘤或孕瘤(实质为炎症性肉芽组织而非肿瘤),分娩后病损可自行减轻或消退。

【临床表现】

1.自妊娠第2~3个月开始出现牙龈明显炎症,约8个月时达高峰。

2.龈缘和龈乳头明显肿胀、肥大,甚至有溢脓,牙龈呈鲜红或暗红色,质地松软而光亮,探之易出血,前牙区较多见。

3.刷牙及咬硬物时牙龈极易出血,或吮吸时易出血。

4.妊娠期龈瘤常发生于单个牙间乳头,一般在妊娠第3个月后发生,也可较早发生。为迅速增大的扁圆形瘤样病损,直径多在2cm以内,有蒂或无蒂。妊娠期龈瘤较大时常妨碍进食或被咬破而感染。

5.多有菌斑、牙石或不良修复物等局部刺激因素,患者大多原来有慢性龈炎。

6.分娩1~2个月后,龈炎可自行恢复至妊娠前水平,妊娠期龈瘤可渐缩小。

【诊断要点】

1.发生于妊娠期妇女,一般口腔卫生较差。

2.可发生于全口牙龈,以牙间乳头处较多见。但孕瘤多发生于单个牙间乳头,颊、舌牙间乳头可同时涉及。

3.牙龈鲜红、松软、易出血。

4.长期口服避孕药的妇女可有类似妊娠期龈炎的症状,诊断时应详细询问病史。

【治疗原则及方案】

1.去除局部刺激因素,如做洁治术等,但动作要轻巧。在妊娠早期及时治疗龈炎,使炎症减轻到最低程度。

2.牙龈肿胀明显、龈袋有分泌物时,可用1%过氧化氢液和生理盐水冲洗,袋内尽量不放药,选用安全的含漱剂。

3.尽量用保守疗法,只对一些体积太大而妨碍进食或出血严重的患者,可酌情考虑做简单的手术切除。

4.进行细致的口腔卫生指导。

5.对于本病患者,应尽量避免全身或局部使用抗菌药物,局部治疗时尽量减少出血。

四、药物性牙龈增生

【概述】

因长期服用某些药物,如抗癫痫药苯妥英钠、免疫抑制剂环孢素以及钙通道拮抗剂如硝苯地平、维拉帕米等而引起牙龈的纤维性增生和体积肥大。

【临床表现】

1.有长期服用上述药物的历史。

2.唇(颊)侧和舌(腭)侧的龈缘和龈乳头实质性肥厚,乳头常呈球状或结节状突起并互相靠近或相连,严重时附着龈也明显增厚。增生的牙龈可部分或全部覆盖牙冠,甚至将牙齿挤压移位。

3.增生的牙龈质地坚韧略有弹性,呈淡红色,探之不易出血。

4.长期的牙龈形态改变,使局部失去自洁作用,菌斑、牙石堆积,可伴发牙龈炎症。

【诊断要点】

1.有长期服用上述药物的历史。应与无服药历史的牙龈纤维瘤病等鉴别,后者有时可有家族史。

2.牙龈呈实质性、坚韧、色粉,也可伴发明显的炎症。

【治疗原则及方案】

1.最根本的治疗是与内科医师协商更换其他药物,或与其他药物交替使用以减轻本病。

2.去除一切局部刺激因素,如做洁治术、调牙合或修改不良修复体等。

3.对于增生严重并影响美观和口腔自洁作用的病例,可在炎症控制后做牙龈切除术和牙龈成形术,恢复牙龈的生理外形。

4.需长期服用苯妥英钠、硝苯地平、环孢菌素等药的患者,开始服药前和服药后应定期做口腔检查,清除局部致病因素,以预防发生本病和防止复发。

五、急性坏死性溃疡性龈炎

【概述】

急性坏死性溃疡性龈炎是指发生于龈缘和龈乳头的急性坏死和炎症,又称奋森龈炎或战壕口。最近,按照牙周病的新分类法命名,本病与坏死性溃疡性牙周炎合称为坏死性牙周病。

【临床表现】

1.青壮年男性多见。贫困地区营养不良或因全身疾病而使抵抗力极度下降的儿童也可发生,若治疗不及时,可发展为走马牙疳。

2.常有明显的诱因,如过度疲劳、精神紧张、大量吸烟、机体免疫功能低下或缺陷者,如白血病、恶性肿瘤、艾滋病患者等易发生本病。

3.起病急。常以牙龈自发性出血和明显疼痛为主诉。

4.龈乳头顶端坏死,呈火山口状。轻症患者的龈乳头唇颊面尚未坏死前,很易与慢性龈缘炎混淆。坏死可向龈缘扩展,形成溃疡,表面覆以灰白色污秽的伪膜。坏死物擦去后,乳头和边缘龈成一直线,如刀切状,龈缘可有鲜红边缘。

5.有特殊的腐败性口臭。

6.发病前一般已有慢性龈缘炎或牙周炎,口腔卫生差,菌斑牙石多。

7.部分患者可有轻度全身不适、低热和局部淋巴结肿大。

8.坏死区底部细菌涂片检查可见大量梭形杆菌和螺旋体。

9.若有反复急性发作,则可转为本病慢性期。

10.病程较长时病损可波及深部牙周组织,发展为牙周炎,牙齿松动、牙周袋形成,X线片示牙槽骨吸收。

【诊断要点】

1.起病急,多有明显的诱因。

2.龈乳头顶端典型的火山口样坏死。

3.常以牙龈自发性出血和明显疼痛为主诉。

4.有特殊的腐败性口臭。

5.坏死区底部涂片检查可见大量梭形杆菌和螺旋体。

【治疗原则及方案】

1.轻轻去除坏死组织,病情允许时也可初步刮除大块牙石。

2.用氧化剂如 1‰～3‰过氧化氢溶液轻轻拭洗,除去坏死物。

3.使用氧化性含漱剂如 1‰过氧化氢溶液等。

4.必要时全身可服用抗厌氧菌药物如甲硝唑等。

5.采取支持疗法,加强营养,积极治疗全身疾病。

6.指导口腔卫生,劝其戒烟。

7.急性期过后,应动员患者及时治疗原有的牙周病,以防止本病复发。

六、白血病的牙龈病损

【概述】

有些白血病患者因牙龈肿胀、疼痛而首先到口腔科就诊。这种牙龈肿胀并非原发于牙龈本身的病变,而是由于大量不成熟的、无功能的白细胞在牙龈组织中浸润和积聚,使牙龈发生肿胀、坏死。由于牙龈的肿胀、出血,自洁作用差,使菌斑大量积聚,加重了牙龈的炎症。白血病患者的口腔表现多种多样,怀疑该病时,应做初步的血常规及血涂片检查,并请内科医师会诊。

【临床表现】

1.牙龈肿胀的范围可波及边缘龈、龈乳头及附着龈,常为全口性。

2.龈色苍白或暗红、发绀,质地松软脆弱。

3.龈缘处可有坏死、溃疡并有假膜覆盖,口臭明显。

4.有明显的出血倾向,龈缘常有血块或有渗血,且不易止住,口腔黏膜可有出血点或瘀斑。

5.由于全身抵抗力降低,可伴发典型的坏死性溃疡性龈炎。

6.可有衰弱、消瘦、低热等全身症状。初诊于口腔科者,应做血象检查,发现白细胞数目及形态的异常,有助于白血病的诊断。

7.内科已确诊为急性白血病的患者再结合局部情况作出诊断。

【治疗原则及方案】

1.及时转内科确诊和治疗,口腔治疗应与内科医师密切协商。

2.口腔科以保守治疗为主,切忌做活检或手术治疗。

3.遇出血不止时,可局部用药物或压迫止血,放塞治剂等,全身注射或服用止血剂的效果不十分确切。

4.若龈缘坏死时,可用3%过氧化氢液轻轻擦洗或冲洗龈沟后上药,并用漱口剂含漱。

5.一般不做洁治术,但若全身情况允许,必要时可做简单洁治除去大块牙石,但应动作轻巧,并注意出血情况,酌情处理。

6.指导口腔卫生,加强口腔护理,减轻牙龈炎症。

(刘晓玮)

第二节 牙周炎

一、慢性牙周炎

慢性牙周炎为最常见的一型牙周炎,约占牙周炎患者的95%,由长期存在的慢性龈炎向深部牙周组织扩展而引起。龈炎和牙周炎之间虽有明确的病理学区别,但在临床上两者却逐渐、隐匿地过渡,且牙周炎患病率在35岁以后明显上升,严重程度也逐渐增加。因此,早期发现和诊断牙周炎十分重要。

【病因】

1.慢性牙周炎的发病和持续存在依赖于菌斑,并与多种细菌类型有关,但宿主的防御机制也在发病机制中起着必要的作用。

2.牙石、食物嵌塞、不良修复体等可加重菌斑滞留积聚。

3.当微生物数量及毒力增强,或机体的防御能力削弱时,由于龈下微生态环境的特点,使牙龈的炎症加重并扩延,导致胶原破坏、结合上皮向根方增殖,进行性附着丧失和骨吸收,牙周袋形成和(或)牙龈退缩。

【检查与诊断】

1.最常见于成人,但也可见于儿童和青少年;破坏程度与局部因素相一致;常见龈下牙石;与多种细菌类型有关;呈缓慢或中等速度进展,但可有快速进展期;根据附着丧失和骨吸收波及的范围,可将慢性牙周炎分为局限型和广泛型;可伴有局部易感因素(如牙齿情况或医源性因素);可受全身疾病影响和(或)与之相伴(如糖尿病、HIV感染);可受吸烟和情绪紧张的影响。

2.临床体征为牙龈呈现不同程度的慢性炎症,如牙龈色泽变为深红色或暗红色,炎性充血,组织发红、水肿,刺激后出血,牙龈外形和质地的改变,存在牙石和菌斑,可波及附着龈。龈乳头圆钝增大,附着龈水肿时,点彩消失,表面光滑发亮。牙龈松软脆弱,缺乏弹性。

3.早期有牙周袋,可加深达3mm以上,探诊出血、溢脓,X线片上显示牙槽骨吸收。晚期深牙周袋形成后,牙齿松动,咀嚼无力或疼痛,甚至发生急性牙周脓肿。

【诊断标准】

早期牙周炎与慢性龈炎的区别不甚明显,需通过仔细检查并及时诊断。根据上述主要临床表现,确诊为慢性牙周炎后,还应根据病损范围和严重程度进一步分类,并确定是否为活动期,以便制定治疗计划和判断预后。

【治疗】

慢性牙周炎需要采取一系列综合治疗,并针对各个患牙的具体情况,逐个制定治疗计划。

1.控制菌斑 应检查和记录菌斑控制的程度,使有菌斑的牙面只占全部牙面的20%以下。

2.尽早拔除有深牙周袋、过于松动且已无保留价值的患牙。

3.牙周袋及根面的药物处理 可用复方碘液、甲硝唑、四环素及氯己定等。

4.彻底清除牙石、平整根面 以龈上洁治术清除龈上牙石,以龈下刮治术清除龈下牙石,刮除暴露在牙周袋内含有大量内毒素的病变牙骨质,使根面平整而光滑,使牙龈结缔组织有可能重新附着于根面,形成新附着。洁治术和刮治术是牙周病的基础治疗。

5.牙周病基础治疗后1个月复查疗效 若仍有4mm以上的牙周袋、牙石、探诊出血,则需进行牙周手术。在直视下彻底刮除根面或根分叉处的牙石及肉芽组织;修整牙龈和牙槽骨的外形,植骨或截除严重的患根等。根据病情行牙周组织引导性再生术。

6.建立平衡的骀关系 通过松动牙的结扎固定、各种夹板、调骀等治疗,使患牙消除创伤而得到稳固,改善咀嚼功能。

7.积极治疗并控制全身病。

8.牙周支持疗法(SPT),预防牙龈炎症及牙周袋的复发。

二、侵袭性牙周炎

侵袭性牙周炎可分为局限型侵袭性牙周炎和广泛型侵袭性牙周炎。侵袭性牙周炎是一类临床和实验室检查均明显不同于慢性牙周炎的牙周炎症性破坏性疾病。

【病因】

1.侵袭性牙周炎的主要致病菌是伴放线放线杆菌(Aa)。

2.患者末梢血的中性粒细胞和(或)单核细胞的趋化功能降低,或自体混合淋巴细胞反应异常,吞噬功能障碍,这种缺陷带有家族性。有些患者对胶原、IgG 等有免疫反应。

【检查与诊断】

1.侵袭性牙周炎的共同表现

(1)患者除患牙周炎外,通常其他方面正常。

(2)快速的附着丧失和骨破坏。

(3)家族集聚性。

2.通常出现但并不是普遍存在的次要表现

(1)菌斑沉积物的量与牙周组织破坏的严重程度不相符(牙周组织破坏严重而菌斑沉积物的量可很少)。

(2)伴放线放线杆菌的比例升高。

(3)吞噬细胞异常:巨噬细胞过度反应表型,包括 PGE_2 和 IL-1β 水平升高。

(4)附着丧失和牙槽骨吸收可有自限性。

【诊断标准】

1.局限型侵袭性牙周炎的特征

(1)青春期前后发病。

(2)对所感染的病原菌有高水平的血清抗体反应。

(3)局限于第一磨牙和切牙,至少两颗恒牙有邻面附着丧失,其中一颗是第一磨牙,非第一磨牙和切牙的其他患牙不超过两颗。

2.广泛型侵袭性牙周炎的特征

(1)通常发生于 30 岁以下,也可见于年龄更大者。

（2）对病原菌的血清抗体反应较弱。

（3）附着丧失和牙槽骨破坏呈明显的阵发性；广泛的邻面附着丧失，累及至少三颗非第一磨牙和切牙的恒牙。

诊断侵袭性牙周炎并不要求出现所有的特征，可根据临床表现、X线特征、病史等资料协助诊断。实验室检查虽有帮助，但不是诊断所必需的。

【治疗】

1.早期进行洁治、刮治术和根面平整等基础治疗彻底清除感染，牙周手术、调殆等彻底的局部治疗。

2.通过微生物检查明确龈下菌斑中的优势菌后，选用针对性的抗生素。常用的口服药有甲硝唑 0.2g，每日 3 次，共服 7 日。可在根面平整后的深牙周袋内放置缓释的甲硝唑、米诺环素及氯己定等抗菌药物。

3.进入维护期后，应进行牙周支持疗法，加强定期复查，严密监控病情，同时给予必要的口腔卫生指导和洁治。

三、反映全身疾病的牙周炎

（一）糖尿病

【病因】

糖尿病本身并不引起牙周炎，而是由于该病的基本病理变化，如小血管病变、免疫反应低下、胶原分解等，使牙周组织对局部致病因子的抵抗力下降，因而破坏加重、加速。有人提出将牙周炎列为糖尿病的第六个并发症。本型约占糖尿病患者中的 5％～15％。IDDM 患者的胰岛 B 细胞不能产生胰岛素，故需定时注射胰岛素以稳定血糖，否则会发生酮症酸中毒和糖尿病性休克。近年来发现，本型患者的多形核白细胞趋化功能低下，也有人报告吞噬和黏附功能障碍。这些可能是IDDM 患者易于感染的原因之一，都存在着基因背景。

【检查与诊断】

1.IDDM 患者在青春期左右即可发生牙周炎。牙周破坏的严重程度与糖尿病的类型、代谢控制的程度、糖尿病的病程长短及有无全身并发症等有关。

2.血糖不稳定的 IDDM 患者牙周炎症较重，龈缘红肿呈肉芽状增生，易出血和发生牙周脓肿，由于牙槽骨吸收迅速，牙齿明显松动。病损以切牙和第一磨牙处较重，但年龄增大后，病变可扩展到其他牙。

3.本型患者的龈下菌斑以二氧化碳噬纤维菌、厌氧弧菌和放线菌等为主,有别于慢性牙周炎和侵袭性牙周炎的龈下菌群。

【治疗】

1.对于有 IDDM 的牙周炎患者,应与内科医师配合制定治疗计划。

2.对于代谢未被控制的患者,不得进行复杂的牙周治疗,除非如牙周脓肿等应急治疗,但应先给抗生素。

3.待糖尿病控制后或在内科医师合作下,才可进行复杂的牙周治疗。彻底有效的牙周治疗也可减少患者对胰岛素的需要量。

(二)艾滋病

艾滋病的全称为获得性免疫缺陷综合征(AIDS),在受到人类免疫缺陷病毒(HIV)感染后,血清可以呈现对 HIV 的抗体阳性,但临床上尚无症状。此阶段为HIV 携带者,从感染到发病的潜伏期可持续数年至 10 年。约有 30% 的艾滋病首先在口腔出现症状,其中不少症状位于牙周组织。关于牙周病变的发生率尚缺乏一致的报告。

【病因】

HIV 感染者由于全身免疫功能的降低,容易发生口腔内的机会性感染,包括真菌、病毒、细菌等。不少研究表明,HIV 阳性者的龈炎或牙周炎处的微生物与HIV 阴性者无明显差别,主要为伴放线放线杆菌、牙龈卟啉单胞菌、中间普氏菌及核梭杆菌等。龈下菌斑中白色念珠菌的检出率显著高于非 HIV 感染的牙周炎患者。对本病患者的牙周炎使用抗生素和龈下刮治有效,也支持细菌为主要病原。

【检查与诊断】

Winkler 等在 1987 年首先报告 AIDS 患者的牙周炎,其特点似为在快速进展性牙周炎的基础上并发急性坏死性溃疡性龈炎。有些患者在 3~4 个月内牙周附着丧失可达 90%。目前认为与 HIV 有关的牙周病损有三种:①龈缘红线(LGE),在牙龈缘处有明显的、鲜红的、宽 2~3mm 的红边,在附着龈上可呈瘀斑状,极易出血。对常规治疗反应不佳,此阶段一般无牙槽骨吸收。但此种病损也偶见于非HIV 感染者,需仔细鉴别。②坏死性溃疡性龈炎(NUG)。③坏死性牙周炎(NUP)。

【治疗】

NUG 和 NUP 患者均可给予常规的牙周治疗,如局部清除牙石和菌斑,全身

给以抗菌药。首选为甲硝唑 200mg,每日 3～4 次,共服 5～7 日,使用 0.12％～
0.2％的氯己定含漱液,对细菌、真菌和病毒均有杀灭作用。治疗后疼痛常可在
24～36 小时内消失。

龈缘红线(LGE)对常规牙周治疗的反应较差,难以消除,常需全身使用抗
生素。

四、牙周炎的伴发病变

(一)牙周-牙髓联合病变

【病因】

1.牙髓组织和牙周组织在解剖学方面是互相交通的,在组织发生学方面均来
源于中胚叶或外中胚叶。

2.牙周袋内和感染的牙髓内都存在以厌氧菌为主的混合感染,它们所引起的
炎症和免疫反应有相似之处。因此,两者的感染和病变可以互相影响和扩散,导致
联合病变的发生。

3.牙周组织与牙髓组织之间存在的交通途径

(1)根尖孔:是牙周组织和牙髓组织的重要通道。

(2)根管侧支(侧支根管、副根管):27.4％的牙根有根管侧支,以根尖 1/3 处最
多,多根牙的根分叉区也有 20％～60％的牙有侧支(或称副根管)。

(3)牙本质小管:约有 10％的牙齿在牙颈部无牙骨质覆盖,牙本质直接暴露。
此外,牙颈部的牙骨质通常很薄,仅 15～60μm。

(4)某些解剖异常或病理情况如牙根纵裂、牙骨质发育不良等。

【检查与诊断】

临床类型如下:

1.牙髓根尖周病引起牙周病变

(1)较常见的类型是根尖周感染的急性发作形成牙槽脓肿:①沿牙周膜间隙向
龈沟(袋)排脓,迅速形成单一的、窄而深达根尖的牙周袋。②脓液由根尖周组织穿
透附近的密质骨到达骨膜下,掀起软组织向龈沟排出,形成较宽而深的牙周袋("烧
瓶形"或"日晕圈"状病变,即阴影围绕根尖区并向牙槽嵴顶处逐渐变窄)。

(2)牙髓治疗过程中或治疗后造成的牙周病变:①根管壁侧穿或髓室底穿通。
②髓腔或根管内封入烈性药。③根管治疗后的牙齿,有的可发生牙根纵裂。

本类型的共同特点是:①牙髓无活力,或活力异常。②牙周袋和根分叉区病变局限于个别牙。③与根尖病变相连的牙周骨质破坏,呈烧瓶形,邻牙的牙周基本正常或病变轻微。

2.牙周病变引起牙髓病变

(1)逆行性牙髓炎。

(2)长期存在的牙周病变,袋内的毒素可对牙髓造成慢性、小量的刺激。牙周治疗对牙髓也可有一定影响。根面刮治和平整时,将牙根表面的牙骨质刮去,常使牙本质暴露,造成根面敏感和牙髓的反应性改变。

3.牙周病变与牙髓病变并存。

【治疗】

1.由牙髓根尖病变引起牙周病变的患牙:单纯进行牙髓治疗后,牙周病变即可完全愈合。若病程长久,牙周袋已存在多时,则应在拔髓和根管内封药后,立即开始常规的牙周治疗,本型的预后一般较好。

2.有的患牙在就诊时已有深牙周袋,而牙髓尚有活力,先行牙周治疗,消除袋内感染,必要时行牙周翻瓣手术和调𬌗,以待牙周病变愈合。但对一些病程长且反复急性发作、袋很深、根分叉区受累的患牙,或虽经彻底的牙周治疗仍效果不佳者,应采用多种手段检测牙髓的活力,以确定是否需进行牙髓治疗。

3.逆行性牙髓炎的患牙能否保留取决于该牙牙周病变的程度和牙周治疗的预后:①牙周袋能消除或变浅,病变得到控制,则可先做牙髓治疗,同时开始牙周炎的一系列治疗。②多根牙只有一个牙根有深牙周袋引起的牙髓炎,且患牙不太松动,则可在根管治疗和牙周炎症控制后,将患根截除,保留患牙。③如牙周病已十分严重,不易彻底控制炎症,或患牙过于松动,则可直接拔牙止痛。

4.死髓牙先做牙髓治疗,配合牙周治疗;活髓牙则先做系统的牙周治疗和调𬌗,若疗效不佳,再视情况行牙髓治疗。

(二)根分叉病变

根分叉病变是指牙周炎的病变波及多根牙的根分叉区,可发生于任何类型的牙周炎,以下颌第一磨牙的患病率最高。

【病因】

1.本病是牙周炎发展的一个阶段,菌斑仍是其主要病因。

2.𬌗创伤是加重本病的一个因素。

3.牙根的解剖形态(根柱的长度、根分叉开口处的宽度及分叉角度、根面的外形）。

4.牙颈部的釉质突起。

5.磨牙牙髓的感染和炎症可通过髓室底处的副根管扩散蔓延到根分叉区。

【检查与诊断】

主要根据探诊和 X 线片来判断病变的程度。Glickman 将共分为四度,此种分类法有利于指导治疗和判断预后。

1.Ⅰ度　属于病变早期。分叉区内骨质吸收很轻微,虽然从牙周袋内已能探到根分叉的外形,但尚不能水平探入分叉内、通常在 X 线片上看不到改变。

2.Ⅱ度　在多根牙的一个或一个以上的分叉区内已有骨吸收,但彼此尚未相通,X 线片一般仅显示分叉区的牙周膜增宽,或骨质密度有小范围的降低。

3.Ⅲ度　牙根之间的牙槽骨全部吸收,形成"贯通性"病变,探针能水平通过分叉区,但它仍被牙周袋壁覆盖而未直接暴露于口腔。下颌磨牙的Ⅲ度病变在 X 线片上可见完全的透影区。

4.Ⅳ度　根间骨隔完全破坏,且牙龈退缩使病变的根分叉区完全开放而能直视。X 线片所见与Ⅲ度病变相似。

【治疗】

目标:①消除根分叉病变区内牙根面的牙石、菌斑。②通过手术等方法,形成一个有利于患者自我控制菌斑并长期保持疗效的局部解剖外形。③对早期病变,争取一定程度的牙周组织新附着,这方面尚有一定难度。

1.Ⅰ度病变　牙周袋一般不太深,且为骨上袋。如果根分叉相应处牙槽骨的外形尚佳,则仅做龈下刮治使牙周袋变浅即可。

2.Ⅱ度病变　根向复位瓣手术和骨成形术,以及隧道成形术。

3.Ⅲ度和Ⅳ度病变　颊侧牙龈若有足够宽的附着龈,可行袋壁切除术达牙槽嵴水平。若附着龈较窄,则可行翻瓣术,在刮净根面及修整骨缺损后,将龈瓣根向复位并缝合于牙槽嵴水平,下颌牙的舌侧一般可切除袋壁。

截根术对于上颌磨牙颊根的病变效果甚佳。分根术将患牙分割为近中和远中两个"单根牙",然后分别做冠修复,可取得较好的治疗效果。若某一根病变已严重、另一根尚好,则可行半牙切除术,将严重的一半连冠带根一起摘除,保留另一半侧。

(三)牙周脓肿

牙周脓肿并非独立的疾病,而是牙周炎发展到晚期,出现深牙周袋后的一个常见的伴发症状。它是位于牙周袋壁或深部牙周组织中的局限性化脓性炎症,一般为急性过程,也可有慢性牙周脓肿。

【病因】

1.深牙周袋内壁的化脓性炎症向深部结缔组织扩展,而脓液不能向袋内排出时,即形成袋壁软组织内的脓肿。

2.迂回曲折的、涉及多个牙面的深牙周袋,脓性渗出物不能顺利引流,特别是累及根分叉区时。

3.洁治或刮治时,动作粗暴,将牙石碎片推入牙周袋深部组织,或损伤牙龈组织。

4.深牙周袋的刮治术不彻底,袋口虽然紧缩,但袋底处的炎症仍然存在,并得不到引流。

5.有牙周炎的患牙(或无牙周袋的牙齿)遭受创伤或牙髓治疗时根管及髓室底侧穿、牙根纵裂等,有时也可引起牙周脓肿。

6.机体抵抗力下降或有严重全身疾患,如糖尿病等,易发生牙周脓肿。

【检查与诊断】

1.检查

(1)急性牙周脓肿发病突然,在患牙的唇颊侧或舌腭侧牙龈形成椭圆形或半球状的肿胀突起,牙龈发红、水肿,表面光亮,有搏动性疼痛,患牙有"浮起感",叩痛,松动明显。局部淋巴结肿大,或白细胞轻度增多。

(2)慢性牙周脓肿常为急性期过后未及时治疗,或反复急性发作所致。一般无明显压痛,有时可见少许脓液流出。叩痛不明显,有时可有咬合不适感,可见牙龈表面有窦道开口。

2.诊断　牙周脓肿的诊断应联系病史和临床表现,并参考 X 线片。

【治疗】

1.急性牙周脓肿　治疗原则是止痛、防止感染扩散以及使脓液引流。当脓液形成并出现波动时,牙周袋内或牙龈表面引流,早接触点调磨,为防止患牙疼痛,可少量磨除对颌牙齿。

2.慢性牙周脓肿　可在洁治的基础上直接进行牙周手术。根据不同情况,做脓肿切除术或翻瓣手术。

五、牙龈退缩

牙龈退缩是指牙龈缘向釉牙骨质界的根方退缩致使牙根暴露,在严重的牙龈退缩处当然也发生相应牙槽骨的吸收。成年人的健康牙周组织也有缓慢而微小的附着丧失,每 10 年约为 0.17mm。到 70 岁时,牙周组织的退缩仅为 0.5mm。

【病因】

1.刷牙不当。

2.不良修复体。

3.解剖因素。

4.正畸力与𬌗力:在牙齿受到过度的咬合力,或正畸治疗中使牙齿唇颊向移动。

5.牙周炎治疗后。

【治疗】

1.轻度、均匀的牙龈退缩一般无症状,不需处理。

2.如牙龈退缩持续进展,则应仔细寻找原因,并针对原因进行治疗。

3.个别或少数前牙的牙龈退缩而影响美观者,可用侧向转位瓣手术、游离龈瓣移植术、结缔组织移植等手术来覆盖暴露的根面。

4.牙槽骨板太薄或骨裂开者,也可用引导性骨再生(GBR)手术来治疗。

5.可用特殊的树脂制作假牙龈。

六、牙周病的预防及社区牙周保健

牙周病是由多种微生物引起的感染性疾病。牙菌斑微生物及其产物是发生牙周病的重要始动因素,而那些特定的先天、后天及环境危险因素的作用则促进疾病的易感性。牙周炎由特殊菌种引起,同时它又是冠心病、低出生体重婴儿和糖尿病的一种危险因素。作为牙周病独特的发病过程的必要条件是:①大量细菌的存在与变化和疾病的状态有关,而在健康者则细菌数量少或没有改变。②消除或减少微生物,疾病可以逆转或减轻。③宿主反应增加与疾病发展有关。④在无菌动物接种微生物(病原菌)可使动物致病。⑤这种细菌可能会成为疾病过程的致病因素,存在于龈上、龈下的牙菌斑是引起牙周病的始动因素。

（一）牙周病的三级预防

牙周病的预防非常重要,其主要目的是消除致病的始动因子及促进疾病发展的危险因素。

预防牙周病应从以下几方面着手:①以健康教育为基础,增强人群牙周病预防的意识,提高自我口腔保健和维护牙周健康的能力。②养成良好的口腔卫生习惯,去除致病微生物,使牙周支持组织免遭破坏。③提高宿主的防御能力,保持健康的生理和心理状态。④维持牙周治疗的疗效。实践表明,在定期做口腔保健治疗的基础上,进行日常自我清除菌斑是预防牙周病发生和控制其发展的最有效方法。

1958年,Leavell和Clark根据疾病的自然史,把疾病预防水平分为三级。1979年,Grant、Stern和Eventt提出了牙周病的三级预防,其中又可分为五个亚级。

1.一级预防　是指在牙周组织受到损害之前防止致病因素的侵袭,或致病因素已侵袭到牙周组织,但尚未引起牙周病损之前立即将其去除。一级预防旨在减少人群中牙周病新病例的发生,主要是对大众进行口腔健康教育和指导,最终达到消除菌斑和其他有害刺激因子的目的,帮助人们建立良好的口腔卫生习惯,掌握正确的刷牙方法,同时提高宿主的抗病能力。

2.二级预防　旨在早期发现、早期诊断、早期治疗,减轻已发生的牙周病的严重程度,控制其发展。对局限于牙龈的病变,及时采取专业性洁治,去除菌斑和牙石,控制其进一步发展。采用X线检查法定期追踪观察牙槽骨情况,采取适当的治疗,如洁治、根面平整或手术治疗等。去除促进牙周病发展的刺激因素,如去除不良修复体、治疗食物嵌塞、充填邻面龋损等,牙周组织的健康状况可得到显著改善。二级预防的效果是在一级预防基础上,其长期效果与患者是否能长期坚持各种预防措施有关。

3.三级预防　旨在用各种药物和牙周手术方法最大限度地治愈牙周组织病损,防止功能性障碍,以义齿修复失牙,重建功能,并通过随访、精神疗法和口腔健康的维护,维持其疗效,预防复发。同时,还应治疗相关的全身性疾病,如糖尿病、血液病、营养缺乏症,增强牙周组织的抵抗力。总之,疾病的预防需要健康教育、卫生宣传和具体预防措施相结合,但是其效果更有赖于患者对家庭防护措施的坚持和正确实施。

1997年,中国营养学会常务理事会通过了"中国居民膳食指南":食物多样,谷物为主;多吃蔬菜、水果和薯类;常吃奶类、豆类或其制品;经常吃适量鱼、禽、蛋、瘦肉,少吃肥肉和荤油;食量与体力活动要平衡,保持适当体重;吃清淡少盐的膳食;限量饮酒;吃清洁卫生、不变质的食物,预防感染性疾病从口腔进入等。

(二)社区牙周保健

世界卫生组织(WHO)与国际牙科联盟(FDI)于 1986 年组成联合工作组,提出了社区牙周保健发展模式。

1.基本急诊保健　所有社区都需要急诊服务。原则上,一般口与医疗急诊保健设施也可提供牙周急诊保健。急诊治疗的主要目的是缓解疼痛,常用的措施是龈下刮治、切开引流、药物治疗与拔牙,一般可根据社区服务条件提供治疗选择。

2.社区一级水平(CL1)　是开展以增强牙周健康意识,提高自我保健信息为目的的社区教育项目。应很好计划,所供信息应清楚、无矛盾、定期强化,所用媒体应能覆盖大多数人群,应协调社区各有关部门参与,包括促进自我评估与自我保健。自我保健始于个人能对自己的口腔组织状态做出自我评估,如牙龈组织出血的原因及消除的方法。口腔卫生指导的主要目的是通过减少牙菌斑水平控制牙龈出血,减少破坏性牙周炎的患病率与严重程度,牙周健康与全身健康的联系,口腔保健应成为每日常规保健的一部分。

3.社区二级水平(CL2)　是帮助自我保健,即帮助个人达到清洁口腔的目的,用机械方法(刷牙)和化学方法(含氯己定牙膏等)消除牙菌斑和牙结石。

4.社区三级水平(CL3)　是中度牙周问题的保健,包括一、二级水平,以及监督、筛选与治疗。

(1)监督:建立和采用监督体制,监测健康与疾病的趋势,为 WHO/FDI 2000年口腔保健六大基本目标之一。

(2)筛选:确定需进一步检查和专业干预的个人与特殊人群。筛选可增强意识,联系与强化自我评估与自我保健项目,牙周筛选方法用社区牙周治疗需要指数(CPITN)定期检查。

(3)治疗:去除龈下菌斑与牙结石是进一步治疗的基础。

5.社区四级水平(CL4)　是复杂牙周保健,包括一、二、三级水平,以及复杂牙周保健。复杂治疗的指征是 6mm 或 6mm 以上的牙周袋,包括根面平整的各种牙周手术,重点为年轻年龄组。

(刘晓玮)

第三节　牙周脓肿

牙周脓肿是牙周袋壁的局限性化脓性炎症,可导致牙周膜和牙槽骨的破坏,可发生于任何一型牙周炎患者。有急性和慢性之别,发病部位可为个别牙或多个牙,后者称为多发性牙周脓肿。牙周脓肿是一种常见的急性牙周疾病。牙周脓肿的致病因素包括:①深牙周袋或复杂性牙周袋;②根管侧穿、根纵裂和桩核冠修复后根折等;③患有全身疾病如糖尿病等;④龈下刮治后,牙周袋内残留牙石或感染组织等。

【诊断标准】

(一)急性牙周脓肿

1.临床表现

(1)发病突然,牙龈上呈椭圆形或半球状突起,充血肿胀,表面光亮。

(2)早期疼痛剧烈,呈搏动性,患牙有"浮起感",咀嚼无力和叩诊不适。

(3)脓肿的后期,肿胀局限、表面变软和出现波动感,疼痛稍减轻。

(4)探及深牙周袋,轻压牙龈有脓性分泌物;脓肿表面自行破溃后,肿胀消退。

(5)牙齿松动明显。

(6)当急性牙周脓肿严重时可有全身症状,如白细胞增多,局部淋巴结肿大。

(7)脓肿可发生在个别牙齿,磨牙的根分叉处较为多见;也可同时发生于多个牙齿,为多发性牙周脓肿。

2.辅助检查　X线片示:牙槽骨吸收增加,多从牙槽骨嵴处开始,可形成骨下袋。

(二)慢性牙周脓肿

1.临床表现

(1)急性牙周脓肿未得到及时治疗或反复发作所致。

(2)一般无明显自觉症状,可有咬合疼痛,轻叩痛或叩诊不适。

(3)在脓肿的表面有窦道开口,开口平坦或肉芽组织增生状,按压后有脓性分泌物。

2.辅助检查　X线片示:中、重度的牙槽骨吸收和破坏,可伴有根管侧穿、根纵裂和桩核处的根裂等致病因素。

【治疗原则】

1.急性牙周脓肿　处理原则:止痛、引流和防止感染扩散。

（1）脓肿初期，清除大块牙石，牙周袋内冲洗、放置防腐收敛药和（或）抗菌药。

（2）脓肿成熟，出现波动感时，根据脓肿的部位及黏膜的厚薄，采取牙周袋内或脓肿表面切开引流。

①牙周袋内引流：脓肿的部位位于牙周袋内壁侧，采用尖探针从袋内壁刺入脓腔引流。

②黏膜引流：脓肿在黏膜表面较薄者，可表面麻醉下，用尖刀片切开脓肿达深部引流。

③生理盐水彻底冲洗脓腔，切勿用过氧化氢溶液冲洗，以免引起剧痛。

④切开引流后，敷抗菌防腐药物。

⑤5～7 日内应嘱患者用 0.12%氯己定溶液等含漱。

（3）酌情调𬌗，使患牙得到休息，缓解咀嚼等疼痛。

（4）明确是否保留患牙，若保留，再行牙周脓肿治疗。

（5）必要时全身用抗生素，如甲硝唑片、替硝唑片等。

（6）局部辅助药物治疗，在牙周袋内放置缓释剂药物，如甲硝唑药膜和二甲胺四环素软膏等。

2.慢性牙周脓肿

（1）明确是否保留患牙，若保留，再行牙周脓肿基础治疗。

（2）也可在洁治的基础上直接进行牙周手术，如脓肿切除术或翻瓣手术等彻底清除根面的菌斑、牙石和袋壁肉芽组织。

（刘晓玮）

第四节　　牙周-牙髓联合病损

牙周-牙髓联合病变是来源于牙髓和（或）牙周，局限而环绕牙齿的感染。临床上可表现为三型：①逆行性牙周炎，牙髓感染经根尖孔、根管侧支引起根尖周围组织病变或根分叉病变，并进而形成牙周-牙髓联合病变；也可发生于根管壁侧穿、根纵裂或髓室底穿通、髓腔或根管内封药等。②逆行性牙髓炎，牙周袋内的炎症经副根管（或）根尖孔而继发地感染牙髓。③真正的联合病变，牙周病变与牙髓病变发生于同一个牙齿，各自为独立病变当病变发展到严重阶段时，二者可互相融合和影响。

【诊断标准】

（一）根尖周感染引发牙周病变

根尖周感染急性发作形成牙槽脓肿，向牙周组织排脓，称为逆行性牙周炎。

1.临床表现

（1）局限于某个牙或牙尖的钝痛、咬合痛。

（2）牙髓无活力或迟钝。

（3）局限性深牙周袋，可表现为下述三种情况。

①窄而深达根尖的单一牙周袋，为龈沟（袋）排脓。

②较宽而深的牙周袋，但未及根尖，为骨膜下向龈沟排脓，多见于唇颊侧骨板较薄处。

③根分叉处牙周袋和脓肿，需与牙周脓肿鉴别。

（4）患牙有牙髓炎或根尖周炎的既往史或现病史。

（5）出现上述牙周病损的牙齿，致病因素如下。

①根管治疗不完善。

②根管壁侧穿、髓室底穿通或砷制剂烧伤。

③根管治疗或桩核后修复的牙齿发生的根纵裂，活髓牙的牙根纵裂等，早期可为局限的深牙周袋，晚期为反复发作脓肿和出现窦道。

2.辅助检查　X线片可有不同表现。

（1）根尖周骨质破坏，根周膜增宽，而邻近的牙周骨质基本正常。

（2）根分叉处和或牙根的一侧有牙槽骨破坏，还能隐约见到牙槽嵴顶的影像，邻牙牙槽骨正常或轻度吸收。

（3）不完善的根管治疗和根尖区骨密度降低、与根管内桩核相对应的部位的牙槽骨破坏，根裂时为根尖区根管影像增宽或明显裂开影像等。

（4）根尖区阴影与牙槽嵴的吸收相连，形成典型的呈烧瓶型或"日晕圈"状。

（二）牙周炎引起牙髓病变

由于深牙周袋内的细菌、毒素通过根尖孔或侧支根管进入牙髓而引起牙髓病变。常见为逆行性牙髓炎，也可为慢性牙髓炎症、牙髓的变性、钙化，甚至坏死。

【诊断标准】

1.临床表现

（1）逆行性牙髓炎，长期的牙周炎病史，一段时间后出现温度激惹痛或自发痛、咬合痛等牙髓炎症状。

（2）患牙有明显的牙周炎症状,有深牙周袋或严重的明显的牙龈退缩,不同程度的松动。

（3）临床可表现为典型的急性症状,或者由于长期存在牙周病变,引起慢性牙髓炎症、变性钙化,甚至坏死等症状。

2.辅助检查

（1）全口多数牙齿的牙槽骨吸收,患牙为重度骨丧失。

（2）患牙根分叉区骨密度降低。

（三）牙周病变与牙髓病变并存

牙周病变和牙髓病变同时存在于一颗患牙上,且各自为独立病变。当病变发展到严重阶段时,二者可互相融合和影响,有人将这种情况称为"真正的联合病变"。

【治疗原则】

牙周-牙髓联合病变总的治疗原则是,尽量找到原发病变,彻底消除感染源,并同时行牙周与牙髓治疗。

1.根尖周感染引发牙周病变

（1）完善的根管治疗后,局限性的牙周病变即可愈合,预后好。

（2）完善的根管治疗后,范围较大的根尖和牙周病变,牙周基础治疗后,应考虑行翻瓣术、骨修整术或植骨术及引导性组织再生术等。

（3）重度根分叉病变及一个牙根的根周牙槽骨吸收重,可考虑截根术或牙半切术。

2.牙周病引起牙髓病变　引起逆行性牙髓炎的患牙,首先确定患牙可否保留,如果牙周袋能消除或变浅,牙髓炎症才能得到控制。保留的患牙,需行完善的根管治疗,同时牙周行龈上洁治,龈下刮治,龈切或翻瓣术。

3.根尖周病与牙周病并存　综合分析,若患牙可保留,则做根管治疗以及牙周系统治疗,不能保留者予以拔除。

（刘晓玮）

第三章　口腔修复

第一节　牙列缺损

一、金瓷固定桥

金瓷固定桥，又称为金瓷桥，是用金属制作固定桥的基底桥架，再用低熔瓷熔附于桥架上以恢复缺失牙的形态和生理功能。它与金属树脂固定桥相比，具有硬度高、耐磨损、化学性稳定、不易变色、美观、生物相容性良好、不刺激口腔软组织等优点。但制作工艺较复杂，技术条件要求高。

（一）桥基牙预备

1.确定桥基牙的预备量　PFM 固定桥通常选用 PFM 全冠作为固位体，根据桥基牙所能磨除的量，选择部分瓷覆盖固位体或全瓷覆盖固位体。因此，桥基牙的牙体预备原则和要求与 PFM 全冠的牙体预备原则和要求基本相同，但需注意各桥基牙预备体之间的共同就位道（包括近、远中面和唇颊、舌腭面）。对于位置异常的活髓牙又需选作桥基牙时，考虑到牙体预备时有可能穿髓者，也可采取牙髓失活术，再行牙体预备。但失活后的牙质较脆弱，为避免基牙折断，有时需在根管内粘固螺纹钉或桩加固。若桥基牙已有较大缺损并累及牙髓者，应经过牙髓治疗或根管治疗后，视其缺损大小，可以采用螺纹针（钉）加固，以树脂或汞合金充填修补缺损，或制作金属铸造核桩，粘固于根管内，再作牙体预备。

2.对于咬合过紧的基牙应的预备　对于磨耗较严重的桥基牙，牙髓活力正常，若咬合过紧，上前牙舌面或后牙𬌗面不易磨出 PFM 全冠固位体所需间隙者，也可按照前牙金属舌面或后牙金属𬌗面冠固位体的要求进行牙体预备，可以在咬合面减少磨除量。前牙内倾型深覆𬌗，下前牙的唇面较难获得足够的修复体空间，可以采用金属 3/4 冠固位体的设计,不做基牙的唇面磨除。

(二)临床基本步骤

修复体制作前,牙体预备后的临床基本步骤包括:取印模、灌模、制作可卸代型、记录颌位关系、上𬌗架、比色、粘固暂时固定桥。桥基牙预备完毕,于取印模前,先行排龈处理,按常规法用藻酸盐或硅橡胶印模材料制取全口人造石工作模型和石膏对𬌗模型并制作可卸代型。

PFM 固定桥的制作必须在𬌗架上进行,最好采用可调节𬌗架以便正确恢复固定桥的正中𬌗与非正中𬌗关系。

暂时性固定桥的制作步骤和方法与 PFM 全冠中所述暂时冠基本相同。采用个别制作法,先在模型上完成桥基牙的塑料冠,再于缺牙区用白色自凝塑料塑造桥体牙外形,并与桥基牙上的塑料冠相连接,形成塑料暂时固定桥,经磨改外形并在口内试戴,调改使其完全就位,再行调𬌗,打磨、抛光后粘固。

(三)制作金属桥架

金属桥架包括固位体的金属基底、桥体支架和连接体。制作方法有两种:

方法一为整铸法,即将固位体金属基底和桥体支架的蜡型连接成整体进行铸造。整铸法制成的金属桥架,强度高,操作工序简化,为目前国内所普遍采用。但必须注意防止蜡型变形和铸金收缩补偿不足对铸件适合性的影响。整铸法多适合于制作牙单位少的短固定桥。

方法二为焊接法,即将固位体金属基底和桥体支架蜡型分别铸造,再焊接连接成金属桥架。焊接法由于每个桥基牙固位体和桥体的适合性逐一认可,如焊接顺利、准确,可获得适合性良好的 PFM 固定桥。

PFM 固定桥因其焊接先后不同又有两种:①前焊法:它是在上瓷以前,先将固位体的金属基底与桥体支架焊接连接,再行上瓷。前焊法使用的焊料熔点较高,操作较难,还有可能引起变形;焊料与瓷的结合强度较弱,若过度焊接,易使焊料成孔,导致瓷内产生气泡或裂纹,影响强度;另外,焊料抗腐性差,若腐蚀变色,影响美观。②后焊法:它是先将制成的固位体金属基底与桥体支架分别塑瓷烧结完成后,再置炉内焊接连接。它与前焊法相比,可获得更好的焊接强度,因其所用焊料熔点低,易熔化流布焊面,不需反复入炉焊接。由于目前焊接法在国内较少应用,以下着重介绍金属支架的整体铸造法。

【制作金属桥架蜡型】

按照 PFM 全冠金属基底的要求,在模型上完成固位体金属基底的蜡型,唯与桥体的接触面需用金属恢复,以便与桥体相连接。

桥体因瓷覆盖的范围不同,与 PFM 全冠一样亦有两种设计形式,即全瓷覆盖桥体与部分瓷覆盖桥体。全瓷覆盖桥体牙的表面,除舌侧颈环和邻面接触区为金属恢复,或仅邻面接触区为金属恢复外,其余部分覆盖瓷体。部分瓷覆盖桥体牙的表面,除前牙桥体舌面龈端的大部分和后牙桥体殆面、舌面以及前、后牙邻面接触区用金属恢复外,其余部分覆盖瓷体。此多适用于前牙桥唇舌径小或后牙桥殆龈间隙较小的情况。

在模型上制作桥体金属桥架殆型时,应当注意:

1.在不影响桥体强度的情况下,桥体支架应尽可能缩小,并留瓷层足够而均匀的宅间。桥体支架过大,容易导致铸造缺陷。对后牙桥体过大者,也可做成中空支架,即从桥体龈面将桥体支架蜡型挖成洞形,但勿形成倒凹,再用体瓷恢复窝洞。这样可避免产生铸造缩孔。若用贵金属制作,还可节约金属用量和减轻重量。

2.桥体与黏膜接触部位应覆盖瓷层,将金瓷交界处设置于远离牙槽嵴黏膜的区域。因瓷的生物相容性良好,不会刺激黏膜组织,而金瓷交界处表面粗糙,易为菌斑附着,成为不洁区。

3.上颌磨牙若桥体为全瓷覆盖设计,应将桥体支架设计成能对抗和承受殆力的形式,因腭尖为功能牙尖,承受殆力较大,容易造成瓷折裂。下颌磨牙设计成一般全瓷覆盖形式是可以的。

4.连接体的设计应综合考虑固定桥的强度、美观性和清扫性。因此,对连接体蜡型的制作要求有以下几点:

(1)连接体应位于天然牙的邻面接触区部位。前牙断面呈三角形,后牙断面呈圆长方形。

(2)为保证强度,连接体的切龈向和殆龈向厚度尽可能做厚些,且随桥体跨度的增大还可增厚,前牙可延伸至接近切缘,后牙至殆面附近。

(3)从美观考虑,前牙连接体的唇舌向厚度,在不影响咬合关系的范围内应尽可能向舌侧龈方增厚,这是为了显示牙齿立体感唇侧邻间隙切入较深时,以免透露连接体金属而影响美观。

(4)连接体的龈端应留出易于清扫、自洁的邻间隙,且龈端应呈"U"形凹面,而不应呈"V"形狭缝。

【包埋、铸造及完成金属桥架】

PFM 固定桥的金属桥架蜡型完成后,按常法包埋和铸造。铸件经初磨后,先在模型上试戴,检查桥架的适合性、咬合关系,以及是否留出瓷层足够的空隙,并进行必要的调磨。还可以在口内再试戴,做进一步检查与修改。

金属桥架表面处理:金属桥架的表面处理包括粗化、清洁、除气和预氧化,其操作方法与 PFM 全冠金属基底表面处理相同。

(四)塑瓷烧结

由于固定桥是由多个牙单位组成,因此在塑瓷与烧结成形中必须注意:

1.恢复每个牙单位的自然外形,使其与同名牙对称、邻牙协调。牙冠轴面应有正常突度,才有利于牙周组织健康和美观。对于多个前牙缺失,若牙槽骨吸收较多,形成的桥体牙可能唇向倾斜度变大,而显上唇塌陷,影响美观。遇此情况,可将桥体牙的唇面近颈部略微突起,以改善面容。

2.各牙间应形成清晰的楔状隙(即邻间隙),使桥体具有立体感,美观自然,又便于自洁清扫。

3.尽量减小桥体龈面与牙槽嵴黏膜的接触面积。为便于清洁,可以拓宽其近远中及舌侧邻间隙,龈面尽可能形成凸面。

4.恢复正确的𬌗面形态和咬合关系。磨牙的𬌗面面积根据𬌗力大小尽可能缩小,以减轻桥基牙负担。

对于𬌗关系的恢复应在可调节𬌗架上进行,才能清楚地观察到咬合关系,以便塑瓷、磨改、添瓷、校正,使其达到正确的正中𬌗与非正中𬌗关系。因完成后的PFM 固定桥,直接在口内调𬌗比较困难,必须先在𬌗架上作初步调𬌗。调𬌗的目的是,要求达到上下颌牙齿咬合接触时,𬌗力分布均匀,𬌗关系协调、稳定,无早接触或𬌗干扰。因此,必须遵循以下原则:

(1)在正中𬌗时,应使尽量多的上下颌牙齿接触。

(2)前伸运动时,应有尽量多的前牙发挥组牙功能𬌗,而后牙勿接触。

(3)侧向运动时,工作侧后牙应有尽量多的牙齿发挥组牙功能𬌗,而平衡侧牙齿勿接触。

关于塑瓷烧结的具体操作方法,详见《口腔修复工艺与技术学》。

(五)试戴及完成固定桥

PFM 固定桥初步完成后,于上釉前还需在口内试戴,进一步作外形修整和咬合调改,直至完全适合。必要时需再着色修饰,使其颜色自然逼真,最后上釉。按常法粘固固定桥切忌用过大力敲击就位,以防瓷碎裂。

二、全瓷固定桥

随着高强度陶瓷研究的不断开展,全瓷修复技术的临床应用日趋广泛。目前国内外的临床应用已从前后牙单冠发展到了前牙固定桥,乃至后牙的固定桥修复,展示出全瓷固定桥修复在口腔修复领域广泛的应用前景。

全瓷固定桥没有金属基底,无需遮色,具有独特的通透质感,其形态、色调和透光率等都与天然牙相似。长期以来,一直因陶瓷的脆性限制了其临床应用。随着材料学的发展,现已研制出多种机械性能、生物相容性、美观性都非常好的材料,推动了全瓷固定桥的应用。目前在临床上常用的有 In-Ceram Alumina、IPS Empress 2、氧化锆材料等多种材料可用于制作全瓷固定桥。

(一)渗透陶瓷材料

该类材料包括渗透铝瓷、渗透尖晶石瓷、渗透锆瓷等。该技术先把氧化铝粉浆预烧结成一个多孔的基底。然后再用熔融的镧系玻璃渗透,充满氧化铝的孔隙,从而形成一个氧化铝和玻璃相连续交织互渗的复合材料,能有效限制裂纹的扩展,显著提高其桡曲强度,达到 320～600MPa。经过 5 年的观察,发现 90% 的 FPD 功能依然良好,Levy 和 Deniel 报道的全瓷固定桥的 5 年失败率仅为 1%。Prober 和 Dechl 曾报道用此系统制作前牙 4 单位、5 单位固定桥,经过 2 年观察,仍有良好的效果,未见破损者。下面以渗透玻璃陶瓷全瓷固定桥为例介绍其修复制作原理和技术。

1.牙体预备　全瓷固定桥基牙预备的不同:其基牙牙体预备方法和步骤如常规全瓷冠的牙体预备基本相同,所不同的是因在舌面不需堆塑饰面瓷,仅需预备 0.7～1.0mm 的间隙。

2.印模、代型的制作　排龈、取印模、预备工作模及代型与金属烤瓷桥相同。

3.底层瓷冠的制作　按制作全瓷冠代型修整的原则修整代型后,在桥体部分用蜡恢复一桥体支靠,用专用石膏材料复制专用代型,涂布 45μm 的隙料。然后用超声振荡器将铝瓷粉和调和液混成均匀粉浆,涂塑完成全瓷桥体底层坯体,送入专用烤瓷炉内,从常温升温 6 小时至 120℃,再用 2 小时升温至 1120℃并保持 2 小时。

4.底层瓷冠的玻璃渗透　瓷冠底层烧制完成后,进行玻璃渗透程序。在其底表面涂一层以专用玻璃料和蒸馏水混合而成的糊剂,先在 600℃ 条件下预热数分钟,再用 30 分钟将温度升至 1100℃保温 6 小时,冷却后喷砂去除表面多余玻璃。

5.饰面瓷的堆塑　按常规在底层冠表面堆塑饰面瓷层,烧结完成后修形,在代型上试戴、上釉。

(二)IPS Empress 2 铸瓷

采用了锂基陶瓷(即以二硅酸锂成分的锂辉石为主要成分的陶瓷),强度是第一代的 2.5 倍,可以用于第二前磨牙前的三单位固定桥。铸瓷由于具有良好的半透性,所以主要用于对美观要求较高的前牙三单位桥。

(三)氧化锆材料

是近年来国内外研究的热点。它具有优良的力学性能。尤其是断裂韧性远远高于氧化铝瓷。部分稳定氧化锆瓷的抗弯强度可达 1000MPa 左右。断裂韧性最高甚至可达 15MPa·M$^{1/2}$。近年来被广泛用于前、后牙三单位、四单位甚至更多单位的固定桥的修复,尽管目前有争论认为,在口腔环境下氧化锆材料的强度和韧性会随时间减低,但 Shimizu 等的研究表明,氧化锆瓷材料的机械性能的稳定性足以使其用于临床。由于氧化锆陶瓷材料制作后牙全瓷桥的时间还较短,因此还需更多的研究来评价其临床长期应用前景。

(四)机加工全瓷固定桥

什么是机加工全瓷固定桥?机加工是指计算机辅助设计和计算机辅助制作(CAD/CAM),采用机加工制作全瓷固定桥。但机加工通常是制作全瓷固定桥的支架部分,饰面瓷的堆塑等步骤还是手工完成。全瓷固定桥的 CAD/CAM 系统常规包含:在牙体预备后,建立数字化模型、修复体智能设计和自动数控加工等步骤。为达到颜色逼真的美观效果,可对全瓷冠进行个别着色或堆塑面瓷。近年来,随着氧化锆陶瓷的逐渐广泛应用,机加工全瓷固定桥在临床应用日渐广泛。先后出现了 Cercon、Everest 和 LAVA 等系统,这些系统不仅可用于前牙桥的修复,甚至还可用于 4 单位后牙全瓷桥的制作。以 Cercon 系统为例说明机加工全瓷桥的制作。

Cercon 系统包括带激光扫描装置的电脑铣切设备、二氧化锆瓷块、表面饰瓷、高温烧结炉等,在牙体预备后取模,灌注工作模,然后在模型上制备固定桥底冠蜡型,计算机扫描蜡型,同步加工出经计算机放大的二氧化锆瓷雏形,送高温炉内烧结,制成高强度的二氧化锆全瓷底层支架,然后再在底层表面堆塑面瓷,烧结修形完成全瓷固定桥。

以上三类全瓷材料是目前临床常用的全瓷固定桥材料,每种全瓷材料都有各自的优点和使用局限性,应根据临床实际情况选用适当的材料。如高应力区应用氧化锆类高强度材料,前牙区域所需材料要有好的透明度,可用强度略低一些的铸瓷材料,中间区应用强度和透明度都比较好的材料如 In-Ceram Spinell 或 Empress 2。

关于全瓷固定桥近期的研究显示,与金瓷固定桥相比,全瓷桥连接体的厚度对全瓷桥的折裂强度有很大的影响,如 In-Ceram Alumina 要求连接体尽可能的大,Empress 2 要求最小 $16mm^2$,Cercon 要求最小 $7mm^2$。因此应更多地关注连接体厚度。

另外,连接区外展隙的曲率半径与三单位固定桥的抗折裂能力之间也有关系,有研究显示,随着龈外展隙半径从 0.25mm 增加到 0.90mm,平均折裂负荷增加了 140%。而殆外展隙的曲率半径对三单位固定桥的易折裂性影响很小。

三、金属-树脂联合固定桥

金属-树脂联合固定桥是以金属铸件作为固位体及桥体支架,以树脂恢复桥体及固位体唇颊面形态的固位体。

金属-树脂联合固定桥的制作方法步骤如下:

(一)基牙预备

如果固位体位于前牙区、前磨牙区或后牙区,设计为金属树脂全冠作为固位体者,基牙的预备原则和方法同金属烤瓷固定桥。如果固位体位于后牙区,以铸造金属全冠作为固位体,则基牙的预备方法同铸造金属全冠。

(二)印模及模型

其方法和步骤同金属烤瓷固定桥。

(三)金属支架的制作

常规修整工作模型,预备可卸代型,涂布间隙隙料,完成固位体及支架蜡型,固位体唇颊面树脂的部分,可用开窗回切法在蜡型上预备出唇颊面树脂占据的空间。蜡型的桥体唇颊面去除至少 2～3mm 厚的蜡,并在殆面及龈底处至少保留 0.5mm 厚的蜡层,切端保留 0.3～0.5mm 厚的蜡层。为增加金属一树脂界面的结合强度,可采用微型蜡球、失晶粗化、增加固位形等方法。采用带模铸造法以保证其精确性。金属桥架完成后,在可卸代型上试戴,在殆架上调殆,磨光后备用。

(四)树脂部分的完成

金属桥架的金属-树脂粘接面做喷砂、超声清洗、干燥处理,然后在粘接面上涂布遮色剂、粘接剂或结合剂,将体层树脂、釉质层树脂分层堆塑,用光固化或热压固化等方式成型,最后修形,抛光。

(五)粘固

同金属烤瓷固定桥。

四、树脂类固定桥

哪些情况下使用树脂固定桥?树脂类固定桥主要是指固定桥采用树脂制作。一般来讲,由于树脂易于老化,强度不足,对牙龈等有一定刺激,故目前一般仅用树脂类固定桥作为暂时性固定桥使用。下面以暂时性固定桥的制作来介绍树脂类固定桥的制作。树脂类暂时固定桥一般采用间接法制作,包括以下几种方法:

(一)采用印模成形法树脂桥

1.准备牙体预备前的石膏模型,在桥体处用成品牙恢复,然后在石膏模型上制作一薄膜阴模。

2.牙体预备后取模,翻制石膏模型,并将其置于薄膜阴模内检查是否精确就位,任何妨碍就位的邻间隙突起都应磨除。

3.在石膏模型的牙预备体及相邻牙上涂布分离剂,干燥备用。

4.将调拌均匀的塑料注入阴模内,并在模型上就位,待塑料硬固后,去除石膏模型,取出塑料桥,打磨抛光,临床调殆,粘固。

(二)热凝丙烯酸塑料桥

牙体预备、取印模、灌制石膏、脱模后在石膏模型上制作固定桥的蜡型、装盒、充填塑料、热处理、完成丙烯酸塑料桥的制作、口内试戴、调殆、抛光、最后粘固。

(三)自凝丙烯酸塑料桥

在牙体预备后的石膏模型上用笔刷法蘸自凝塑料单体逐层涂塑制成暂时塑料桥。此法制作的桥体方便,但色泽、外形、塑料质地控制等方面存在不足。

(四)硬质复合树脂桥

牙体预备后取印模灌制石膏模型,在石膏模型上涂布分离剂,用蜡恢复缺损牙的牙冠外形,组织面必须完全贴合,边缘密合,雕刻合适后取下桥体蜡型。调拌少许人造石膏,滴入蜡型内,避免产生气泡,同时插入一根金属棒,以免石膏代模折断。蜡型近远中接触区加一小滴蜡,使修复桥体有良好的邻接关系。将多余石膏堆于玻璃板上,将蜡型舌面水平向压入石膏内,注意不要有气泡,埋入约 1/2 的蜡型。石膏硬固后,用蜡刀在四周做定位凹槽,修整倒凹,然后涂分离剂,再倒上半部石膏,覆盖蜡型及下半部石膏。等石膏硬固后,撬松上下两层石膏,用开水将蜡冲净。在有代模的模型上填塞硬质塑料。先填舌侧,由一侧填塞至另一侧至有多余的树脂溢出为止。唇侧按配色要求,选择适合的树脂,先填牙颈部层,然后体层切端层分层堆塑,形态修整合适后,盖上两层石膏模型用手捏紧并加压,使上下两块石膏模型基本贴合,然后分开,去除多余树脂,修整满意后表面涂硬化剂,置聚合锅内加水至浸没模型,加压,升温至 120℃后维持 7 分钟。打开聚合锅,去净冠内石膏,磨光、试戴,粘固即可。

(赵新春)

第二节　牙列缺失

在国际上比较权威的口腔修复学专业词表 GPT 中,全口义齿的定义是:"a removable dental prosthesisthat replaces the entire dentition and associated structures ofthemaxillae ormandible."即修复上下颌整个牙列及其相关结构的口腔活动修复体。

什么是 GPT?

GPT,Glossary of Prosthodontic Terms,是国际修复学领域顶级期刊 Journ,al of ProstheticDentistry 定期公布的权威专业词表,它目前的最新版本是于 2005 年发表的第 8 版。

和以往的版本相比较,我们可以看到在第 8 版 GPT 中,口腔及颌面部修复体的英文命名体系发生了较大的变化,很多我们熟悉的称谓或是"改头换面",或是"面目全非"了。

在该命名体系中,所有的义齿或颌面部修复体均被称为"prosthesis",而"denture"一词不再作为标准的用法。这样,各种各样修复体的英文名称按照 modifier＋type＋"prosthesis"＋descriptor,即修饰语＋种类＋"prosthesis"＋补语的方式命名。

新的命名体系已经逐步被国外口腔修复学界所接受,并在国际专业期刊和学术专著中得到了越来越多的使用。为了国内外的相互交流和接轨,国内的修复医师和技师应当主动学习并适应这样的变化趋势,促进学科的发展。值得欣慰的是,这样大的变革不是一蹴而就的,新旧更替还需要较长的时间,我们大可不必担心

denture 等老朋友会马上拂袖而去。

从图 3-2 中,我们可以看到,GPT 第 8 版中全口义齿的英文名称已经从 complete denture 变为了 complete removable dental prosthesis(complete RDP)。

在新命名体系公布的同时,GPT 还发布了美国口腔修复学会新的牙列缺失修复学诊断标准。该 PDI 根据下列 4 个指标:①下颌骨高度;②上下颌位关系;③上颌剩余牙槽嵴形态;④咀嚼肌的附着位置,将无牙颌患者分为了四类:

第一类为上述 4 个指标均较理想,或者其生理或病理变化不影响常规修复治疗的无牙颌患者。具体表现为:①下颌骨剩余牙槽嵴高度不小于 21mm;②上下颌位关系正常,人工牙能够排列到正常的骀关系;③上颌剩余牙槽嵴形态能够保证全口义齿基托在垂直向和水平向的固位和稳定;④咀嚼肌附着位置正常,有利于义齿的固位和稳定。

第二类无牙颌患者口腔内为义齿提供支持的解剖结构,发生了持续性的轻微病损,表现为:①下颌骨剩余牙槽嵴的最小高度为 16～20mm;②上下颌位关系较为正常,人工牙能够排列到正常的骀关系;③上颌剩余牙槽嵴形态能够基本对抗义齿基托在垂直向和水平向的脱位;④咀嚼肌附着位置基本不影响义齿的固位和稳定。

第三类无牙颌患者上述 4 个指标发生了实质性的病损,表现为:①下颌骨剩余牙槽嵴的最小高度为 11～15mm;②上下颌牙槽嵴顶的垂直距离为 18～20mm,以及(或)存在颞下颌关节紊乱;③上下颌位为 Angle Ⅰ、Ⅱ 或 Ⅲ 类关系;④上颌剩余牙槽嵴形态能够在最小程度上为义齿基托提供固位和稳定;⑤咀嚼肌附着位置基本对义齿的固位和稳定产生轻微的影响。

第四类无牙颌患者上述 4 个指标发生了较为严重的病损,需进行修复前的外科处理或采用特殊修复技术进行治疗的情况。表现为:①下颌骨剩余牙槽嵴的最小高度不超过 10mm;②上下颌位为 Angle Ⅰ、Ⅱ 或 Ⅲ 类关系;③上颌剩余牙槽嵴形态不能对抗义齿基托的脱位;④咀嚼肌附着位置明显影响义齿的固位和稳定。

一定要注意:虽然有学者指出,针对全口无牙颌患者提出的 PDI,其数据标准还需要进一步的实验和临床工作验证,但由于综合了无牙颌与全口修复有关的主要解剖标志,而且形成了一定的体系,所以这一 PDI 对于全口义齿临床适应证的判断,还是具有明显的参考价值。

常规全口义齿

（一）无牙颌

牙列缺失患者的上下颌称为无牙颌。牙列缺失患者的修复与无牙颌的解剖标志关系密切。

【无牙颌的解剖标志】

1.牙槽嵴 牙列缺失后牙槽突逐渐吸收和改建,形成牙槽嵴,或称剩余牙槽嵴,包括牙槽嵴顶与其唇颊侧和舌腭侧斜面。牙槽骨的表面为致密的骨皮质,内部为骨松质。其上覆盖的黏膜表层为高度角化的复层鳞状上皮,黏膜下层与骨膜紧密相连。正常情况下,黏膜厚度约为 1mm,可以承受较大的咀嚼压力。从组织学角度,可把和义齿基托组织面接触的黏膜分为 3 型:

Ⅰ型为咀嚼黏膜,主要为牙龈和硬腭区的黏膜。由于这些部位的角化上皮较厚,其下方的结缔组织也较为厚实致密,是最适合承担义齿咀嚼压力和摩擦力的黏膜组织。

Ⅱ型为保护黏膜,又称为非功能黏膜,由牙槽嵴唇颊侧、舌下方、牙槽嵴下方黏膜和软腭黏膜组成。这类黏膜具有一定的弹性,支持力较差,不能承受较大的咀嚼压力,但可与义齿边缘紧密贴合,产生良好的边缘封闭作用,使义齿获得固位。

Ⅲ型为特殊黏膜,为上皮已分化为特殊结构的舌背黏膜。

2.无牙上颌的解剖标志(图 3-1)

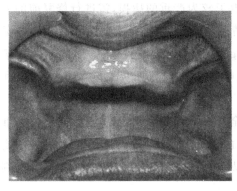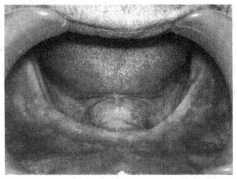

图 3-1　无牙颌解剖标志

（1）上唇系带：上唇系带位于口腔前庭内相当于原上颌中切牙近中交界线的延伸线上，是口轮匝肌在颌骨上的附着部，为从牙槽嵴唇侧黏膜至上唇黏膜之间的黏膜皱襞。通常只有一条，呈扇形或线形，随上唇的运动可有较大的活动范围。全口义齿的唇侧基托不能妨碍唇系带的活动，在此区应形成相应的切迹。

一定要注意：正常情况下，上唇系带末端离牙槽嵴顶约 4～5mm，但个体差异明显。牙列缺失的患者牙槽骨吸收越多，其系带附着的位置越接近牙槽嵴顶，对义齿基托的宽度影响也越大。

（2）上颊系带：上颊系带位于上颌两侧前磨牙牙根部，附着在牙槽嵴顶的颊侧，呈扇形。数目不定，可以为一条、两条，或者更多。其动度比唇系带小，但义齿的唇颊侧基托在此部位也应形成相应的切迹。颊系带将口腔前庭分为两部分，唇颊系带之间的部分为唇侧前庭或称前弓区，颊系带的后方为颊侧前庭或称后弓区。在颊系带的后方，不受颊系带影响的龈颊移行区由于没有肌肉的附着，只有黏膜覆盖，因此在此处可适当延长基托，以增强义齿的固位。

（3）颧突：颧突位于颊系带的远中，为颧骨下缘的延长，相当于左右两侧上颌第一磨牙颊侧根方的骨性突起。其表面覆盖黏膜较薄，且牙槽嵴吸收越多，颧突越明显，因此与之相应的基托边缘应适当缓冲，以免造成压痛或以此为支点的翘动。

（4）上颌结节：上颌结节为上颌牙槽嵴两侧远端的圆形骨突，其颊侧常形成明显的倒凹。上颌结节区是义齿固位的重要区域。上颌结节颊侧与颊黏膜间形成颊间隙，义齿的颊侧翼缘在这个区域应尽量伸展，覆盖整个上颌结节，形成有效的封闭作用。但也有部分患者的上颌结节过于突起，形成较大的组织倒凹，使义齿基托无法通过上颌结节颊侧最突出部分与其上部牙槽嵴侧面及颊侧前庭沟组织贴合，影响基托的伸展和义齿的就位，造成修复困难，需要配合修复前手术修整。

（5）切牙乳突：切牙乳突位于中切牙腭侧的中线上，上颌腭中缝的前端，为一卵圆形或不规则的软组织突起。切牙乳突下方为切牙孔，有鼻腭神经和血管通过，义齿基托组织面在此区域应做适当的缓冲处理，以免压迫切牙乳突产生疼痛。

在天然牙列，切牙乳突与上颌中切牙之间的位置关系较为稳定。通常上中切牙唇面位于切牙乳突中点前 8～10mm，两侧上颌尖牙牙尖顶的连线通过切牙乳突的中点。因此，切牙乳突可作为排列义齿人工前牙的重要参考标志。但在牙列缺失后，由于上颌前部牙槽嵴唇侧骨板吸收较快，牙槽嵴顶距切牙乳突的距离也变小。因此,当唇侧牙槽嵴吸收较多时,人工牙的位置不能机械地按照天然牙与切牙乳突的关系排列,而是应该参考患者的面部形态、上下颌骨的位置关系以及颌弓的形态等因素来排列。

(6)腭皱:腭皱位于上颌硬腭前部腭中缝的两侧,为致密的纤维结缔组织呈不规则的波浪形隆起的横嵴。多数学者认为,腭皱在发音的过程中,对舌起到"触觉定位"的作用,并使呼出的气流在此处产生湍流,可促进辅音的形成。而通常戴用义齿后,义齿的基托完全覆盖这部分组织,使舌失去了重要的定位标志,并影响湍流的形成。因此,有学者认为,在设计和制作上颌义齿时,可考虑在基托上重建切牙乳突和腭皱。但也有学者认为,在基托上重建腭皱会增加基托厚度,对患者的舒适感和发音反而有害,只有在垂直距离足够的空间条件下,才可以考虑在上颌义齿基托上恢复腭皱。

(7)上颌硬区:上颌硬区又称为上颌隆突,为上腭前部腭中缝处的骨质隆起。其表面覆盖黏膜较薄,受压后易产生疼痛。为防止上颌义齿以此为支点而产生翘动和压痛,义齿基托组织面相应处需做缓冲处理。

(8)腭小凹:腭小凹在上颌左右翼上颌切迹连线中点的两侧,为一对大小相等、左右相对的小凹,其内有黏液腺导管的开口。上颌全口义齿的后缘应在腭小凹后2mm处。

(9)颤动线:颤动线又称"啊"线,是用来标记软腭可动部分前缘的一条假想线,从一侧的翼上颌切迹延伸至对侧的翼上颌切迹。"啊"线又可称为后颤动线,位于软腭腱膜与软腭肌的连接区。前颤动线在硬腭与软腭腱膜结合的连接区。前、后颤动线之间连接形成一个弓形的区域,宽约为 2～12mm,平均 8.2mm,称作后堤区。用钝性器械按压此处的黏膜组织,会发现它有一定的弹性,但又不像软腭后部那样容易活动。此区域即为上颌全口义齿基托的后缘封闭区。后堤区的前后向宽度由软腭的形态和长度决定,可以分为三种类型:第一类,腭穹隆较高,软腭短,几乎垂直向下弯曲,后堤区宽度小于 3mm,不利于固位;第二类,软腭与水平面的角度接近 45°,后缘封闭区宽度为 3～5mm,有利于义齿固位;第三类,腭穹隆较平坦,软腭长,几乎水平向后延伸,后堤区宽度可达 5～10mm,有利于固位。

(10)翼上颌切迹:翼上颌切迹位于上颌结节后方,为蝶骨翼突与上颌结节后缘之间的骨间隙,表面覆盖黏膜凹陷成切迹,为上颌全口义齿两侧后缘的界限。

3.下无牙颌的解剖标志

(1)下唇系带:下唇系带为下颌正中唇侧黏膜从牙龈交界处至下唇黏膜之间的

黏膜皱襞。与上唇系带相似,位置与之对应,比上唇系带短小,可以有一条或多条。义齿基托在此处应适当缓冲,形成相应的切迹。下唇系带的活动可由下唇向左右上方运动获得,取印模时应让患者作功能运动。

(2)下颊系带:下颊系带起于下颌前磨牙区黏膜、牙龈交界线下,与上颊系带相似,为1~3条,向后外方向,活动度较大,对义齿固位不利。义齿基托在此处亦应形成切迹。

(3)颊侧翼缘区:颊侧翼缘区位于下颌后弓区,在下颌颊系带至咬肌下段前缘之间。当下颌后部牙槽嵴吸收近平坦时,该区又称为颊棚区,外界为下颌骨外缘,内界为牙槽骨颊侧斜坡,前缘为颊系带,后缘为磨牙后垫。随着牙槽嵴的吸收,牙槽嵴高度降低,颊棚区变得平坦、宽阔,由于其表面骨皮质厚、致密,且与咬合力方向垂直,因此能够承受较大的咀嚼压力。

(4)远中颊角区:远中颊角区位于颊侧翼缘区之后,咬肌前缘之前。因咬肌前缘活动的限制,义齿基托在此处不能过多伸展,以免影响咬肌的运动。

(5)磨牙后垫:磨牙后垫位于下颌牙槽嵴远端的黏膜软垫,呈圆形或卵圆形,上皮无角化,黏膜下层为疏松的纤维结缔组织,含有唾液腺。翼下颌韧带止于磨牙后垫上缘的内侧。下颌总义齿基托后缘应盖过磨牙后垫的1/2。磨牙后垫位置稳定,是确定全口义齿𬌗平面和排列人工后牙的重要参考标志。

(6)舌系带:舌系带为连接舌腹与下颌骨的口底黏膜皱襞,位于口底前部中线处,呈扇行,活动度较大。当舌尖向后上方触及上颚时,系带被拉紧,在印模上形成一切迹。故在取下颌印模时,应嘱患者将舌抬向后上方,以取得该处功能状态下的印模。下颌总义齿舌侧基托边缘在此部位也应形成切迹,以免影响舌的活动。

(7)舌下腺:舌下腺位于舌系带两侧,左右各一。舌下腺可随下颌舌骨肌的运动上升和下降,如果义齿基托在此处过度伸展,舌的运动很容易导致义齿的脱位,故此区相应的义齿舌侧基托边缘不应过长。

(8)下颌隆突:约50%无牙颌的患者在两侧下颌尖牙和第一前磨牙,或第一、第二磨牙的舌侧根尖部附近有一椭圆形、大小不等的骨性突起,为下颌隆突。其大小、形状和数量的个体差异较大。下颌隆突表面覆盖黏膜较薄,义齿基托组织面相应处应缓冲处理。过分突出的下颌隆突,其下方形成明显的组织倒凹,影响义齿基托的伸展,应在修复前作手术修整。

(9)下颌舌骨嵴:下颌舌骨嵴位于下颌骨后部的内侧,从第三磨牙斜向前磨牙区,由宽变窄,又称内斜嵴。下颌舌骨嵴表面覆盖黏膜较薄,下方形成倒凹。义齿基托组织面在此处应适当缓冲,以免造成压痛。

(10)下颌舌骨后窝:下颌舌骨肌后窝为下颌舌骨肌远中的间隙,是下颌总义齿舌侧后缘的边界。它的前部为下颌舌骨肌,侧面为磨牙后垫,中后部及舌侧中部为舌腭肌。该区没有其他结构,因此有可能将义齿边缘延长到该区域。在印模边缘成形过程中,这一区域的边缘被强大的内部与外部的舌肌推入下颌舌骨肌后窝,在印模表面可见到所谓的 S 形。义齿基托进入下颌舌骨嵴至下颌舌骨后窝底的深度越深,下颌义齿的固位效果越好。

【无牙颌组组织结构特点与全口义齿修复关系】

1.全口义齿的结构　全口义齿由基托和人工牙两部分组成,人工牙用以恢复天然牙列的外观、咬合和辅助发音。基托的作用是连接人工牙,恢复缺损软硬组织,并使义齿分别固位于上下无牙颌上。由此形成全口义齿的三个表面,即组织面、磨光面和咬合面,分别对义齿的稳定和舒适起着重要的作用。

(1)组织面:组织面是义齿基托与口腔黏膜组织接触的面。义齿在功能时承受的负荷通过组织面传递至支持组织。义齿组织面只有与其覆盖下的黏膜组织密切贴合,才可获得大气负压,形成良好的吸附力,是义齿获得固位的主要部位。

(2)磨光面:磨光面是义齿与唇颊软组织和舌肌接触的表面。磨光面应形成适当的凹斜面,使唇颊肌向内的作用力与舌肌向外的作用力应处于平衡状态,通过唇颊舌肌的作用使义齿基托贴附于牙槽嵴上,增强义齿的固位,保持义齿的水平稳定。

(3)咬合面:咬合面是上下颌义齿人工牙咬合接触的面。咬合时,咀嚼肌产生的咬合压力通过人工牙的咬合面传递至与基托组织面接触的义齿支持组织。因此要求义齿人工牙的咬合接触应平衡且广泛,使咬合压力在支持组织上均匀分布,有利于义齿的稳定。

2.无牙颌的功能分区　全口义齿基托覆盖下的无牙颌组织,不同的部位具有不同的组织结构特点,对义齿修复所起的作用也不同。根据组织结构和伞门义齿的关系,无牙颌可以分为四个区,即主承托区、副承托区、边缘封闭区和缓冲区(图3-2)。

(1)主承托区:包括上下颌牙槽嵴顶,以及除上颌硬区之外的硬腭水平部分。该区域的骨组织上覆盖着高度角化的复层鳞状上皮,其下为致密的黏膜下层,有一定的弹性,移动度小,能够抵抗义齿基托的压力,是承担义齿咀嚼压力的主要区域。

义齿基托应与主承托区黏膜紧密贴合。

当下颌牙槽嵴重度吸收时,牙槽嵴后弓区颊侧的颊棚区趋于水平,由于其表面骨质致密,可承受较大的垂直向压力,亦可作为下颌义齿的主承托区。

（2）副承托区:包括上下颌牙槽嵴的唇颊侧和舌腭侧斜面。该区域黏膜上皮角化程度降低,黏膜下层疏松,黏膜下可含有脂肪和腺体,不能承受较大的咀嚼压力,只能协助主承托区承担咀嚼压力。义齿基托也应与副承托区黏膜密合。

（3）边缘封闭区:是义齿边缘接触的软组织部分,包括上下颌口腔前庭沟底、唇颊舌系带附着部、下颌舌侧口底黏膜返折处、上颌后堤区和下颌磨牙后垫。该区域黏膜下有大量疏松结缔组织,软组织活动度大,不能承受咀嚼压力。义齿在该区与组织应密切贴合,防止空气进入基托与组织之间,以达到良好的组织封闭作用。在上颌义齿的后缘,还可借组织的可让性,对组织稍加压力,制作后堤,形成完整的边缘封闭,增强固位。义齿基托边缘在此区域不能过度伸展,以免影响周围组织的功能活动或压迫黏膜。但义齿基托也不能过短,否则将减少基托与组织接触的面积,影响义齿的固位。

（4）缓冲区:主要为上颌隆突、颧突、上颌结节颊侧、切牙乳突、下颌隆突、下颌舌骨嵴以及牙槽嵴上的骨尖、骨棱等骨性隆突部位,其表面被覆黏膜较薄,不能承受咀嚼压力,全口义齿基托组织面在上述的相应部位应做缓冲处理,以免因压迫导致疼痛,或形成支点而影响义齿的稳定。

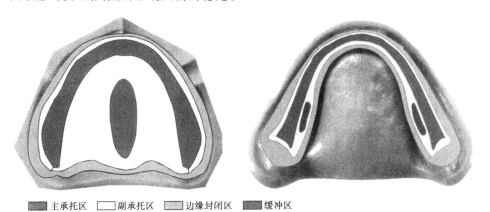

■ 主承托区　　□ 副承托区　　▨ 边缘封闭区　　■ 缓冲区

图 3-2　无牙颌的功能分区

（二）全口义齿修复的生物学和生物力学基础

有卫生统计表明,自 20 世纪 60 年代以后,随着口腔医学,尤其是牙齿保存技术的发展,人们口腔卫生保健意识的不断提高,以及社会医疗保健体制的发展和完善,欧洲、美国以及日本等发达地区和国家的无牙颌患者比例呈不同程度的下降趋势。越来越多的文献综述也指出,在短期内欧美地区需要采用全口义齿修复牙列缺失的患者会逐渐减少,而牙列缺损需要修复的患者比例会相对增加。但是,需要指出的是,首先,虽然无牙颌患者的比例在不断减少,但是也有不少学者指出全口义齿的修复需求仍然较高;第二,卫生统计学指出,无牙颌的出现几率随着年龄的增大而增加,而目前西方发达国家以及我国社会老龄化的趋势日益明显,无牙颌患者的绝对数量不会减少;第三,无牙颌状态在患者口内是一个进行性的过程,影响其发生和发展的因素错综复杂,采用全口义齿最大程度的恢复无牙颌患者的咀嚼功能、发音以及美观,对于每一个口腔修复医师和技师而言都是挑战。所以,无论牙列缺失的患病率或患病数量如何变化,都不应忽略无牙颌状态对患者生理和心理造成的影响,对全口义齿修复技术也不应轻视。

牙列的缺失对于口颌咀嚼系统整体性的破坏总是伴随着其对患者功能及美学的影响,本部分主要讨论无牙颌状态下,患者口颌系统生物学和生物力学的特点,及其在全口义齿固位和稳定中的作用。

【全口义齿的支持】

全口义齿与天然牙的一个主要区别在于人工牙和天然牙与支持组织间的相互关系。

在天然牙,牙周膜在牙根表面的牙骨质和牙槽骨的骨硬板间形成一个弹性的连接。通过牙周膜,天然牙和颌骨两个咀嚼器官形成一个功能的整体。牙周膜允许牙齿在咀嚼力作用下,发生一定的位移,并将咀嚼力传递至牙槽骨。同时,由于牙周膜内含有极其敏感的本体感受器,人自身可以通过神经肌肉的反射弧,对咬合力进行精确的控制。这一 0.2mm 厚、单颌总面积约 $45cm^2$ 的结缔组织,对于天然牙的支持和咀嚼功能的行使与调控起着关键的作用。

全口义齿人工牙固定于基托内,其支持特点与天然牙迥异,表现为以下几个方面:

1.咬合负载　天然牙的最大咬合力可达数十千克,而全口义齿能够产生的最大咬合力一般不超过 10kg,平均咬合力的数值则更低。实际上,全口义齿人工牙的咬合力往往为天然牙的 $1/6 \sim 1/5$。所以,全口义齿患者不得不对食物的硬度和韧性加以选择。

2.黏膜支持　与天然牙的牙周膜支持面积相比,无牙颌承托区的面积更小。

有研究指出，正常上颌无牙颌承托区的平均面积为 22.96cm²，而下颌更小为 12.25cm²，而当存在牙槽骨的吸收时，承托区的面积将变得更小，尤其是在下颌。

同时，在全口义齿的主承托区，如牙槽嵴顶、腭穹隆等区域，其义齿支持机构为骨组织上覆盖的具有致密黏膜下层的角化复层鳞状上皮，其弹性和抗形变的能力无法和牙周膜纤维相提并论，更何况副承托区和需要对义齿进行缓冲的部位。这一相对薄弱的支持能力还可能受到诸如黏膜萎缩或老化等局部病变，以及贫血、营养不良、糖尿病等全身性病变的影响。

3.剩余牙槽嵴 剩余牙槽嵴是由义齿承托区黏膜、黏膜下层、骨膜和骨膜下的剩余牙槽骨组成。当天然牙缺失后 3 个月，剩余牙槽嵴的吸收最迅速，6 个月后吸收明显减缓，在牙缺失 2 年后趋于稳定而持续性地缓慢吸收。上下颌的骨吸收情况有所差异：一般上颌牙槽嵴的吸收方向呈向上向内；下颌则是向下向前向外。这样上颌牙弓逐渐缩小，下颌牙弓逐渐增大，表现为下颌的相对前突、颌间距减小、垂直距离变短等。

如前所述，天然牙存在时，𬌗力通过牙周膜纤维传递至支持牙根的牙槽骨，其受力方向总是与纤维形变的轴向一致；而无牙颌患者戴用全口义齿并受到口颌系统施予的外力时，黏骨膜受力方向既可为垂直向，也可为切向。同时，由于义齿承托区的面积一般小于全牙列天然牙的牙周膜总面积，所以相对天然牙牙周膜而言，全口义齿下方义齿承托区黏膜受到的力学载荷是较大的。

【全口义齿的固位】

固位效果一直是评价全口义齿修复疗效的重要指标，也是国内外全口义齿研究的重点和热点。随着科技的不发展，各种各样的新手段被逐步应用于无牙颌患者的修复治疗，现有的一些技术也不断完善成熟。通常所指的全口义齿固位，实际上包括了其固位和稳定两个方面。它们为义齿的咀嚼、发音及美观等功能提供结构和力学基础，是全口义齿成败的关键。

1.全口义齿固位力来源及影响因素的新评价 传统理论认为，全口义齿固位力主要有：大气压力和吸附力（包括附着力和粘着力）以及重力等；影响因素包括：颌骨及黏膜的形态性质、基托的形态和边缘、唾液的质和量、咬合关系、排牙等等。Clark、Murray、Dervis 等认为：在全口义齿的固位力及影响因素中，较之吸附力，更主要是唾液的表面张力。它确保了在良好基托适合性和边缘封闭条件下义齿的固位效果。而且，不仅是义齿单纯去适合口腔黏膜，软组织也会在生理变化中适应义齿的形态，使固位能力得以增加。同时，义齿戴入时的就位力大小以及戴入后时间的长短也与固位有密切关系。Shay 等还指出,可适当地使用组织倒凹,如下颌后牙区的舌侧、上颌结节的颊侧、上颌的前庭沟等以增强固位,但倒凹不宜过大,且应根据倒凹的深度和方向指导患者调节义齿的戴入方向。

对于以上各种因素在全口义齿固位中的主次地位,Darvell 等于 2000 年进行了重新评价,认为相对次要的因素包括:大气压力、附着力、粘着力、基托的湿润程度、基托表面的粗糙程度以及重力;而较为重要的因素则是:唾液的表面张力、基托的适合性及其边缘封闭效果、义齿戴入及戴用的时间、义齿的就位力和软组织的厚度及弹性。

2.中性区在全口义齿固位中的意义　中性区又叫中立区(图 3-3),最早由 Fish 于 20 世纪 30 年代提出,是指天然牙位于唇颊肌、舌肌等肌群内外动力平衡的区域内,每个牙所处的位置受上述肌肉作用力的影响。当牙列缺失后,口内仍然存在这样的一个潜在间隙,它反映了口内及口周的肌动力平衡情况。将中性区原理应用于全口义齿修复治疗中,可更好地体现口颌系统的解剖生理基础。

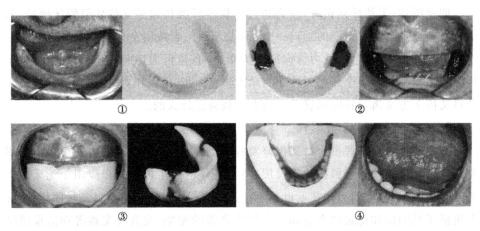

图 3-3　中性区

Alfano SG 研究表明,使用中性区原则确定的颌位关系更为稳定和准确;Kokubo Y、WeeAG、Beresin VE 等也指出,在口周肌力、咀嚼效率、发音、患者满意度等方面,中性区全口义齿与传统义齿也存在显著差异。同时,前者更有利于舌体恢复到牙列缺失前的位置,从而可缩短患者对义齿的适应时间。

3.全口义齿稳固剂的应用　全口义齿稳固剂,又叫全口义齿自助式软衬材料、全口义齿粘托剂(DA),即用粘合材料制成的牙科制剂,涂布于义齿基托的组织面,使基托和义齿承托区之间产生黏附力,以暂时性地提高全口义齿的固位。相对于全口义齿的硬质重衬材料和长效型软衬材料，义齿稳固剂应用于全口义齿具有以下特点：操作简单，费用低廉；可显著增加其固位和稳定能力，尤其是对侧向移动的控制；可提高咬合力以及咀嚼效率；快速改善义齿的语音学效果；同时不少该类制剂还加入了抗菌或抑菌成分，可更好地保证义齿戴用者的口腔卫生，减少口臭等义齿戴入后问题的发生。

（1）全口义齿稳固剂的材料和分类：全口义齿稳固剂常用的材料分为动植物胶类（如明胶、果胶等）、纤维素类、高分子合成树脂类（如聚氧乙烯、聚醋酸乙烯酯等）。按溶解性质又可分为水溶性和非水溶性，水溶性稳固剂包括动植物胶类及纤维素类，特点是作用时间相对较短，但其分布较均匀，对𬌗力反应较为平衡；而非水溶性稳固剂多为高分子合成树脂类，其作用时间较长，对牙槽骨和黏膜的刺激相对较小。从制剂类型上，可以分为粉剂、膏剂、喷雾型和薄膜型等等。

全口义齿稳固剂产品种类较多，从以前的 Super Poligrip、Super Wernet's 及 Fitwdent，到现在的 Soft Reserve、Fixodent、Cushion Grip、Effergrip 等等；国内赵克等也进行了相关产品的开发，研制出了 Comfort 全口义齿稳固剂。

（2）全口义齿稳固剂的适应证和禁忌证：全口义齿稳固剂的适应证和禁忌证是众多学者的讨论热点，总结起来有以下一些原则。

适应证包括：

1）新做义齿及即刻义齿。

2）牙槽骨吸收萎缩严重，义齿固位较差的患者。

3）承托区黏膜的厚度或弹性不足以承受硬质树脂基托的患者。

4）伴有口腔黏膜病及其他口腔疾病如口干综合征的患者。

5）特殊情况，如患有帕金森综合征等神经精神疾病患者等，或因特殊职业对固位及语音要求较高的患者，如音乐家、演讲者等。

禁忌证包括：

1）基托不密合或有戴入后痛点的义齿，尤为重要的是：义齿稳固剂不能作为弥补基托不良适合性的工具，必要时应对不良基托进行重衬或重新制作。

2）口腔卫生情况差，不能常规清洁义齿的患者。

3）对全口义齿稳固剂某些成分过敏的患者。

（3）全口义齿稳固剂使用的方法及注意事项：

1）尽量使用最少的制剂获得最好的固位效果。医师应指导患者通过反复使用调节稳固剂的用量，以获得个体满意的固位效果。

2)应将稳固剂均匀涂布于义齿的组织面。

3)涂布义齿前,应彻底清洗义齿。

4)当稳固剂用量过大取戴困难时,可指导患者去除基托的边缘封闭,必要时可先嘱患者含漱热水,增加稳固剂流动性。

目前,国内多数口腔医师和患者尚未常规使用全口义齿稳固剂,但作为一种简单、价廉、方便的增进义齿固位的方式,全口义齿稳固剂应当被我们列入到修复治疗及医嘱的常规中去。

4.全口义齿软衬 义齿软衬材料又称弹性义齿衬垫材料,是一类应用于口腔义齿基托组织面,固化后具有一定弹性的义齿衬垫材料。临床上常根据其固化方式分为自凝型、热凝型和光固化型等几类。

(1)义齿软衬材料的发展:1945 年,Mathews 首先使用增塑的聚氯乙烯作为软衬材料用于临床。该材料为粉、液型,粉剂主要是聚氯乙烯,还有少量的硬脂酸钙和氧化锌;液剂是增塑剂邻苯二甲酸二辛酯。由于聚氯乙烯凝胶温度高,需专用设备,工艺性能差,而且制成的软衬在口腔内固增塑剂长期缓慢析出,最终使软衬失去弹性而变硬。

在随后近 20 年中,相继作为软衬材料用的有天然橡胶、丙烯酸酯类软塑料和硅橡胶。天然橡胶的特点是吸水性大,吸水后体积变化大,使用较长时间后也容易变硬,并产生难闻的气味。这个时期出现的丙烯酸酯软塑料是甲基丙烯酸甲酯与丙烯酸丁酯的共聚物。该产品为顶成型的片材,使用时需将片材经热压成形后用粘接剂黏附于基托组织面上,但粘接强度很低。

早期出现的硅橡胶软衬材料主要是聚二甲基硅橡胶。该橡胶的吸水率极低,但它的硫化温度很高,时间也长,流化过程中体积收缩较大,与基托的粘接性也差。

60 年代和 70 年代是软衬材料研究活跃时期,相继出现甲基乙烯基硅橡胶、硅凝胶、室温固化硅橡胶、增塑的丙烯酸树脂类、聚甲基丙烯酸卜经乙酯(PHEMA)水凝胶、聚氨酯弹性体等类型的软衬材料。

从 70 年代末开始,人们开始尝试用氟橡胶作软衬材料。氟橡胶具有良好的生物惰性,其耐油、耐溶剂、耐老化性能明显好于早期硅橡胶,长期吸水率也较低,不易滋生霉菌,机械性能也较优良。先后研发出热塑型、热固型及光固化型等剂型。

目前,在临床使用最多的软衬材料主要为硅橡胶和丙烯酸树脂两大类,同时还有新材料,如聚异戊二烯等,不断被投入使用。国内外广泛使用的软衬产品品牌已达数十余种。

（2）软衬材料的性能：义齿软衬材料的性能是决定其临床使用的基础，其中比较重要的是其理化和生物学性能。

1）理化性能：包括软衬材料的硬度、扯断强度、耐磨性和可抛光性、黏弹性及其持久能力、粘接性能及其破坏方式、吸水率及溶解性、润湿性能、抗染和抗变色能力、抗老化能力等。

2）生物学性能：包括抗微生物（真菌、细菌）黏附能力、生物学安全性和生物相容性等。

针对以上特性的国内外的研究，绝大多数是对现有商业产品的比较和评估，体现出各种产品组成和性能的差异较大。目前，在临床使用最多的软衬材料主要有硅橡胶和丙烯酸树脂两大类。前者的代表产品有 Molloplast B、Mollosil、Ufigel C、Ufigel P、Permafix 等，后者则包括 Ceosuper-soft、FTTT 等。其中，多数产品的固化采用热凝或自凝方式，少数使用可见光光固化。以前有学者认为，由于义齿基托软衬强度减小，柔软性和弹性逐渐丧失、微生物附着、难以维持清洁、黏着失败、制作困难等，软衬材料与基托黏着失败为细菌生长、菌斑牙石沉积提供了内在条件，不能作为全口齿中的常规应用材料。现今，随着材料科技的进步，软衬材料的以上缺陷已经被部分或全部克服，以 Molloplast B 等为代表的产品在各个指标都有突出表现，主要体现在以下几个方面：①软衬材料与义齿基托的粘接性能提高。通过适当的表面处理，使用合适的义齿清洁剂和增加软衬液相中乙醇含量等多种方式，不同程度地减少了产生于软衬内部的内聚力破坏和产生于软衬与基托交界处的粘接力破坏，从而尽量避免了义齿软衬失败的这一首要原因。②吸水性、润湿性能及抗沾染性能的改进。多个研究表明，在这些指标方面，硅橡胶较丙烯酸材料优越，而随着时间的延长，这些性能指标虽有改变，但仍能满足临床要求。③抗微生物黏附性能提高。通过加入抗菌和抑菌成分，使用抗菌剂等办法，多个产品对于常见的义齿戴用发生的白假丝酵母病和细菌菌斑的黏附等，都有了明显的预防作用。

（3）义齿软衬材料的应用范围：

1）牙槽嵴萎缩明显、黏膜变薄失去弹性、感觉敏感的牙列缺失患者。

2）牙槽突萎缩后形成刃状牙槽嵴，或牙槽嵴上有刃状或尖锐骨突，戴义齿后压痛明显者。

3）牙槽嵴颊侧或舌侧有明显倒凹。利用倒凹区来增加义齿固位时，需要在义齿组织面局部衬垫软衬材料。

4）用于上颌义齿硬区部位缓冲。

5）用于制做腭裂缺损的阻塞器。

口腔修复治疗中，对于一些全口牙列缺失患者，特别是其中的老年人，牙槽嵴低平、软组织变薄且失去弹性，全口义齿基托不易与之贴合，容易形成点接触，导致义齿固位变差，受力时也容易产生压痛。在义齿的组织面上衬垫一层弹性材料，一方面通过弹性衬垫材料的弹性变形，可以提高义齿基托与牙槽嵴的密合性，改善义齿的固位；另一方面，通过弹性变形，可以缓冲冲击性咬合力，使义齿承受的咬合力均匀地传递到牙槽嵴上，避免局部压力过大，从而减轻或消除压痛。另外，通过软衬材料的弹性变形，可以利用牙槽嵴上的一些倒凹来提高义齿的固位力。由于我国国民经济的稳定发展，人民口腔卫生意识和修复治疗要求的提高，所以，也应逐步将义齿软衬列入全口义齿修复治疗的临床常规。

【增龄变化对无牙颌状态的影响】

我国人口年龄结构变化的一个突出特点，就是"老龄人口比重上升"，用人口学的术语来讲，就是人口老龄化的速度加快，程度加深。根据最新的第六次全国人口普查资料，2010年我国60岁及以上人口占总人口比例为13.26%，其中65岁及以上人口占8.87%。同2000年第五次全国人口普查相比，60岁及以上人口的比重上升2.93个百分点，65岁及以上人口的比重上升1.91个百分点。如果按照国际通行的65岁及以上老年人口占总人口7%，即为老年型人口结构类型，那么2010年，我国已经迈入老年型社会。同时，根据2010年第六次全国人口普查详细汇总资料计算，我国人口平均预期寿命达到74.83岁，比2000年的71.40岁又提高3.43岁。这些数据一方面表明我国人口平均预期寿命继续延长，国民整体健康水平有较大幅度的提高，另一方面也为口腔修复医生提出了更高的要求和挑战。

作为无牙颌患者主体的老年人，其无牙颌状态是失牙后的改变和增龄变化共同作用的结果。

1.软组织改变：牙列缺失后，唇颊软组织失去牙弓的支持，上下颌骨间咬合关系丧失，面部软组织也随之发生相应的变化，进而影响到患者的面部形态。牙列缺失后患者面部唇颊部组织由于失去支持而向内凹陷，丰满度差，鼻唇沟加深，面部皱纹增多。面下部1/3距离变短，水平唇面角变小，口角下垂，下颌前突，面容苍老。同时，随着牙槽嵴高度降低，前庭沟及口底深度变浅，口腔内空间增大，舌体由于失去牙的限制而变得肥大。

2.在组织学方面,随着牙列缺失和患者年龄增大,软组织出现退行性和增龄性改变。咀嚼黏膜上皮变薄,失去角化层,弹性差,黏膜下层疏松,转化为非咀嚼黏膜,敏感性增强,易致疼痛和损伤。肌张力平衡遭到破坏,肌肉松弛,弹性降低。有的患者还可出现味觉功能减退、唾液分泌减少、口干等问题。剩余牙槽骨的改变:牙齿缺失后,相应的牙槽骨失去了原有的功能需要,牙槽骨代谢能力下降,牙槽突逐渐吸收,形成了剩余牙槽嵴,上下颌骨逐渐失去原有的大小和形态。剩余牙槽嵴的吸收是一个慢性进行性和不可逆的过程,将持续终生。

(1)牙槽嵴吸收的影响因素:剩余牙槽嵴吸收受多种因素的影响,存在着明显的个体差异。影响牙槽嵴吸收的因素可分为全身因素和局部因素。

1)全身因素:牙槽嵴吸收与全身健康和骨代谢有关,全身健康情况差、营养不良、雌激素及降钙素分泌减少、甲状旁腺素及前列腺素分泌增加、骨质疏松者等均可导致牙槽嵴吸收速度加快。

2)局部因素:①牙缺失的原因:由牙周病导致的牙列缺失往往在初期牙槽嵴吸收已很明显。由龋齿、根尖周病导致的拔牙,其牙槽嵴吸收的程度受到病程持续时间的长短、病变的程度和拔牙的创伤程度的影响。单纯拔牙后的牙槽嵴吸收显著少于拔牙后又进行牙槽嵴修整术者。②缺失时间:牙槽嵴骨吸收的速率在拔牙后前三个月内最快,六个月时拔牙窝完全愈合,骨吸收速率显著下降,拔牙后2年吸收速度趋于稳定。平均吸收速度约为每年0.5mm。剩余牙槽嵴的吸收将终生持续,缺牙时间越长,牙槽嵴吸收越多。③骨密度:牙槽嵴吸收与骨质致密度有直接关系,骨质疏松的部位较骨质致密的部位明显。上颌牙槽嵴外侧骨板较内侧骨板疏松,外侧骨板吸收较内侧骨板多,因此牙槽嵴吸收的方向为向上向内。而下颌牙槽嵴内侧骨板较外侧骨板疏松,内侧骨板吸收较外侧骨板多,因而牙槽嵴吸收的方向为向下向外。④牙槽嵴受力情况:有学者认为,牙槽骨的吸收是一种"失用性萎缩",即未受到一定的生理限度力的刺激而导致的。也有一些学者认为,牙槽骨的吸收是由于义齿传递了过度的力所致。多数学者认为,无牙颌患者只能承受原天然牙咀嚼力的1/6~1/4。而且,在一定的压力下,受力持续时间越长,牙槽骨吸收越严重。因此,在使用全口义齿修复时,应避免使牙槽嵴局部压力集中,尽量利用坚硬的致密骨承力区承力,减小义齿所受的殆力,饭后睡前亦应取下义齿让牙槽嵴得到充分休息。

(2)牙槽嵴吸收的分级:由于无牙颌患者原有的解剖特征不同,牙槽嵴的吸收程度不同,使得不同患者的牙槽嵴,或同一患者牙槽嵴的不同时期,或牙槽嵴的不同部位可呈现不同的形态。当牙槽骨吸收较少时,牙槽嵴仍具有一定的高度和宽度,形态丰满;当牙槽嵴吸收较多,但牙槽嵴尚有一定的高度时,其宽度变窄,呈刀刃状;当牙槽嵴大量甚至全部吸收时,高度显著降低,则呈低平状。后两种形态的牙槽嵴常见于下颌,其全口义齿修复效果明显不如牙槽嵴丰满者。

Atwood 根据无牙颌牙槽嵴的形态,将牙槽嵴吸收程度分为四级。

一级:牙槽嵴吸收较少,有一定的高度和宽度,形态丰满者。

二级:高度降低,尤其是宽度明显变窄,呈刀刃状的牙槽嵴。

三级:高度明显降低,牙槽嵴大部分吸收而低平者。

四级:牙槽嵴吸收达基骨,牙槽嵴后部形成凹陷者。

由于牙槽嵴吸收有一定规律可循,因此对牙槽嵴的吸收进行分类,将有利于临床医师间的交流以及选择适当的治疗方法,还可为评价不同的治疗方法提供客观基准,并预测全口义齿修复的预后。

(三)全口义齿的印模和模型

印模是全口义齿制作的第一步,准确的无牙颌印模和模型是保证全口义齿具有良好的支持、固位和稳定作用,恢复功能,保护口腔组织健康的基础。无牙颌的印模是用可塑性印模材料取得的无牙颌牙槽嵴和周围软组织的阴模。

【印模的要求】

1.精确的组织解剖形态 印模应完整无缺,表面光滑无气泡,精确地反映无牙颌的解剖形态,以保证义齿基托与支持组织密合。在切牙乳突和骨性隆突的部位,应缓冲压力,避免戴用义齿后在此处造成压痛或支点。对于活动度大的松软牙槽嵴黏膜,也应缓冲压力,防止其受压变形。

2.适当扩大印模面积 印模范围的大小决定全口义齿基托的大小,而全口义齿的固位力与基托的接触面积成正比,接触面积越大,固位力也越大。因此,在不影响系带和肌肉等周围组织功能活动的前提下,应尽量扩大印模的范围,这样既可以增大义齿基托与组织的吸附面积,增强义齿固位力,又可以扩大支持组织的范围,减轻局部压力。

3.采取功能性印模 取印模时,在印模材料可塑期内应利用牙槽嵴周围组织的肌功能运动,进行印模的边缘整塑,使印模边缘准确地反映口腔内软组织以及唇、颊、舌系带在功能运动时的形态和位置,保证义齿基托边缘与功能运动时的黏膜皱襞和系带相吻合,使制作的义齿基托边缘既不会妨碍周围组织的功能运动,又能形成良好的边缘封闭。

【印模范围】

1.上颌印模的唇颊侧边缘为唇、颊系带和前庭黏膜皱襞,后缘为翼上颌切迹和后颤动线的连线(或腭小凹后 2mm),后缘的两侧应盖过上颌结节到达翼上颌切迹,尤其要注意上颌结节区是否完整。

2.下颌印模的唇颊侧边缘为唇颊系带、前庭黏膜皱襞,后缘盖过磨牙后垫,舌侧边缘为舌系带、口底黏膜皱襞和下颌舌骨后窝,应注意下颌舌翼区印模是否完整。

【印模方法】

1.印模的分类

(1)一次印模法和二次印模法:根据印模的次数,无牙颌的印模可分为一次印模法与二次印模法。一次印模法是选用合适的成品托盘和藻酸盐印模材,一次完成工作印模。此方法的优点是简便省时,但由于成品托盘的形态与具体患者的口腔组织形态有明显的差异,托盘各部位与相应的组织间的距离不同,取印模时无牙颌各部位所受到的压力大小也不一致,因此印模准确性差,临床上较少使用。

二次印模法是先用成品托盘加印模膏或藻酸盐在患者口内制取初印模,然后灌注石膏模型,在模型上制作个别托盘,即与特定患者个体的无牙颌形态相适应的印模托盘,最后用个别托盘加终印模术取得终印模。此方法虽相对繁琐,但能准确地反映无牙颌的组织解剖形态和功能状态,是临床上较为常用的方法。

(2)解剖式印模和功能式印模:解剖式印模是在当承托义齿的组织处于静止,黏膜没有功能变形的状态下取得的印模,为无压力印模。取印模时,采用流动性好的印模材和有孔托盘,对黏膜无压力或只有微小压力。它可以准确地记录口腔内组织的解剖形态,以此印模制作出来的义齿对支持组织不产生压力。

功能性印模是在软组织受到功能性压力变形状态下的印模,又称为压力印模。对印模范围内的不同区域采取不同的压力,适当减小缓冲区的压力,故又称作选择性压力印模。取印模时,在印模材料的可塑期内进行肌功能修整,由患者自行进行或在医师的协助下模拟唇颊舌肌的功能性活动,塑造出功能状态下印模的边缘。

2.印模方法

(1)取印模前的准备

1)调整体位:将椅位调整到合适的位置,让患者舒适地坐在牙椅上,取下颌印模时,患者的下颌与医师的上臂中份大致相平,张口时下颌牙弓的𬌗平面与地平面平行。取上颌印模时,患者上颌与医师的肘部相平,张口时上颌牙弓的𬌗平面与地平面平行。在取上颌印模时,应特别注意避免印模材料向后溢出过多刺激软腭引起咽反射。

2)选择托盘:托盘应根据患者颌弓的形态、宽度和长度,牙槽嵴的宽度、高度及腭盖的高度等因素进行选择。成品无牙颌托盘多为无孔托盘,边缘较短,底部与牙槽嵴的外形相似,上颌托盘呈半椭圆形,下颌托盘呈马蹄形。托盘的宽度应比牙槽嵴宽2～3mm,周围边缘高度应离开黏膜皱襞2mm,唇颊舌系带处形成切迹。上颌托盘的长度在两侧应盖过翼上颌切迹,后缘应达到颤动线后3～4mm。下颌托盘后缘应盖过磨牙后垫。如选用的成品托盘边缘不合适,可进行适当地修改,边缘稍短时可用蜡片或印模膏加长。

(2)多次法取印模(图3-4):为了取得精确的印模,反复修整印模边缘,国际上通常采用多次法取印模。

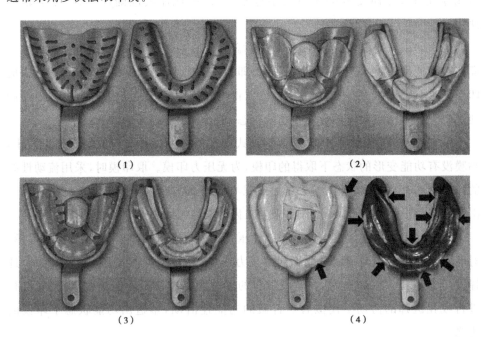

（1）

（2）

（3）

（4）

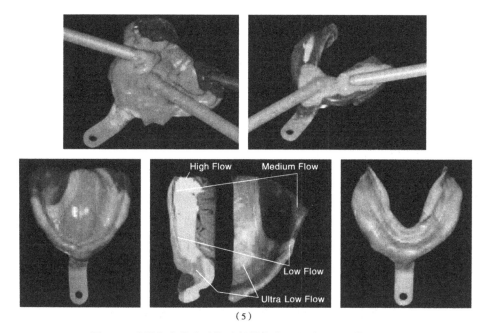

（5）

图 3-4 采用多种黏度硅橡胶材料分次制取的无牙颌精确印模

（1）特制的带孔托盘；（2）高黏度硅橡胶印模材料制取一次印模，确定组织面和托盘间的空间；（3）修正边缘后的一次印模；（4）高黏度硅橡胶材料制取印模的边缘，箭头示边缘缺陷位置，需进一步修正；（5）根据无牙颌功能分区及黏膜厚度特点，不同部位选取不同黏度的印模材料

1）取初印模：在取上颌初印模时，将调拌好的藻酸盐印模材料置于选好的成品托盘上，医师用左手示指或左手持口镜牵开患者的左侧口角，在较深的倒凹区、颊间隙、上颌结节区、腭穹隆较高的腭顶上用右手指事先放置适量的印模材料，然后右手持托盘柄，从左侧口角以旋转的方式将托盘放入患者口内，托盘柄对准面中线，牵开上唇，托盘对准无牙颌，向后向上加压，使托盘就位，并保持稳定。在印模材料尚具有良好的可塑性的情况下，通过牙槽嵴周围软组织的功能运动，确定印模边缘的正确位置和形态。

印模边缘的肌功能整塑包括主动肌功能整塑和被动肌功能整塑。

主动的肌功能整塑是患者在医师的指导下自主进行的功能运动。主动肌功能整塑时，让患者闭口作吸吮动作，可整塑上下颌唇颊侧边缘；让患者做闭口咬合动作，可整塑远中颊角区；患者微闭口下颌左右侧方运动，可整塑上颌颊侧后部边缘厚度；轻微拾赤峰市抬舌前伸并左右摆动，可整塑舌系带及口底黏膜皱襞处印模边缘，但为了保证舌侧口底印模边缘的准确度，应避免过分用力抬高舌尖或伸出口外。

被动的肌功能整塑是由医师牵拉患者的肌肉模仿口腔颊面部软组织的功能运动而达到的。牵拉患者上唇向下、两侧颊部肌肉向下前内方,可整塑唇颊系带及唇颊前庭黏膜皱襞,形成上颌印模唇颊侧边缘;牵拉患者下唇向上、两侧颊部肌肉向上前内方,可整塑下颌印模唇颊侧边缘。

取下颌印模法与上颌相同。

2)将初印模用石膏灌注模型。

3)制作个别托盘:①确定个别托盘的边缘:在石膏模型上,用变色铅笔沿前庭沟底和下颌舌侧黏膜皱襞沟底画一条虚线,上颌后缘线为腭小凹后4mm,下颌后缘线包括整个磨牙后垫。在此虚线内向牙槽嵴方向2mm处,再画一条实线,此线即为个别托盘的边缘。②在属于缓冲区的部位(如切牙乳突、上颌隆突、下颌隆突)适当涂蜡,或粘固金属箔片进行缓冲。有倒凹的部位应填倒凹。③模型表面涂布凡士林或藻酸盐分离剂。④调拌适量的专用自凝树脂,压成2mm厚的片状,再铺塑在模型上,沿模型上所画的实线去除多余的部分,在前部牙槽嵴顶中线部位添加手柄,手柄的位置不要妨碍上下唇的活动。个别托盘也可采用普通的自凝树脂直接在模型上用三部法制作。还可采用光固化树脂制作,方法是先将2mm厚的预成光固化树脂膜在模型上压塑成型,去除多余的部分,然后在光固化灯下照射,即可硬固。⑤待树脂硬固后,将个别托盘从模型上取下,对托盘边缘进行打磨修整。

4)边缘整塑:用上述方法制作的树脂个别托盘的边缘应距离前庭沟底和下颌舌侧口底黏膜皱襞2mm左右,将专用的边缘整塑印模膏棒烤软后粘在托盘边缘,然后放入口内进行边缘整塑,可分段进行。边缘整塑时必须保证托盘完全就位和稳定不动,印模膏不能进入托盘组织面与黏膜之间,进入组织面的印模膏可用锐利的雕刻刀刮除。完成边缘整塑的个别托盘应具有良好的边缘封闭和固位力。

5)取终印模:调拌终印模材,用调刀将其均匀地涂布于托盘整个组织面,直至托盘边缘的外侧。将托盘旋转放入口内,轻压就位并保持稳定,在印模材硬固前,进行边缘整塑。待印模材硬固后,从口内取出。

6)灌注人造石模型。

(3)二次印模法:其步骤如下:

1)选择合适无牙颌弓大小的通用托盘,将印模膏置于60~70℃的热水中软化。将软化后的印模膏放置在托盘上,手指轻压印模膏表面形成牙槽嵴形状的凹形。将托盘旋转放入患者口内就位,分段进行肌功能修整。

2)用小刀将初印模的印模膏组织面及边缘均匀刮除一层(1～2mm),去除组织面的倒凹,形成粗糙的表面,在相对硬区的部位可用小刀挖出一直径为 3～5mm 的减压孔,形成个别托盘。

3)调拌藻酸盐终印模材放入个别托盘中,旋转放入患者口内取印模,并做肌功能修整,多余的印模材料由托盘的边缘溢出。

4)取出印模,检查印模质量。由于终印模与黏膜组织紧密贴合,边缘封闭好,吸附力大,此时不可强行脱模。可先向印模边缘滴水,或者嘱患者发"啊"音,破坏边缘封闭后,即可较为轻松地将印模取下。终印模表面应完整,无气泡和缺损,组织纹理清晰,终印模材厚度适中、均匀,无印模膏暴露。

5)灌注人造石模型。

【模型】

将模型材料灌注于全口义齿印模内形成的无牙颌阳模,即为全口义齿模型。由初印模灌制的模型为初模型,用于制作个别托盘。由终印模灌制的模型为工作模型,用于制作暂基托和全口义齿。普通石膏的膨胀率为 0.2%～0.4%,而人造石的膨胀率为 0.021%～0.025%,人造石的硬度较大,但价格较普通石膏贵。因此,初印模模型通常采用普通石膏灌注,而工作模型为了防止模型磨损,保证义齿制作的准确性,通常采用人造石灌制。

1.模型的要求

(1)模型应完整无缺,表面光滑清晰,能准确地反映印模所记录的无牙颌组织形态和边缘组织的功能运动状态。

(2)模型的边缘宽度以 3～5mm 为宜,模型最薄处不能少于 10mm。上颌模型的后缘在腭小凹后不少于 2mm,下颌模型在磨牙后垫前缘后不应少于 10mm。

(3)模型修整后底面应与预想的𬌗平面平行,底座部分高度应为工作部分的 1/2。

需要注意:模型石膏的调拌必须按照说明书的比例,严格称量后混合;调拌完成后必须采用振荡器尽量排除石膏内的气泡;必要情况下,在灌注时,可以使用超声机头震荡石膏,确保材料进入印模的细部结构。

2.模型修整　模型灌注完成待模型材料完全硬固后,应对模型进行适当打磨修整,使模型的底面、外侧和边缘光滑平整。

3.模型设计

(1)画基托边缘线:用变色铅笔在模型上的唇颊侧黏膜返折处画出连续的基托

边缘线,上颌模型的后缘在腭小凹后 2mm,下颌在磨牙后垫前 1/3～1/2 处。

（2）后堤区的制作:后堤区在口内位于前后颤动线之间,宽约 2～12mm,平均 8.2mm,全口义齿在此处与软硬腭交界处的黏膜组织紧密接触,对软组织稍加压力,能防止空气进入,形成良好的边缘封闭,有利于义齿固位。在制作后堤区时,先在两侧翼上颌切迹间画一连线,连线通过腭小凹后 2mm,用雕刻刀在此处刻一条深约 2mm 的沟,然后沿此沟向 5mm 范围内,将石膏模型部分刮除,越向前、越近中线和牙槽嵴刮除越少,形成弓形后堤区。

（四）颌位关系记录和上𬌗架

颌位关系是指下颌对上颌的位置关系,通常包括垂直关系和水平关系。垂直关系为上下颌在垂直方向上相对的位置关系,通常用鼻底至颏底的高度,即面下 1/3 的距离来表示,称为垂直距离。无牙颌患者的水平关系则为上下颌之间在水平方向上的相对位置关系。

当天然牙列存在时,下颌有三个最基本的位置。第一是牙尖交错位,牙尖交错位是指下颌在牙尖交错𬌗时所处的位置,此位置依靠牙尖交错接触或咬合关系而定,并随牙尖交错𬌗变化而变化,故又称为牙位。在此颌位时,上下牙列间有最广泛的牙𬌗面接触,髁突位于关节窝内适中的位置,两侧提颌肌群均等收缩,并可发挥最大的咬合力,此时前牙为正常的覆𬌗覆盖,后牙呈尖窝交错的锁结关系,天然牙列可以以此轻易地重复上下颌骨间的正中关系。第二是后退接触位。约有90％的人下颌从牙尖交错位还可以后退少许（髁突在关节窝内后退的距离为 0.3～1.0mm）。因此,后退接触位是指下颌后退到最后,上下颌牙仍然保持咬合接触时上下颌骨的相对位置。对每个人来说,这个位置是相对恒定的,它受到解剖组织、颞下颌关节的韧带所限制,具有可重复性,这时下颌对上颌处于居中的位置,又称正中关系位,此颌位在建立无牙颌患者水平颌位关系中起着重要的作用。第三是息止颌位。正常人在自然状态时上下牙齿并不是咬紧的,而是轻微分开无𬌗接触,升颌肌群处于最小收缩,下颌处于休息状态,又称下颌姿势位。此时在上下牙列间有 2～4mm 的间隙,前大后小,称为息止𬌗间隙。息止颌位是确定无牙颌患者咬合垂直距离的重要标志之一。

当天然牙缺失以后,上下牙列间的锁结关系消失,最基本的颌位关系——牙尖交错位（正中𬌗位）也随之消失,上下颌之间只靠颞下颌关节、肌肉和软组织的连接,下颌失去了正中𬌗的定位,可向各种位置移动,上下颌骨间的位置关系变得不稳定,常导致患者面下 1/3 变短,下颌习惯性前伸。此时上下𬌗关系唯一稳定的参考位是正中关系位,因此需要使用颌位关系记录的方法记录在适宜面下 1/3 高度情况下的关节生理后位,以便在此基础上用全口义齿重建患者正确的咬合。

【颌位关系的记录】

1.确定垂直距离的方法　　垂直距离是指下颌在姿势位及天然牙列的牙尖交错位时面下 1/3 的高度,可分别称为姿势位垂直距离和咬合垂直距离。临床上常用鼻底到颏底的距离来表示。牙列缺失和牙周组织吸收后上下无牙颌牙槽嵴顶之间的距离为颌间距离。

为无牙颌患者恢复正确的上下颌间垂直关系,是全口义齿设计和制作的重要步骤之一。上下颌间的垂直距离恢复正确者,其面部表情自然、协调,咀嚼功能也能得到最大发挥。而如果垂直距离确定错误,咬合过高或过低,都会给患者的口颌系统带来不同程度的损害。

确定垂直距离的方法包括:

(1)息止颌位法:在天然牙列存在时,当口腔不咀嚼、不吞咽、不说话、下颌处于休息的静止状态时,上下牙列之间无𬌗接触,自然分开,形成一前大后小的楔形间隙,为息止𬌗间隙。一般息止𬌗间隙的平均值约为 2～3mm,因此,测量息止颌位时鼻底至颏底的距离,减去 2～3mm 息止𬌗间隙,得出的数据即为该患者咬合时的垂直距离。但当牙槽嵴重度吸收时,息止𬌗间隙以减去 4～6mm 为宜。

(2)面部比例等分法:根据以往的研究表明,人的面部存在着大致的比例关系。在临床操作中,常使用患者端坐、两眼平视时,瞳孔至口裂的距离等于垂直距离的二等分测量方法。还有一种三等分法,即为额上发迹的边缘至眉尖点的距离等于眉尖点至鼻底以及鼻底至颏底的距离。

(3)面部外形观察法:在垂直距离恢复正确的时候,将𬌗托或义齿戴入口内,可见在正中咬合时上下唇自然闭合,口裂大致呈平直状,口角不下垂,鼻唇沟和颏唇沟的深度适宜,面下 1/3 与面部比例协调。

(4)拔牙前记录法:此法一般适用于患者在拔牙前口内有余留牙,且余留牙有正中咬合接触时。可在患者拔牙前测定口内或面部皮肤定点间的距离,作为拔除全牙列后确定全口义齿咬合垂直距离时的参考。

(5)临床检验法:以上各种方法,都有一定的局限。因为在皮肤标记点上测量两者之间的距离是难以十分精确的,而且息止𬌗间隙的大小亦是因人而异,而瞳孔至口裂的距离也不是人人都与其鼻底至颏底的距离相等的。因此,不管使用何种方法初步确定无牙颌患者的咬合垂直距离后,均需利用上下𬌗堤间关系作颌间垂直关系的检验。

2.确定水平颌位关系　水平颌位是指下颌相对上颌的水平位置关系,通常可分为:正中关系位、正中颌位、前伸位以及侧向位。

正中颌位是指在正中𬌗时下颌的位置,即有牙颌者的牙尖交错位。此时上下牙列间有最广泛的牙𬌗面接触,髁突位于关节窝内适中的中央,两侧提颌肌群均等收缩,与升颌肌群肌力闭合道终点一致,可发挥最大的咬合力。正中颌位是口腔行使咀嚼、发音等功能的基本颌位,也是全口义齿颌位关系记录时需要寻找的水平颌位。

正中关系位是下颌在有𬌗接触时最极限的后退位。在该颌位时,髁突前、上部的关节面与关节盘无血管区的最薄处相接触,下颌能围绕着横向水平轴作单纯的绞链运动。正中关系的定位较注重于髁突在颞下颌关节凹内的位置及运动情况,而与上下颌牙的咬合接触无关。

在临床上可见到两种颌型。约80％～90％的成年人下颌从牙尖交错位(正中颌位)还可以后退少许(髁突在关节窝内后退的距离为0.3～1.0mm),这时下颌对上颌处于居中的位置,称为正中关系位,也叫下颌生理后位,或后退接触位。具有这种颌型的人,正中颌位和正中关系位不一致,临床上称为二位。另一种为在牙尖交错位时不能再后退,即正中颌位和正中关系位一致,被称为一位,在人群中的比例大约占到10％。

在20世纪60年代以前,正中颌位与正中关系位被认为是一致的,无牙颌患者的全口义齿的正中颌位就建立在正中关系位上。60年代以后,学者们研究发现了90％的正常人正中颌位和正中关系位不一致,于是对全口义齿的广泛接触𬌗只建立在正中关系位才是唯一正确的观念提出了疑问。1988年,张成藩等对20例无牙颌患者在不同的颌位建𬌗制作总义齿并对修复效果进行比较,结果发现正中关系位并非是每个患者的最适颌位,多数患者的最适颌位在其稍前方的肌力闭合道终点,即与正中颌位一致。

目前普遍认为,戴全口义齿的患者对于在自正中关系到正中关系前约1mm的区域内建𬌗具有一定的可适应性。在牙尖交错位建𬌗是最适位,在正中关系位或在正中关系与牙尖交错位之间建𬌗是可适位。

(1)确定正中颌位之前的准备工作:

1)心理准备:下颌的位置是受神经、肌肉共同控制的,在颌位记录过程中,任何能引起患者精神紧张的因素都应避免。因此,在颌位记录之前,医师首先应与患者做好良好的交流沟通和解释工作,让患者对医师建立起一种良好的信任感,以尽可能地配合医师的操作取得正确的颌位关系。

2)了解旧义齿的使用情况:如患者戴用过全口义齿,初诊时应认真询问其要求重做的原因和目的,以及1日义齿戴用的时间和使用情况。检查旧义齿的固位、稳定情况,垂直距离和正中关系是否正确,边缘的伸展等。如有黏膜破损或炎性增生等情况,应停用1日义齿1周,待炎症消退后再作修复。如1日义齿存在着明显的颌位异常时,亦应停止旧义齿的使用,以淡化旧义齿的颌位关系对患者下颌神经肌肉系统的异常引导作用。

3)检查基托:颌位记录时使用的基托应有良好的固位和稳定,且不易变形,体积要小巧,不能干扰唇、颊、舌组织的运动。由于蜡基托较为容易变形,固位和稳定差,因此颌位记录的基托材料最好选用自凝树脂。

4)检查蜡堤:蜡堤的高度在确定垂直距离时已经决定,在确定正中颌位时,应检查以下三个方面:①上下颌蜡堤之间应有良好的垂直向对位关系。上下颌蜡堤之间垂直对位关系差,易使基托出现翘动、变形,在模型上复位性差。②蜡堤的咬合面应平整光滑,如出现制锁,则会影响下颌的正常运动。③蜡堤应放置在牙槽嵴顶,不宜过于偏向舌侧,否则将占据舌的运动空间,引起反射性的下颌前伸。

5)调整体位:人体姿势可影响到下颌的位置。在自然放松条件下,头后仰时下颌有向后下方运动的趋势。因此,在确定正中颌位关系时,调整椅背和头枕的倾斜度使患者头稍后仰,可以借助舌和下颌组织的重量牵引下颌向后,对于预防下颌前伸可有一定的帮助。

(2)确定正中颌位的方法:在临床操作中,颌位关系的确定是一个连续的过程,即在记录垂直距离的同时,实际上也记录了正中颌位关系。但多数患者在牙列缺失后,由于肌张力的作用,下颌常常习惯性前伸,这就造成了错误的正中颌位关系记录。为了帮助患者将下颌回复到正常的位置,常用的方法有以下几类:

1)反复咬合法:由于正中颌位亦是肌力闭合道终点,因此在患者反复咬合,也能使下颌自然地回复到正中颌位。为防止患者在反复咬合的时候下颌前伸,可将下颌蜡堤前牙段削去一层,仅使后牙区的蜡堤咬合面接触。反复咬合时以轻力快速为好,防止用力过大引起的下颌偏斜。

2)吞咽咬合法:正常人吞咽第一时期的下颌位置较接近于正中颌位。因此,在患者上下𬌗托咬合的同时进行唾液的吞咽动作,亦可将咬合回复到正中颌位。在吞咽的过程中,医师可以用手轻退患者颏部向后,帮助其下颌后退。

　　3)卷舌后添法:Walkhoff在上颌腭托后缘制作一小蜡球,让患者舌尖卷向后上方舔抵蜡球,用以引导下颌后退,然后慢慢咬合至合适的垂直距离。故卷舌咬合法又称为Walkhoff法。当舌卷向后上方舔蜡球时,舌向后上方牵拉舌骨,舌骨连带舌骨肌牵拉下颌后退。但边卷舌边咬合所获得的下颌位置并不恒定,可让患者先用较小的力卷舌,卷舌过程中不咬合,卷舌后再咬合,此时所取得的颌位才有可能接近正中颌位。

　　4)肌监控仪法:1969年,Jankelson将低频双侧经皮电刺激器引入口腔医学领域,并展开了应用研究。Jankelson发明的这种肌监控仪主要由电极、脉冲发生器、脉冲强度调节器组成,可以放出微量电流,通过贴在耳垂前方上下约$4cm^2$范围内的表面电极作用于三叉神经运动支,使咀嚼肌有节律地收缩,可解除肌疲劳和肌紧张,处于自然状况,可以获得准确的息止颌位,确定息止颌垂直距离。再通过直接咬合法确定正中颌位,或加大刺激强度,直接确定正中颌位关系。

　　(3)颌位关系的记录的操作步骤:无牙颌患者的颌位关系记录主要借助𬌗托在口内完成。𬌗托由基托和蜡𬌗堤两部分组成。颌位关系记录即是利用𬌗托恢复患者的垂直距离,并借助上下𬌗平面的定位锁结来记录正中关系。

　　1)上颌蜡𬌗托的制作:①制作上颌蜡基托:将蜡片在乙醇灯上烤软,铺在模型上,轻按蜡片,使之和模型的表面紧密贴合。沿基托边缘线切去多余的部分。增力丝埋入腭侧基托中以增加其强度。将蜡基托放入患者口内检查,要求其与黏膜密切贴合,边缘与黏膜返折线一致,缓冲系带。若蜡基托有翘动,则表明模型欠准确(应先排除蜡基托与模型不密合的原因),应重新取模。牙槽嵴重度吸收者可用自凝树脂制作恒基托以增加其在口内的稳定性。②制作上颌蜡𬌗堤:将蜡片烤软,折成一条宽约8～10mm的蜡条,弯成马蹄形沿着牙槽嵴顶粘于蜡基托上,然后翻转模型,在玻璃板上加压,成为一前高后低的平面,双侧𬌗堤后端修整成斜坡状。将其戴入口内检查。蜡𬌗堤是暂时替代未来的人工牙列的,因此𬌗堤的唇面应能衬托出上唇的丰满度。在正面观要求𬌗堤平面应位于上唇下2mm,与瞳孔连线平行;侧面观要求𬌗堤平面应与鼻翼耳屏线平行。未达到要求者,应取出口外调整。③制作下颌蜡𬌗托:按上述方法先作好下颌蜡基托,在口内检查与牙槽嵴贴合。然后将烤软的蜡条沿着牙槽嵴顶的方向粘在基托上,但不用玻璃板压平,而是放在口内咬合,以确定其高度和宽度。

　　2)确定颌位关系:通常在确定垂直距离的同时取得正中关系记录。

　　以卷舌后舔法为例。患者正坐,两眼平视前方,颌面部放松,用垂直距离尺测量患者在息止颌位时的垂直距离。垂直距离尺要求垂直,避免前后、左右倾斜;与鼻底、颏底皮肤接触的松紧程度要一致。同时配合面形观察法,观察其面下 1/3 的高度与面部长度比例是否协调自然。息止颌位垂直距离测量好以后,将上殆托置于患者口内使其就位,嘱患者小张口,练习用舌尖卷向后上方舔上颌蜡基托后缘处的小蜡球,再作咬合动作。待患者熟练后,将烤软的蜡条弯成马蹄状粘在下颌基托上,迅速放入口内就位。用两手将下殆托轻轻稳定住,嘱患者用舌尖卷向后上方,舔抵小蜡球,慢慢咬合,垂直距离尺测量咬合至合适的垂直高度,用冷水冲凉蜡记录,将殆托取出,检查蜡堤有无制锁关系,上下殆堤间垂直对位关系是否良好将蜡堤多余的部分去除,然后再次放入患者口内就位,反复作咬合动作,检查颌位关系是否正确。

　　3)在殆堤唇面刻划标志线:上下殆堤形成以后,将殆殆托于口内就位,在殆堤唇面用雕刻刀刻划上标志线以作为日后排牙的指导(图 3-5)。①中线:此线即为以后排列人工牙时两个上中切牙的交界线,应与面中线一致。在确定中线时,可参考眉尖点、鼻尖、鼻小柱、人中、唇珠、上唇系带等解剖标志的中心线来确定。②口角线:当上下唇轻轻闭合时,在殆堤上标记出两侧口角的位置,口角线应与验平面平行。③唇高线和唇低线:又称为笑线。在患者微笑状态下,用雕刻刀画出上唇下缘和下唇上缘的位置,排牙的时候可参考其决定人工牙的高度。

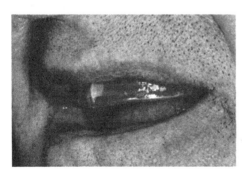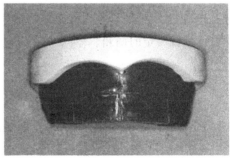

图 3-5　殆堤唇面刻划标志线

【颌位关系的转移】

　　1.殆架　殆架又叫咬合器,是模仿上下颌间和(或)上下颌与颞下颌关节间相对位置及运动关系的仪器。通过将颌位关系转移至殆架上,从而在口外对患者的上下颌及颞颌关系进行检查和诊断,并完成修复设计、排牙、蜡型制作、调殆等系列操作。殆架对于全口义齿、可摘局部义齿、固定义齿及种植义齿等修复治疗,有着十分重要的作用和意义。

按照模拟下颌边缘运动的程度,𬌗架可以分为以下 4 类:

(1)简单𬌗架(图 3-6):简单𬌗架,即Ⅰ类𬌗架,由上下颌体和连接两者的穿钉组成,仅能够模拟下颌垂直向的开闭口运动,由于不能模拟下颌的前伸及侧方运动,故又叫做不可调𬌗架。仅使用简单𬌗架制作的修复体常出现不同程度的咬合缺陷,如果调𬌗不能加以纠正,则容易在口内形成𬌗干扰,甚至造成颞下颌关节功能紊乱,所以简单𬌗架应仅用于诊断蜡型、单个嵌体或单冠等的制作。

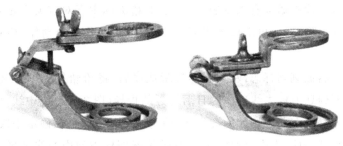

图 3-6　不同种类的简单𬌗架

(2)平均值𬌗架(图 3-7):平均值𬌗架,即Ⅱ类𬌗架,其髁球的间距、髁导斜度、切导斜度等颌位关系要素均为固定的平均值,能在有限的范围内让上下颌体做垂直向和水平向的相对运动,但并不模拟患者上下颌与颞下颌关节间的实际相对位置及运动关系。所以,平均值𬌗架的适用范围应为 3 单位以下的修复体制作,并须在口内进行一定的调𬌗。

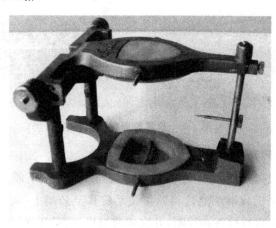

图 3-7　平均值𬌗架

（3）半可调𬌗架（图 3-8）：半可调𬌗架，即Ⅲ类𬌗架（class Ⅲ articulator），其结构较前两类𬌗架复杂，各个部件及特征指标与患者的解剖结构间的对应关系如表 3-1。半可调𬌗架可以在很大程度上模拟患者下颌的垂直向和水平向运动，本部分有关颌位关系转移的操作，是以此种𬌗架为例。

表 3-1　𬌗架的对应结构

𬌗架的结构	对应的患者解剖结构
上颌体	上颌骨
下颌体	下颌骨
侧柱	下颌升支
髁球、髁槽	髁突、关节凹
髁杆	左右髁突间的假想联线
髁杆外端	与髁突相应的面部皮肤表面
髁导（髁球在髁槽内滑动的路线）	髁道（髁突在关节内运动的路线）
髁导斜度（髁槽与水平面间的角度）	髁道斜度（髁道与眶耳平面间的角度）
切导（切导针在切导盘内滑行的路线）	切道（下颌前伸侧向运动时，下切牙切缘运动的路线）
切导斜度（切导盘与水平面间的夹角）	切道斜度（切道与眶耳平面间的交角）

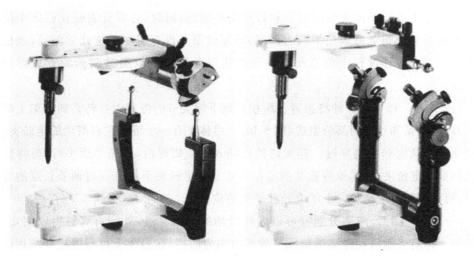

图 3-8　半可调𬌗架

左：Anex AP 𬌗架（arcon 型）；右：Artex TK 𬌗架（non-arcon 型）

　　(4)全可调𬌗架(图 3-9):全可调𬌗架,即Ⅳ类𬌗架(class Ⅳ articulator),由于结构更为复杂,不同品牌间存在差异,对使用者的要求较高,所以目前多用于科研目的。

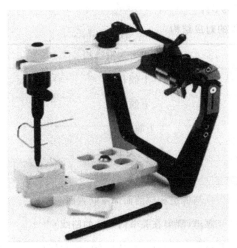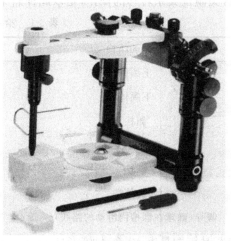

图 3-9 全可调𬌗架

左:Artex AR 𬌗架(arcon 型);右:Anex TR 𬌗架(ncm-arcon 型)

　　需要注意的是:全口义齿的修复属于全颌重建的范畴,使用半可调𬌗架配合使用面弓来进行颌位关系的记录和转移是必须的;同时,有研究表明在临床中使用半可调𬌗架与全可调𬌗架,在最终的修复效果上没有明显的统计学差异,颌位关系记录和转移过程中的系统误差和偶然误差往往可以通过调𬌗的方式得到解决。

　　2.面弓　面弓是一种将患者上颌相对颞下颌关节的位置关系转移到𬌗架上的工具,由𬌗叉和弓体两部分组成(图 3-10)。弓体上有一个可以左右滑动的定𬌗夹,𬌗叉柄可从定𬌗夹内穿过。𬌗叉烤热后插入上颌蜡堤内,与𬌗平面平行,再将𬌗叉柄穿过定𬌗夹,用螺丝将𬌗叉固定在弓体上。定𬌗夹下端有一可调节长度的螺钉,可以调节固定在𬌗叉上的上𬌗托平面的位置。

　　弓体呈 U 型,两端分别有可以内外滑动的髁梁穿过,外侧有螺钉可以固定。髁梁上标有表示滑动距离的刻线。髁梁内端为凹槽,在𬌗架上可与髁杆外端相嵌合。在临床上转移颌位关系时,通常将髁梁插入外耳道来确定髁突的位置。

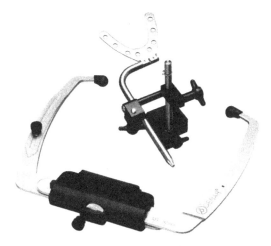

图 3-10　面弓系统

面弓转移上𬌗架的方法如下：

（1）检查并调整𬌗架：检查上颌体是否开闭自如，前后、侧向滑动灵活且无轴向摆动，上下架环是否与上下颌体连接稳固。将切导针上刻线调整至与上颌体上缘平齐的位置并固定，使上下颌体平行；前伸髁导斜度调至 25°的位置，髁球紧靠髁槽前端，锁好正中锁。侧向髁导斜度调至 15°，切针上刻线与上颌体上缘平齐，下端与切导盘中央接触。切导斜度调在 15°。

（2）面弓的固定与转移：将𬌗叉烧热，插入并固定于上颌𬌗托的蜡堤上，要求𬌗叉的叉尖距𬌗平面约 5mm，𬌗叉平面与𬌗平面平行，𬌗叉中线与𬌗托中线对齐。然后将下𬌗托和固定了𬌗叉的上𬌗托戴入患者口内就位，按正中颌位记录使上下𬌗托咬合在一起。松开面弓弓体上定𬌗夹和耳塞横杆处的螺丝，将𬌗叉柄穿过定𬌗夹的穿孔，弓体两侧耳塞完全插入外耳道，调整两侧髁梁于相同的刻度上后拧紧固定螺丝。在确定𬌗托无脱位的情况下，拧紧定𬌗夹螺丝，将𬌗叉与弓体稳固固定。松开耳塞横杆螺丝，将耳塞从外耳道抽出，再小心地将面弓与𬌗叉和上𬌗托整体取下。

面弓从患者面部取下后，将面弓的髁梁凹槽与𬌗架髁杆后方的定位杆对合，调整两侧髁梁长度一致后拧紧固定螺丝。调整定𬌗夹下端螺钉，使𬌗堤平面（𬌗平面）与𬌗架的上颌体平行。

（3）模型上𬌗架：打开𬌗架上颌体，将上颌石膏模型就位于上𬌗托，调拌石膏，使之固定在上颌体的架环上。待石膏硬固后，拆除面弓及𬌗叉。将𬌗架上下翻转，利用颌位关系记录对合上下殆托和模型,用同样方法将下颌模型固定在下颌体的架环上。

(4)确定前伸髁导斜度:髁道是指在下颌运动过程中,髁突在关节凹内运动的道路。下颌在做前伸运动时,髁突在关节凹内向前下方运动的道路称为前伸髁道,前伸髁道与眶耳平面的夹角称前伸髁道斜度。髁导是指殆架上髁球的运动轨迹,前伸髁导斜度是髁槽与水平面的夹角。使用可调节殆架时,应将患者的髁道斜度转移至殆架,在殆架上确定患者的髁导斜度。

Christensen 发现,当天然牙列者前伸髁道斜度呈正度数时,下颌前伸至前牙切端相对,此时上下颌后牙殆面之间会出现一前小后大的楔形间隙,且此楔形间隙角度的大小与前伸髁道斜度成正比,前伸髁道斜度越大,楔形间隙也越大,这一现象称为克里斯坦森现象(图 3-11)。前伸髁道斜度即可根据 Christensen 现象在无牙颌患者下颌作前伸运动时取得。

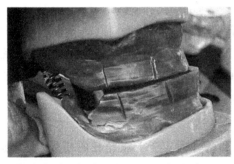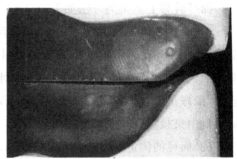

图 3-11　Christensen 现象

在上下殆托的殆堤表面涂布分离剂,将蜡片烤软后叠成 3 层,弯成马蹄形,置于下殆托殆平面上。嘱患者下颌前伸约 6mm 并轻轻咬合,待蜡记录硬固后将殆托及蜡记录从口内取出,将蜡记录从上殆托上撬离。

松开殆架髁导盘上的正中锁和固定髁槽的螺钉,将上下殆托分别与殆架上的模型对合,将上殆托对在蜡记录上,前后搬动一侧固定髁槽的螺钉,当上殆托殆平面完全与蜡记录接触时,此时的前伸髁导斜度即为患者的髁道斜度。固定髁槽,取下蜡记录,将髁球紧贴在髁槽前壁,拧紧固定的螺钉,然后用同样方法记录另一侧的前伸髁导斜度。

(5)确定侧方髁导斜度:下颌在做侧方运动时,非工作侧髁突向前向内向下的运动路径称为侧方髁道。侧方髁道与矢状面的夹角即为侧方髁道斜度。将侧方髁道斜度转移至殆架上,即体现为侧柱与正中矢状面的夹角,为侧方髁导斜度。侧方髁导斜度可以由测量获得,但通常用更为简便的 Hanau 公式:侧方髁导斜度(L)＝前伸髁导斜度(H)/8＋12 计算获得。

(6)确定切导斜度:下颌从正中咬合做前伸运动时,下前牙切缘沿上前牙舌面向前下方运动的路径称为切道,切道与眶耳平面的夹角为切道斜度。

切导斜度是切导盘与水平面的夹角。前伸和侧方运动时切导针沿切导盘滑动,用来控制人工前牙排列的覆𬌗覆盖关系。当上下前牙排好,形成较小的切道斜度后,松开固定切导盘的螺钉,推切导针使上颌体后退至上下前牙切缘接触,调节切导盘使切导针前后移动时,切导盘一直与切导针下端保持接触关系。扭紧螺钉,固定切导盘,此切导盘倾斜角度即为切导斜度。也可以先将切导盘固定在 10°,当切导针顺切导盘面向后上方滑动时,使排列的前牙达到切缘接触。

(五)排牙

排列人工牙是全口义齿恢复无牙颌患者面容、发音和咀嚼功能的重要部分。全口义齿人工牙排牙,应尽可能恢复患者有个体特征的自然外观,保护剩余组织结构,恢复部分咀嚼和发音的要求。

【人工牙的选择】

对于不同的患者,其全口义齿人工牙需要从质地、形态、大小、色泽等方面进行考虑和选择,并需要参考患者的意见。

1.人工牙的材料　目前人工牙主要有陶瓷牙和树脂牙两种。临床常用的树脂牙的成分为甲基丙烯酸甲酯。树脂牙的优点是质轻、韧性好、易于磨改,而且树脂牙与基托为同种材料,两者之间依靠化学结合,连接牢固。其缺点是色泽和质感上与天然牙有一定的差异,硬度和耐磨损程度较差。但目前新出品的采用甲基丙烯酸甲酯复合树脂的人工牙在硬度、耐磨损程度和质感上有较大的提高。瓷牙的优点是色泽和质感与天然牙近似,硬度高,耐磨损,可较长时间维持稳定的垂直距离。缺点是脆性大、易崩裂、不易磨改、排牙时有一定困难。而且瓷牙与树脂基托间没有化学结合,只能靠机械相嵌固位,因此瓷牙的前牙盖嵴面有固位钉,后牙盖嵴面有向内凹陷的固位槽。

2.人工牙的色泽、形态和大小

(1)人工前牙:人工前牙关系到患者的面部外形和美观,因此,人工前牙的选择和排列一般都在临床上进行,需要征得患者的同意。

人工前牙颜色的选择要参考患者的年龄、性别和皮肤颜色,与患者的身份协调。通常情况下,中年面白的妇女选用颜色较白的牙,老年面色暗黄的男性选用颜色较黄的牙,但也不能机械照搬,牙色的选择应征求患者的意见。

人工前牙的形态通常是指其唇面的几何形态和唇面突度。选择前牙形态时,最好参照患者原来天然牙的形态,比如有拔牙前记录、模型、照片、拔除的离体牙等,否则应参考患者的面部形态。人类面部正面形态和倒置的上前牙唇面形态基本一致。

上前牙唇面可分为三种基本类型(图 3-12):①方圆形:上颌中切牙的牙颈部较宽,唇面平坦,唇面切 1/3 和切 1/2 处的近、远中边缘近乎平行,切角近于直角。适用于额部较宽、两颊侧面平行、下颌宽阔、下颌角明显的方圆形面部者。②尖圆形:上中切牙牙颈部较切端明显缩窄,唇面较突,呈圆三角形,近、远中面几乎呈直线,但不平行。近中切角较锐。适用于面部上宽下窄,下颌角不明显,颏部尖突、瘦削的患者。③卵圆形:上中切牙唇面颈部较切端稍窄,近、远中边缘向颈部缩窄不明显。唇面较圆突,两切角圆钝。适用于面型圆突、颏部和下颌下缘圆润的患者。

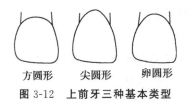

方圆形　　尖圆形　　卵圆形

图 3-12　上前牙三种基本类型

人工前牙的大小是指其宽度和高度,可根据颌位关系记录上颌蜡堤唇面上的标记线来确定。唇高线至𬌗平面的距离为上颌中切牙切 2/3 的高度。上颌蜡堤唇面上两侧口角线之间的距离约为 6 个上前牙的总宽度。下前牙大小与上前牙对应,并结合前牙的覆𬌗覆盖关系决定,唇低线至𬌗平面的距离为下中切牙切 1/2 的高度。

(2)人工后牙:人工后牙的作用主要是承担咀嚼功能。在选择人工后牙的时候,需要考虑的因素是与牙槽嵴状况相适应的后牙𬌗面形态,以及义齿承托组织的健康。

人工后牙的颊舌径通常小于天然牙,以减小义齿支持组织受的𬌗力。人工后牙的近远中宽度则由患者后牙区牙槽嵴的长度决定。患者尖牙远中面到磨牙后垫前缘的长度即为该患者 4—7|4—7 的总宽度。

人工后牙的𬌗面形态根据其牙尖斜度的大小可分为解剖式、半解剖式和非解剖式牙三种类型(图 3-13):①解剖式牙:人工牙𬌗面形态与天然牙相似,有明显的牙尖和窝沟,牙尖斜度约为30°;②半解剖式牙:半解剖式牙模拟老年人的殆面磨耗,牙尖斜度略低,约为20°左右;③非解剖式牙:亦称为无尖牙,殆面仅有窝沟而无牙尖,上下后牙为平面接触。

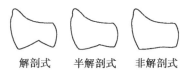

解剖式　　半解剖式　　非解剖式

图 3-13　后牙三种类型

牙尖斜度大的解剖式牙咀嚼效率高,但咬合时通过牙尖作用于义齿的侧向力也大,对于牙槽嵴低平或呈刃状者,不利于义齿稳定和支持组织健康。非解剖式牙可减小义齿受到的侧向力,有利于义齿的稳定和支持组织的健康,且正中殆咬合时有较大的自由度,适用于上下颌骨关系异常或牙槽嵴条件较差者,但咀嚼效率和美观性较差。在临床上,通常根据患者牙槽嵴的宽窄和高度来选择后牙的种类。牙槽嵴低平者,应选用牙尖斜度低的半解剖式牙或无尖牙,并减小颊舌径。对于牙槽嵴高而宽者,可选择解剖式牙。

【人工牙的排列原则】

全口义齿人工牙的排列需要从固位、美观、咀嚼功能、组织保健等几个方面考虑。

1.固位原则

(1)平分颌间距离:全口义齿患者在进食时,殆面与食物接触处为力点,牙槽嵴顶为支点。根据杠杆原理,人工牙殆面离牙槽嵴顶远,力臂越长,产生的翘动的力也越大,稳定性越差。因此,在人工牙排列的时候,殆平面应平分颌间距,使上下人工牙的殆面与上下牙槽嵴顶的距离大致相等,这样既有利于上颌义齿也有利于下颌义齿的固位。但对于下颌牙槽嵴低平的患者,殆平面可有适当下降,以减少杠杆作用,有利于下颌义齿的固位。

(2)人工牙尽量排列在牙槽嵴顶:在咀嚼食物时,殆力沿着人工牙殆面传导至义齿下方的组织面。人工牙排在牙槽嵴顶时,力点与支点在一条垂直线上,不会出现翘动。但如果人工牙排在牙槽嵴的颊侧,将导致义齿功能时以牙槽嵴顶为支点的侧向力矩增大,义齿产生翘动的趋势。

(3)前牙排成浅覆殆:如前牙覆殆深,则切道斜度加大,需要人工后牙牙尖斜度也大才能达到平衡。后牙较大的牙尖斜度导致咀嚼时产生的侧向力也大,不利于义齿的固位。因此,前牙应排成浅覆殆,减小切道斜度和后牙的牙尖斜度,减小侧向力,有利于义齿功能状态下的固位。

(4)形成正确的𬌗曲线:恰当的补偿曲线和横𬌗曲线可使全口义齿在正中、前伸以及侧方运动时都能达到良好的𬌗平衡,防止义齿翘动。

(5)义齿位于"中性区":中性区的概念于 1931 年由 Fish 提出,是指天然牙位于唇颊肌和舌肌内外动力平衡的区域内,每个牙所处的位置受到上述肌作用力的影响,当天然牙缺失后,口腔内仍存在着一个潜在的间隙。全口义齿如能占据这个间隙,在行使咀嚼功能时,舌作用在义齿上的向外的力量与唇颊作用在义齿上向内的力量将达到互相平衡,有利于义齿的固位和稳定,也有利于衬托出唇颊的丰满度。如果人工牙的排列偏颊或偏舌侧,则唇颊舌的肌力不平衡,易导致义齿脱位。

2.美观原则

(1)牙列弧度要与颌弓型一致:颌弓的弓型通常也有方圆型、尖圆型和卵圆型三种,牙弓与颌弓要协调一致。

(2)上前牙的位置要能恢复患者面部丰满度:以下几点可以作为上前牙排牙的参考(图 3-14):①上中切牙唇面至切牙乳突中点距离一般为 8～10mm,年龄大、牙槽嵴重度吸收者,此距离应适当缩短;②两侧上颌尖牙牙尖顶的连线通过切牙乳突中点,老年患者及牙槽嵴重度吸收者则通过其后缘;③上尖牙唇面与腭皱的侧面通常相距 10.5mm;④上前牙切缘在唇下露出 2mm,年老者、上唇长者露出较少。

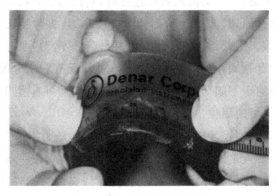

图 3-14　前牙尺寸的选择

(3)人工牙的排列要体现患者的年龄、性别和其他个性特征:人工牙排列可参考患者拔牙前记录或照片,尽量模仿其原有的天然牙排列,可排列成有轻度拥挤、扭转,有一定的磨耗,以及颈缘位置处理等,体现患者的个性特征,避免将人工牙排列过于整齐,导致无个性的、千篇一律的"义齿面容"。上前牙的排列应参考患者的意见,一般情况下应在患者的参与下完成。

3.组织保健原则 人工牙排列的位置与𬌗接触的情况影响义齿在功能状态下的稳定。全口义齿在行使功能时如不稳定,将会造成义齿支持组织的损害。因此,为保护支持组织健康,人工牙的排列应满足以下原则:

(1)人工牙的排列应不妨碍唇、颊、舌肌的功能活动,处于肌平衡的位置。

(2)𬌗平面与鼻翼耳屏线平行。

(3)人工牙的支持尖排在牙槽嵴顶上。如牙槽嵴吸收较多,则要根据牙槽嵴斜坡倾斜方向调整后牙倾斜度,使𬌗力尽可能以垂直方向传至牙槽嵴顶。

(4)上下人工牙要形成正常的覆𬌗、覆盖关系,正中𬌗、侧方𬌗和前伸𬌗平衡。

(5)前牙浅覆𬌗、浅覆盖,正中𬌗前牙不接触。

(6)减少功能状态下的不稳定,可适当降低非支持尖。

4.咀嚼功能原则 在保证支持组织健康的前提下,全口义齿人工牙的排列应尽可能地恢复患者的咀嚼功能,提高咀嚼效率。在支持组织健康条件允许的情况下,尽量选择解剖式或半解剖式人工牙,建立最广泛的尖窝接触关系和𬌗平衡。

(六)平衡𬌗、选磨

平衡𬌗是指全口义齿在正中𬌗及下颌前伸、侧方等非正中𬌗运动时,上下颌相关的牙都能同时接触的咬合关系。

平衡𬌗对于全口义齿非常重要。全口义齿是靠大气压力和吸附力固位的,基托将人工牙连成一个整体,任何一个牙的早接触或𬌗干扰都会影响整个义齿的稳定和固位。全口义齿平衡𬌗的作用在于上下颌义齿在咬合接触状态下作前伸、侧方等非正中𬌗滑动运动时,在食物于前牙区或一侧后牙区被切咬后作进一步咀嚼研磨时,上下义齿的𬌗面间有三点或多点接触,使义齿稳定不移动。

【平衡𬌗的类型】

1.正中𬌗平衡 下颌在正中𬌗位时,上下颌人工牙有最大面积的均匀接触而无𬌗障碍,为正中𬌗平衡(图3-15)。

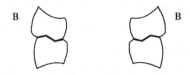

图 3-15　正中殆平衡示意图

2.前伸殆平衡　下颌在前伸运动过程中,上下颌相对的人工牙同时都有咬合接触而无殆障碍,为前伸殆平衡。

3.侧方殆平衡　下颌在作侧方运动过程中,工作侧上下后牙的颊、舌尖接触,平衡侧上后牙的舌尖与下后牙的颊尖也同时接触,为侧方殆平衡(图 3-16)。

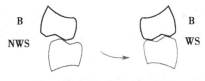

图 3-16　侧方殆平衡示意图

【前伸殆平衡】

1.与前伸平衡殆有关的五因素

(1)髁导斜度:髁导斜度为髁槽与水平面的交角,是用前伸颌位关系记录将髁道斜度转移到殆架上的。此斜度的值因人而异,同一人左右两侧的髁道斜度也不都是相同的。它的范围一般在 $0°\sim60°$ 之间,多数在 $25°$ 左右。

(2)切导斜度:为切导盘与水平面的交角。切道斜度与切导斜度两者并不相等,而是成正相关。前牙排成浅覆殆,形成前伸殆平衡,对全口义齿的固位十分重要。

(3)牙尖斜度:下颌做前伸运动时,下后牙牙尖的近中斜面和上后牙牙尖的远中斜面接触滑动。此牙尖斜面与各自牙尖底的交角,为牙尖斜度。它是人工牙的固有斜度,与牙体长轴方向无关。牙尖斜度大的人工牙牙尖高,咀嚼效能好,但做非正中咬合时稳定性差;反之,牙尖斜度小,功能稍差,但对全口义齿的稳定较好。

(4)补偿曲线曲度:补偿曲线是全口义齿上颌的尖牙牙尖与所有后牙的颊尖相连所形成的凸向下的曲线,也叫补偿曲线。该曲线半径的倒数即为补偿曲线曲度。

(5)定位平面斜度:通过上颌中切牙近中切角与两侧上颌第二磨牙远中颊尖的假想平面叫定位平面。定位平面与水平面间的夹角叫定位平面斜度。它是在排牙时与补偿曲线同时形成的。

上述五因素中,髁导斜度是由人体测得的髁道斜度转移到殆架上的,一般不能随意改变。其余四因素可人为地调整,使之与髁导斜度相适应以达到前伸平衡。

2.调整前伸平衡殆的方法　　在殆架上达到前伸平衡殆的全口义齿,各后牙的牙尖工作斜面斜度有如下规律:当髁导斜度大于切导斜度时,牙尖工作斜面斜度由前向后逐渐加大。这时于各牙的牙尖处分别划一与牙尖工作斜面相垂直的线,可发现它们能在殆架的上前方交于一点,而且该殆架上髁导斜面、切导斜面的垂直延长线恰好也交于这一点。若以该点为圆心,用不同的半径作若干个同心圆,就会发现各牙的牙尖工作斜面、髁导斜面、切导斜面都分别与相应的圆弧相重叠,即均分别相当于各圆弧上的一段截弧。换言之,当髁导斜面、切导斜面和各牙尖工作斜面的法线(垂线)都交于一点,即构成同心圆关系时就可达到前伸平衡。此同心圆的圆心叫旋转中心,也叫殆运中心。如果未达到平衡,就需要调整各牙的牙尖工作斜面斜度。

当然,用肉眼来观察各人工牙的工作斜面、髁导斜面、切导斜面三者分别与水平面间的角度或观察它们是否能构成同心圆关系是极其困难的。但是,观察补偿曲线的曲度还是比较容易的。因此,临床工作中都是靠观察、调整补偿曲线曲度来达到前伸平衡的,实际上就是调整了人工牙的牙尖工作斜面斜度。

【侧方殆平衡】

与侧方殆平衡有关的因素,除与前伸平衡有关的五因素外,尚与下列因素有关:

1.平衡侧髁道斜度　　下颌作侧方殆运动时,工作侧的髁突基本是转动,很少滑动,故其侧向髁导斜度可以看作0°;而平衡侧的髁突则向下内滑动,其侧向髁导斜度的大小与该侧的前伸髁导斜度有关。

2.侧方切导斜度　　全口义齿在殆架上作侧方殆运动时,切针尖端沿切导盘滑动的轨迹与水平面间的夹角为侧方切导斜度。

3.侧向牙尖斜度　　后牙牙尖的颊、舌斜面与水平面间的夹角叫侧向牙尖斜度。工作侧起作用的是上后牙颊、舌尖的舌斜面和下后牙颊、舌尖的颊斜面;平衡侧起作用的是上后牙舌尖的颊斜面和下后牙颊尖的舌斜面。

4.横殆曲线　　上颌左右两侧同名磨牙颊、舌尖连成的弧线叫横殆曲线。

【同心圆学说】

“同心圆学说”是三点接触前伸平衡咬合的理论依据,要求髁导、牙尖平衡斜面和切导分别位于同心圆的一段截弧,或髁导、牙尖平衡斜面和切导的法线都能交于一点 R(旋转中心或殆运中心),即同心圆的圆心。

根据同心圆学说,在前伸𬌗平衡时,髁导斜度和切导斜度间为反变关系,补偿曲线曲度、牙尖斜度和定位平面斜度间为反变关系。而髁导斜度或切导斜度与其他任何一因素都是正变关系。在前伸运动时,前伸𬌗平衡通常是通过调整补偿曲线曲度或切导斜度来获得。

在侧方𬌗平衡时,若平衡侧的髁导斜面、后牙的侧向牙尖工作斜面和切导侧斜面三者也应为同心圆上的一段截弧。此同心圆的圆心在工作侧的上后方。要达到侧方𬌗平衡,通常是通过调整横𬌗曲线(实质上是调整侧向牙尖工作斜面斜度)来获得的。

【平衡𬌗理论的应用】

全口义齿排牙达到正中𬌗平衡后,需要通过调整人工牙的倾斜度和高度来达到前伸和侧方𬌗平衡。可按下列原则进行:

1.髁导斜度大者,补偿曲线曲度和横𬌗曲线曲度也应较大;而髁导斜度小者,补偿曲线曲度和横𬌗曲线曲度也较小。

2.前伸𬌗时,若前牙接触而后牙不接触,可加大牙颈部近中向的倾斜度,即加大补偿曲线曲度。也可减小前牙覆𬌗或加大覆盖,即减小切道斜度。

3.前伸𬌗时,若前牙无接触而后牙有接触,可减小牙颈部的近中向倾斜度,即减小补偿曲线曲度。或加大前牙覆𬌗、减小前牙覆盖,即加大切道斜度。

4.侧方𬌗时,若工作侧接触而平衡侧无接触,即加大后牙颈部的腭向倾斜度,应加大横𬌗曲线曲度。

5.侧方𬌗时,若工作侧无接触而平衡侧有接触,应减小后牙颈部的腭向倾斜度,即减小横𬌗曲线曲度。

6.前伸𬌗平衡和侧方𬌗平衡的调整需在良好的正中平衡的基础上进行。

(七)试戴和完成

全口义齿的完成不应仅仅是将义齿戴入患者口内,寻找痛点和适合性不良的过程。由于制作全口义齿所涉及的材料和方法在处理过程中均可能发生不同种类的误差,所以在义齿试戴前和试戴过程中,都需要医师和技师通过一定的程序和手段,尽量消除这些误差,达到最佳的修复效果。

提到全口义齿的修复效果,著名口腔修复学大师 George A. Zarb 提出了"三方评价"的原则,即医师评价、患者评价和亲友评价共同决定义齿的效果。其中,由于口腔医技人员的专业人士身份,所以对医师评价的要求最高,他们必须诚实地面对修复体所存在的所有问题。Zarb 认为修复体的成败很大程度上取决于医师和技师的自律能力。患者的评价可以分为两个阶段，第一个阶段是初戴义齿时患者的感受，第二个阶段是经过医师指导后的长期戴用。整个过程强调亲友的参与，因为义齿除了咀嚼等以自我感受为主的功能外，其语音和美观功能更多的感受人为患者的亲友，这些患者身边的人往往能够提供更为客观和实际的判断。

全口义齿修复效果不良可能由以下三个方面的误差造成：医师诊断和计划造成的误差；技师操作中的失误；全口义齿修复相关材料本身的误差。

无论哪种误差，都应该尽量在义齿试戴前杜绝或发现，并及时加以处理。如果患者有旧义齿，应嘱患者在试戴新义齿前 12～24 小时予以取下，这样可以使口内的组织，尤其使软组织的形变得以回复，并保持口腔相对清洁和健康的环境。但过早取下旧义齿（长于 24 小时），一方面患者往往很难配合，另一方面会削弱其口内的一些本体感受，影响试戴。试戴过程中，医师可以从以下几个方面注意进行检查和处理：

1.基托边缘和表面　在义齿戴入患者口内前，医师应首先检查基托组织面是否有缺陷，磨光面是否抛光，是否形成易于清洁的凹面，有无尖锐的点角或锋利的边缘，尤其是翼下颌切迹、系带、黏膜转折处等位置；基托的厚度是否合适，边缘是否圆滑；基托伸展范围是否恰当，有无过长的基托边缘。

戴入患者口内时，应首先检查有无基托边缘伸入倒凹区，造成就位不良，并确定最佳的就位方向。义齿戴入后，可以牵拉患者口颊，检查基托伸展范围是否恰当，有无干扰系带等情况存在。

2.义齿的适合性和固位稳定能力

有条件的情况下，简易使用专用的义齿压力指示膏检查其适合性。方法是将指示膏均匀涂抹在义齿组织面并在口内就位，医师双手分别放在两侧前磨牙区均匀施加压力。此时可以发现患者的痛点，取下义齿后还可检查基托的密合程度，如有适合性不均匀的情况，指示膏的分布可以清楚地显示其具体位置。具有良好适合性的义齿应具有与之匹配的固位力和稳定性，否则需要重衬或者重做。

3.颌位检查　首先应该检查义齿形成的牙尖交错位和正中颌位是否一致。在天然牙存在时，仅有约 15% 的人两者一致，而约 80% 的人两个位置间存在 0.5～1.0mm 的差异。医师是通过颌位关系记录到患者的正中关系，并在该关系上用人工牙的牙尖交错咬合恢复患者的正中颌位，所以全口义齿修复后患者的牙尖交错位和正中颌位应是一致的。如果患者在戴用全口义齿并达到最大人工牙尖窝咬合接触后，出现 3mm 以内的下颌后退或者偏斜的情况，可以通过调改后牙尽量使两个颌位一致;如果这个误差超过 3mm,多数情况下需要磨掉整个后牙,重新记录患者的颌位关系并排牙。

第二,应检查垂直距离是否恢复恰当。在检查正中关系的同时,应检查垂直距离的恢复是否正确。同样,当垂直距离误差超过 3mm 时,长期戴用这样的义齿,可能对患者的口腔黏膜、骨组织乃至颞下颌关节造成损害,应磨除后牙重新记录颌位关系,或者重新取印模制作义齿。

4.咬合检查　如"颌位检查"中叙述的,当颌位恢复误差较小时,可以通过选磨的方法调整不良咬合接触。选磨是为了调整正中𬌗的早接触点,是正中𬌗达到广泛均匀的接触和稳定的尖窝关系,并调整侧方𬌗以及前伸𬌗的干扰,达到平衡𬌗的要求。

(赵新春)

第三节　牙体修复

嵌体(inlay)是一种嵌入牙体内部以恢复缺损牙体的形态和功能的修复体:

一、嵌体的分类

(一)按制作材料
按制作嵌体的材料不同有金属嵌体、瓷嵌体、复合树脂嵌体等类型。

(二)按嵌体覆盖面
根据嵌体所修复牙面情况的不同,可分为单面嵌体、双面嵌体和多面嵌体。

(三)按嵌体的部位
以其修复的部位可命名为𬌗面嵌体、近中𬌗嵌体、远中𬌗嵌体、近中远中𬌗嵌体、颊𬌗嵌体、舌𬌗嵌体等不同名称。

二、适用范围

严格意义上,所有以充填可修复的牙体缺损均可视为嵌体修复的适应证,嵌体特别适用于各种严重的牙体缺损需要咬合重建而不能使用一般材料充填修复及需恢复邻面接触点的后牙。而对于髓角位置高的年轻恒牙,牙体缺损范围大、残留牙体组织抗力形差(包括死髓牙),固位不良者则应作为嵌体修复的禁忌证。

三、牙体预备的基本要求

应根据牙体缺损的具体情况作好嵌体修复的设计,牙体预备时除遵照窝洞充填的预备原则,如去除腐质,作预防性扩展,底平、壁直、线角清晰。

嵌体箱状洞形的所有轴壁应微向殆面外展 2°~5°。洞形无倒凹,洞壁上如有任何倒凹,嵌体将无法在牙体上顺利就位。

洞缘应有斜面,通常在洞缘牙轴质内预备出 45°斜面,斜面宽度约 1.5mm,并可根据殆面情况对斜面深度和角度作适当调整。斜面预备的目的是:①去除洞缘无基轴,预防釉质折断;②增加嵌体的洞缘密合性与封闭作用,防止粘固剂被唾液溶解,减少微渗漏的发生。但洞缘斜面不能过大,否则会降低轴壁深度,影响固位力。斜面一般起于釉质厚度的 1/2 处。

邻面可作片切形。对患牙邻面缺损表浅、突度小,邻接不良的患牙,可作邻面片切形预备,以恢复缺损及邻接,改善其邻面突度。片切面的颊舌边缘应达到自洁区。根据需要可在片切面制备箱状洞形、邻沟或小肩台。

可在做箱状基本固位形之外根据需要加用殆面鸠尾固位形,或轴壁上加钉、沟固位形,也可采取钉、殆面固位形相结合的设计。

(一)殆面嵌体的牙体预备

1.去除龋坏:预防性扩展:包括邻近的沟、裂、点隙,使洞壁处于正常的牙体硬组织内。预备洞形时还应尽可能保护洞壁和殆面边缘。

2.殆面制洞:固位形抗力形的制备:洞的深度一般深度应大于 2mm。浅洞的洞底应预备成平面,以增强嵌体固位力。洞深者不必强求洞底平面,应以去除龋坏组织为主。

3.轴壁均应相互平行或向外展 2°~5°,并与嵌体就位道一致。金属嵌体洞缘以柱状砂石或金刚石车针预备成 45°斜面,最后精修出点、线角,完成牙体预备。

(二)邻殆嵌体的牙体预备(图 3-17)

1.殆面部分的预备　除应达到殆面嵌体的牙体预备要求外,应做鸠尾固位形,鸠尾峡部的宽度一般不大于殆面的 1/2。

2.邻面部分的预备　金属邻殆嵌体的邻面预备可有箱状和片切两种形式,全瓷嵌体邻面一般为箱状。

箱(盒)状洞形:用裂钻在邻面接触点处与牙长轴平行方向预备出一条深达牙本质的沟,再向颊舌侧扩展至自洁区。然后预备出邻面洞形,其龈壁应底平,髓壁与就位道一致,龈壁及髓壁相互垂直。各壁无倒凹,洞缘做短斜面。轴壁可适当向外扩展2°~5°。

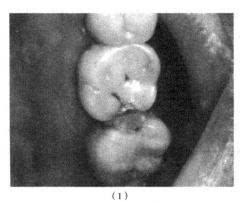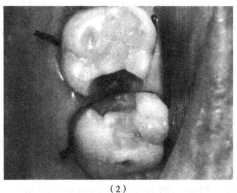

（1）　　　　　　　　　　　　　　　（2）

图 3-17

(1)后牙邻𬌗洞嵌体牙体预备前;(2)预备后的情况

（三）三面嵌体的牙体预备

三面嵌体用于后牙两个或两个以上牙面缺损,或用于双面嵌体其固位条件不够者。牙体预备的原则要求与双面嵌体者基本相同,但更要注意防止出现倒凹。

（四）高嵌体的牙体预备

高嵌体适用于𬌗面广泛缺损,或𬌗面严重磨损而需作咬合重建者,也用于保护薄弱的牙尖。高嵌体的固位主要靠钉洞固位。在𬌗面作牙体预备时,如𬌗面与对𬌗牙有接触关系,应沿𬌗面外形均匀降低患牙𬌗面,预备出至少 0.5～1.0mm 的间隙,并使嵌体𬌗面包括牙体𬌗面边缘及工作牙尖。如𬌗面已是低𬌗,则应稍加修整,去除过锐尖嵴即可。

四、嵌体的制作

（一）合金嵌体的制作

失蜡铸造法最为常用,也有用纯钛采用 CAD/CAM 火花蚀刻的技术制作金属嵌体的报导。蜡型是制作的重要步骤,蜡型制备技术有直接和间接法之分。

1.直接法　　直接法是在口内牙预备体上直接制取蜡型的技术,适用于简单的嵌体蜡型制作。因没有印模、模型等操作可能导致的对精度的影响,蜡型准确,但占用椅位的时间长,复杂的复面嵌体等操作上存在难度。具体方法如下:

预备好的洞形洗净,吹干,涂液体石蜡分离剂;将嵌体蜡在酒精灯上烤软,取适量用小蜡刀将蜡压入洞形内,使之充满洞形内所有的点、线角、沟内;在蜡尚未硬固之前,请患者作正中及非正中𬌗运动,待蜡冷却后用雕刻刀雕成所需的解剖外形;用探针插入并取出蜡型,检查蜡型边缘及外形是否清晰完整。如有不足,可将其再放在洞形内,以灼热的探针插入加热蜡型,让患者加压咬合,修整边缘及外形;直径1.2～1.5mm钢丝或蜡条插入或固定在蜡型适当部位后,顺就位道相反的方向小心取出蜡型,确认完整即可包埋铸造完成。

2.间接法蜡型制备　牙体预备后取印模,灌注工作模型,涂布隙料。然后在工作模上完成蜡型,包埋后,焙烧使蜡挥发形成铸模腔,熔化合金注入铸模腔内,冷却后即成铸件,后期打磨抛光完成修复体。间接法可节约椅旁时间,便于观察并准确修整嵌体的边缘,恢复邻接及咬合关系。因此目前此技也是临床最常采用的金属嵌体制作方法。

(二)瓷聚合体嵌体的制作

瓷聚合体是一类以瓷粉为加强相的树脂-瓷复合材料。特点是色泽自然,制作简便。其牙体预备基本同金属嵌体,但洞底平面可不作严格要求,以去净龋坏牙体组织为准。洞壁如有倒凹,可预先用酸蚀、粘接方法充填并消除倒凹。

牙体预备完毕后取印模,灌注人造石工作模。然后在工作模上涂布分离剂,把膏状的树脂分层充填到工作模的洞型内,塑形后将模型置于专门的光固化机内进行固化,取出修形,调𬌗、抛光完成。

(三)全瓷嵌体的制作

1.常规手工涂塑瓷嵌体　采用一定量的白榴石晶体粉末和长石瓷粉末混合在一起,用蒸馏水调拌成粉浆,涂塑在专用耐火代型材料上,经过高温烧结制成瓷嵌体。

2.热压铸陶瓷嵌体　热压陶瓷制作工艺类似失蜡法铸造技术。修复体蜡型用专用包埋料包埋,采用专门的热压铸炉加热软化瓷块,陶瓷材料在高温压力下注入型腔,完成瓷嵌体的成型。完成后的全瓷嵌体用与基体材料相似的表面釉粉进行着色和上釉处理;或只铸造一个嵌体的底层,然后表面饰专用饰面瓷后完成修复体的最终形态。分层堆塑获得的修复体颜色的层次感和美学性能较整体铸造的全瓷嵌体要好。

3.玻璃渗透氧化铝/尖晶石全瓷嵌体　采用 Vita In-Ceram 的玻璃渗透 Alumina 氧化铝或 Spinell 尖晶石材料。首先翻制耐火工作模型,然后调拌氧化铝或尖晶石的粉浆,手工涂塑的方法形成厚度约为 0.5mm 的嵌体底层,然后在 1120℃预烧结成多孔的雏形,然后专用的玻璃粉在 1100℃高温下渗透,熔融的玻璃通过毛细作用渗透入底层的空隙,成为玻璃—氧化铝/尖晶石复合高强度全瓷材料,然后再常规分层堆塑饰面瓷后烧结成型。因为有高强度的底层作支撑,因此此类嵌体的强度较高,同时具备良好的美学性能。

4.CAD/CAM 机械加工瓷嵌体

(1)牙体预备的光学印模:光学印模技术一为口腔内直接获得三维信息,取代传统的制取印模和灌制模型的程序;另一技术为从灌注的石膏模型上间接获得牙预备体的三维信息,然后电脑三维成像。前一种为椅旁模式,要求具备整套的 CAD/CAM 设备,因设备价格昂贵而应用受限;后者为非椅旁模式,是目前的常见模式。只需将模型送到具有 CAD/CAM 设备的加工所就可以进行修复体的制作,也可以只购置模型的扫描单元,将模型信息采集压缩后,通过 e-mall 发送到加工所就能够完成修复体的制作。

(2)人机对话修复体设计:根据计算机显示屏上描绘出的嵌体边缘线、邻接线、切缘线、设计牙尖高度和中央凹等的深度确定𬌗面形态。根据电脑提示反复设计修改至合适后储存、可返回编辑模式修改。

(3)磨切:将适当颜色和大小的瓷块置于切削架上固定,设计数据传输到加工单元,完成修复体电脑控制自动切削。切削后的修复体表面釉瓷进行着色处理,也可只切削底层后期表面饰瓷。

这一技术具有自动化程度高、操作简单、省时的优点,在临床上的应用日趋广泛。

五、嵌体的粘固

(一)水门汀粘固

去除牙体洞型内的暂时充填材料。对于合金嵌体,最好不要先切除铸道,带铸道将嵌体在洞内试合。检查就位情况及适合性完成后,再切除铸道调改咬合,抛光。口腔内隔离除湿,嵌体及预备体用 75％酒精消毒、吹干及隔湿;以牙本质处理剂或酸蚀剂处理牙面,冲洗、吹干,嵌体粘接面及牙体粘接面涂布一薄层粘固剂,然后将嵌体就位;去除多余粘固剂,待粘固剂固化后,粘接界面抛光处理。

(二)树脂粘接剂粘固

树脂粘接可以获得更好的粘接性能和边缘封闭性能,同时通过树脂粘接剂与嵌体和剩余牙体的化学结合,可以起到增强牙体及修复体的作用。对于全瓷类的嵌体,首选树脂类粘接剂进行粘接。

牙体预备后可采用牙胶或不含丁香油的临时粘固材料封闭窝洞。去除牙体洞型内的暂时充填材料,消毒及隔湿后,酸蚀剂或专用的表面处理剂处理牙面,按所选用的粘接剂操作说明涂布粘接剂,调拌粘接树脂,部分材料涂布于牙面,用树脂完全涂覆嵌体粘接面,然后将嵌体完全就位于口内。去除边缘溢出的多余的粘接材料,垫棉卷加压咬合直至材料完全固化,对于光固化或双重固化材料,不同角度充分光照固化后,去尽多余粘接材料,然后用抛光砂针及橡皮抛光尖抛磨粘接界面。

【小技巧】

因为体积较小,试戴时嵌体操作相对较困难,不易取出,所以金属嵌体及铸瓷嵌体,可以先保留一节铸道,等粘固后再完全切除铸道,口内完成调𬌗及抛光。对于瓷嵌体等,可以在嵌体上固定一截蜡棒或牙胶棒以便于操作,粘固后去除。粘接过程如图 3-18～图 3-19 所示。

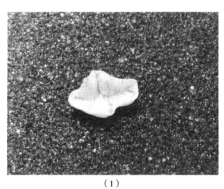
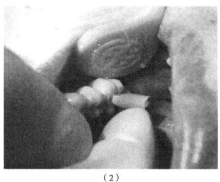

(1)	(2)

图 3-18

(1)完成以后的嵌体;(2)为了便于操作,在嵌体𬌗面粘一截牙胶棒(或保留一截铸道)

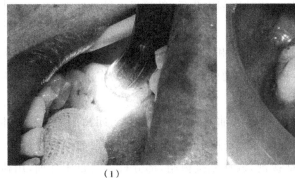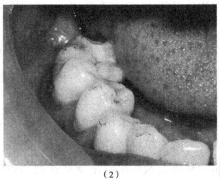

（1）　　　　　　　　　　　　（2）

图 3-19

（1）常规树脂粘接操作；（2）修复体粘固完成后

以下图 3-20～3-22 为前述图 3-17 一例上后牙邻殆嵌体修复的病例。

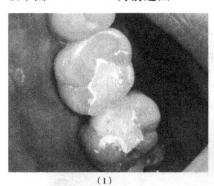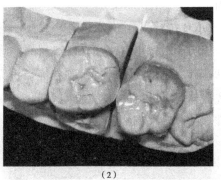

（1）　　　　　　　　　　　　（2）

图 3-20

（1）暂时性树脂嵌体用不含丁香油的暂时粘接剂粘固；（2）模型上制作完成的全瓷嵌体

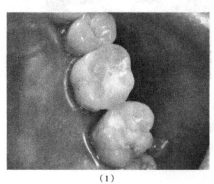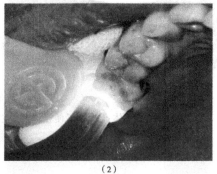

（1）　　　　　　　　　　　　（2）

图 3-21

（1）口内试戴；（2）常规酸蚀、树脂粘接、固化

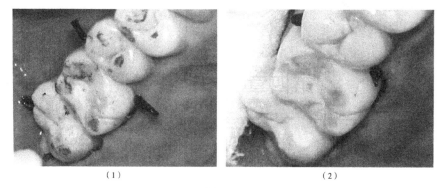

（1）　　　　　　　　　（2）

图 3-22

（1）咬合调改；（2）抛光完成

（赵新春）

第四章　口腔正畸

第一节　错𬌗畸形的预防和早期矫治

　　绝大部分错𬌗畸形是儿童在生长发育过程中,受遗传及环境因素影响而造成的牙、颌、颅面的畸形。错𬌗畸形可导致颌骨及颜面的形态异常、妨碍口颌系统的正常功能,影响个体的容貌美观甚至心理健康。因此,早期预防畸形的发生,及时对已发生的畸形进行早期治疗,阻断其发展,或通过早期控制,引导牙颌面良性发育,不仅对儿童口颌系统的正常生长发育、儿童心理的健康成长十分重要,而且可简化治疗方法并缩短疗程。错𬌗畸形早期一般可用很短的时间,通过比较简单的矫治方法和矫治器得到矫正,如果没有进行早期防治,畸形可能发展严重,给以后的治疗增加难度,甚至需要成年后采用外科—正畸联合治疗。充分了解并通过各种渠道向广大父母和儿童宣传预防错𬌗畸形的基本知识,掌握早期诊断、早期预防,早期治疗的方法是全体口腔医师的重要任务。

一、错𬌗畸形的预防措施

　　早期预防是指发生错𬌗畸形以前采取预防性措施,去除可能造成错𬌗畸形的危险因素,终止错𬌗畸形的发生。错𬌗畸形的预防应从妊娠期开始,注意母体的健康和胎儿的保护。婴儿出生后需要及时检查、定期观察,防止错𬌗畸形的发生和发展。

(一)早期预防

【胎儿时期的预防】

　　胎儿时期母体的健康、营养、心理以及内外环境随时影响着胎儿的生长发育。母亲应注意营养、卫生,保持良好心态,以保证身体健康,避免畸形的形成。母亲在整个妊娠期应摄入丰富的含糖、蛋白质、脂肪及钙、磷、铁等无机盐类的食物和多种人体所需的维生素，以满足胎儿生长发育的需要。妊娠期应避免接触有毒有害物质及污染的环境，如过量的放射线照射，服用某些化学药物，烟、酒、咖啡的过量摄入等。妊娠期还应增强体质，避免患急性发热性疾病，如流感、疱疹等。此外，保证正常分娩，防止分娩时对颅面的创伤而导致面部畸形，也十分重要。

【婴儿时期的预防】

1.正确的喂养方法　母乳中含有婴幼儿生长发育所必需的各种物质，且易消化、吸收，因此提倡母乳喂养。正确的喂养的姿势为约45°的斜卧位或半卧位。如果采用人工喂养时，最好使用与口唇外形吻合的解剖扁形奶嘴（图4-1），奶嘴孔不宜过大，以便有足够的吮吸功能活动刺激颌面部的正常生长。不论母乳喂养，还是人工喂养，婴儿都不能睡着吃奶，否则可能使下颌过度前伸而形成上下颌骨矢状向位置不调。人工喂养时，注意奶瓶与𬌗平面垂直或稍下10°左右适宜。奶瓶位置过高，会诱导下颌前伸，形成反𬌗畸形；奶瓶位置过低，会压迫下颌，使下颌发育不足，形成下颌后缩畸形。

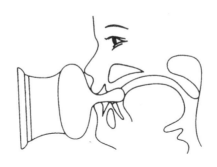

图 4-1　解剖扁形奶嘴

2.正确的睡眠姿势　从出生开始，应特别注意婴儿的睡眠姿势，必须经常调换位置，不可长期偏向一侧，以免一侧颌面经常受压而形成畸形。

3.破除口腔不良习惯　婴儿时期常因吮吸活动不足或缺乏与亲人的情感交流，而出现口腔不良习惯，如吮拇、吮指、吮咬唇或咬物等。一经发现有口腔不良习惯应及早破除。

【儿童时期的预防】

1.合理的膳食　儿童时期全身和颅、颌面的生长发育很快，饮食要平衡，不能偏食，应摄入富含营养并有一定硬度的食物，以促进和刺激牙颌的正常发育。

2.防治疾病　预防呼吸道疾病及影响全身和牙、颌、面生长发育的疾病，对口颌系统的生长发育十分重要。鼻呼吸可使腭部在发育过程中正常下降,如有扁桃体过大、鼻炎、鼻窦炎等呼吸道疾病时,应尽早治疗以维持呼吸道通畅,避免用口呼吸。长期呼吸功能异常的患儿,可造成上颌前突、腭盖高拱等错拾畸形。此外,一些影响生长发育的疾病,如佝偻病等应及时治疗。

3.防治龋病 儿童时期预防和治疗龋齿,维持乳牙列的健康完整,保障后续恒牙顺利萌出,可有效地减少错拾畸形的发生。要养成良好的口腔卫生习惯和饮食习惯,做到早晚刷牙,用含氟牙膏刷牙,饭后漱口,少吃零食。可用窝沟封闭防龋。定期检查,如已发生龋坏应及时治疗,恢复乳牙冠的正常外形,以保持牙弓的长度及正常刺激,以免骨量的丢失,导致牙列拥挤,牙错位萌出。

4.心理维护 口腔不良习惯也可对幼儿造成不利的心理刺激,尤其是年龄稍大的儿童。当不良习惯及其所形成的牙颌畸形,常引起同学的讥笑和大人的责骂时,可造成儿童一定程度的心理伤害。对此,家长、老师和医师要对患儿进行正确的指导及恰当的治疗,维护儿童的心理健康成长。

(二)预防性矫治

乳牙期及替牙期的局部障碍,如乳牙或恒牙早失、乳牙滞留、恒牙萌出异常等,均可导致错拾畸形的发生。尽早发现这些局部障碍并及时正确处理,可预防由其导致的错拾畸形。

【乳牙或恒牙早失】

乳牙、恒牙早失均影响咀嚼或发音功能,乳牙早失后可导致恒牙错位萌出,邻牙向失牙间隙倾斜(图 4-2),对颌牙伸长,而致上下牙弓咬合关系紊乱。

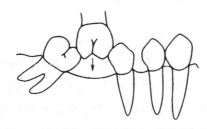

图 4-2 下颌第一磨牙早失致对颌牙移位

1.乳牙早失的处理 一般应维持间隙,保持牙弓长度,以便后继恒牙萌出时有足够的间隙,方法是采用缺隙保持器。

(1)缺隙保持器的适应证及要求

1)适应证:①乳牙早失,X 线片显示后继恒牙牙根尚未发育或仅形成不到 1/2,牙冠拾面有较厚的骨质覆盖,间隙已缩小或有缩小趋势;②一侧或双侧多数乳磨牙早失,影响患儿咀嚼功能者。

2)要求:①不妨碍牙及牙槽高度及宽度的正常发育;②能保持牙弓长度;③能恢复一定的咀嚼功能。

(2)常用的缺隙保持器

1)丝圈式缺隙保持器(图4-3):适用于个别后牙早失。注意丝圈应离开牙槽嵴1~2mm,不妨碍牙槽嵴正常发育,并与邻牙有良好的接触以保持缺隙的宽度。

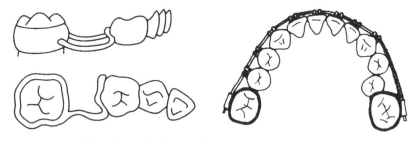

图4-3 丝圈式缺隙保持器　　　　图4-4 推第一磨牙向远中

磨牙已向近中移动,缺隙变小的患者可在增加前段牙弓支抗后,用螺旋弹簧开展间隙,推第一磨牙向远中(图4-4)。

2)活动义齿式缺隙保持器:用于多数乳磨牙早失缺隙的保持,并可恢复一定的咀嚼功能。活动义齿式缺隙保持器,其结构与制作和一般的简单活动义齿类似,可设计双臂卡环,不用𬌗支托以免妨碍牙槽高度的发育(图4-5)。注意:3~6个月定期观察,不能妨碍新牙萌出,有必要时需重新制作。

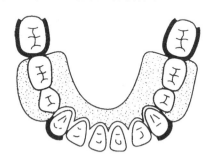

图4-5 活动义齿式缺隙保持器

2.恒牙早失的处理　视情况采取保持缺隙的方法待以后义齿修复;或待乳牙替换完成后进行全面的矫治计划;对个别恒牙早失亦可经正畸治疗用邻牙代替早失牙。

(1)上中切牙早失:可酌情将侧切牙移至中切牙的位置上,并保持中切牙宽度的间隙,待成年后做全冠修复,恢复中切牙的外形。同时让尖牙前移并磨改外形以代替侧切牙,第一前磨牙顺次前移代替尖牙,其余后牙均顺次前移,使上下颌牙列建立良好的尖窝关系。

(2)第一磨牙早失患者:如缺隙区牙槽宽度足够可利用双侧前磨牙、前牙、健侧第一磨牙作支抗,移动缺失侧的第二磨牙向近中以代替第一磨牙。矫治过程中应仔细观察,注意调𬌗并防止第二磨牙近中移动时牙冠倾斜,同时防止对颌磨牙伸长形成𬌗干扰(图 4-6)。酌情让第二磨牙前移代替第一磨牙。

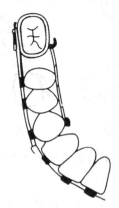

图 4-6　第一磨牙早失固定矫治器前移第二磨牙

【乳牙滞留的处理】

乳牙未脱,X 线片显示后继恒牙胚正常,牙根已形成 1/2 以上,对侧同名牙已萌,或后继恒牙已错位萌出,应尽早地拔除滞留的乳牙,以便恒牙在萌出的过程中自行调整。乳下切牙滞留,下切牙舌向萌出的患者,在拔除乳下切牙后,由于舌的活动,舌向错位的下切牙可能向唇侧移动到正常的位置。上侧切牙舌向萌出的患者,如与下切牙已建立咬合关系并形成反𬌗时,常需要矫正。乳磨牙粘连的患者拔除粘连的乳磨牙后,应密切观察前磨牙的萌出。如果前磨牙根已基本形成但又缺乏自行萌出的能力时,应根据患者的牙龄、上下牙列拥挤等情况全面考虑后再进行治疗。

【恒牙萌出异常】

1.恒牙早萌的处理　恒牙萌出时间明显提前,临床检查有轻度松动,X 线牙片显示牙根刚开始形成,其长度不足 1/3 或牙根未形成,即可诊断为恒牙早萌。多系先导乳牙根尖周感染破坏了牙槽骨及恒牙胚的牙囊而使后继恒牙过早萌出。由于牙根刚开始形成或尚未形成,过早萌出的恒牙易受外伤或感染而脱落。

对早萌牙的正确处理是阻止其继续萌出,方法是采用阻萌器。阻萌器是在丝圈式缺隙保持器上加焊一根阻萌丝。定期观察牙根发育情况,如牙根已形成 1/2 以上时,可取下阻萌器让其萌出(图 4-7)。

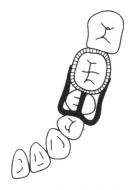

图 4-7　丝圈式阻萌器

2.**恒牙迟萌、阻生及异位萌出的处理**　恒牙在应萌出的年龄不萌,而对侧同名牙已萌出时为迟萌。X 线牙片显示未萌恒牙牙根已大部分形成,位置异常,部分或全部阻生在牙槽骨中。常见原因有萌出间隙不足、乳牙滞留、恒牙萌出道异常等。

分析迟萌、阻生的原因,尽早拔除迟脱的乳牙、残根、残冠、额外牙,切除囊肿、牙瘤和致密的软硬组织。如恒牙牙根已形成 2/3 以上而萌出力不足时,可用外科手术开窗、导萌阻生牙及迟萌牙(图 4-8)。

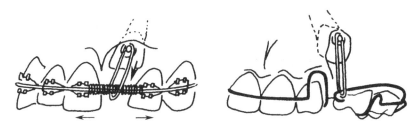

图 4-8　导萌

3.**恒牙萌出顺序异常的处理**　恒牙萌出顺序异常,如第二磨牙先于前磨牙、尖牙萌出可用第一磨牙前的固定舌弓维持牙弓长度,以便后继尖牙、前磨牙替换后有足够的间隙自行调整、排齐(图 4-9)。如上颌第二磨牙已向前移或形成远中关系,则需设计矫治器将上颌第二磨牙推向远中,以便保持磨牙中性关系。

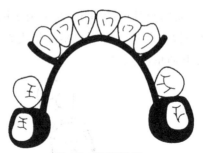

图 4-9　固定舌弓

【系带附着异常的处理】

对唇系带附着异常致上中切牙间间隙者,临床上需做唇系带修整术。常先用固定矫治器使左右侧切牙中切牙向中线靠拢关闭间隙,待将间隙关闭后,从牙槽嵴顶仔细地切除附着的异常唇系带及全部纤维组织,以保持间隙关闭后效果。通常不主张先行唇系带手术再关闭间隙,因为手术瘢痕会影响间隙的关闭。舌系带过短的患者常发生下牙弓过宽、前牙开𬌗,在矫治错𬌗的同时,做舌系带延长术,使舌恢复正常的功能活动。

二、错𬌗畸形早期阻断性矫治

阻断性矫治是对乳牙期及替牙期因遗传、先天或后天因素所导致的正在发生或已初步表现出的牙、牙列、咬合关系及骨发育异常等,采用简单的矫治方法进行治疗,或采用矫形的方法引导其正常生长,达到阻断畸形的发展,建立正常的牙颌面关系为目的的矫治。

(一)混合牙列期的暂时性错𬌗

混合牙列期由于恒牙的萌出和乳牙的替换,出现的暂时性错𬌗一般可在生长发育中自行调整,不需矫治。但必须仔细分析,跟踪观察,以便及时正确处理。常见的混合牙列期暂时性错𬌗有:上颌左右中切牙萌出初期,左右中切牙间常出现一间隙。上颌侧切牙初萌出时,牙冠向远中倾斜。中、侧切牙萌出初期,可能出现轻度拥挤。上下颌第一磨牙在建𬌗初期,为偏远中𬌗关系。混合牙列期常出现前牙深覆𬌗。

上颌左右中切牙萌出初期,左右中切牙间常出现一间隙。这是由于上颌侧切牙牙胚挤压中切牙根,使中切牙牙根向近中倾斜所致,当侧切牙萌出后间隙即逐渐消失。

上颌侧切牙初萌出时,牙冠向远中倾斜。是由于上颌尖牙牙胚压迫侧切牙牙根,使侧切牙牙根向近中倾斜所致。当尖牙萌出后,侧切牙即可恢复正常。

中、侧切牙萌出初期,可能出现轻度拥挤。主要是因为恒牙比乳牙宽度大。当乳磨牙被较小的前磨牙替换时,其余留间隙可供前牙调整,加上颌骨前部的宽度增长,因此前牙的拥挤可自行调整而排列整齐。

上下颌第一磨牙在建𬌗初期,为偏远中关系。在乳磨牙被前磨牙替换时,可利用剩余间隙自行调整,但下颌第一磨牙向近中移动的距离比上颌第一磨牙为多,可能使上下第一磨牙调至中性𬌗关系。

混合牙列期常出现前牙深覆𬌗。主要是因切牙冠长度较大,同时后牙垂直生长不足所致。当第一磨牙高度生长及前磨牙冠全萌出后,深覆𬌗可能自行调整。

(二)不良习惯的矫治

口腔不良习惯在生长发育过程中破坏了正常的肌力、𬌗力的协调平衡,使口颌系统受到异常的压力,造成牙弓、牙槽骨及颌骨发育异常。口腔不良习惯持续的时间越长,错𬌗畸形发生的可能性和严重程度越大。因此,应尽早破除口腔不良习惯,阻断畸形的发展。

1.吮指习惯 婴儿时期可在吮吸的手指上涂抹小檗碱(黄连素)等苦味药水或将手指戴上指套以阻断其条件反射。有的可在拇指戴金属丝制的指套或金属指套。国外还采用在口中放入奶嘴形橡皮乳头的方法,这种方法造成的损害较吮指习惯小。儿童时期,可采用说服教育,鼓励儿童自行改正。绝不能责备和打骂,以免影响患儿的心理健康。必要时可戴唇挡,如由于吮拇指所引起的上颌前突、深覆盖、牙弓狭窄等,可戴前庭盾。由于吮指习惯引起前牙开𬌗并伴有继发性吐舌习惯者,可戴具有腭刺、腭网或腭屏的舌习惯矫治器(图 4-10)。

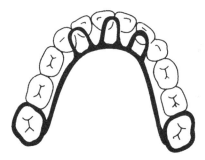

图 4-10 腭网矫治器

2.舌习惯　舌习惯主要有吐舌、舔牙和伸舌三种不良习惯。主要采用附有腭刺的舌习惯破除器矫正。此矫治器可防止舌前伸,不能吐出,久之即可矫正舌的不良习惯,而牙也能向𬌗方萌出,矫正开𬌗畸形(图4-11)。

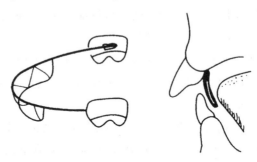

图 4-11　吐舌习惯矫治器

3.唇习惯　唇习惯以咬下唇多见,易形成前牙深覆盖、深覆𬌗。幼年儿童可先用前庭盾,使唇与牙隔离,可防止吮咬。如前庭盾不能固位,可用胶布封闭嘴唇,前牙改观后,唇肌张力加强了,则前庭盾可自行在口内固位。纠正咬下唇习惯,也可用矫正舌习惯的矫治器,在矫治器上附加双曲唇弓焊唇挡丝,同时利用双曲唇弓矫治上前牙前突及牙间隙。

4.口呼吸习惯　对口呼吸的儿童,须首先检查和治疗鼻咽部的疾病,去除引起口呼吸的诱因。疾病治疗后如仍有口呼吸习惯,需随时提醒患者闭口用鼻腔呼吸,也可用前庭盾或夜间用不干胶封闭嘴唇矫正口呼吸。前庭盾可做唇肌锻炼以增强其肌力,使其能自然闭合(图4-12)。口呼吸导致的错𬌗畸形,在矫正口呼吸后可进行矫治器矫治。

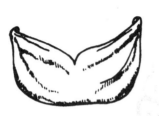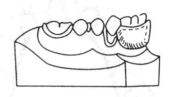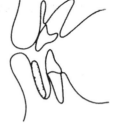

图 4-12　前庭盾和下颌唇挡

5.偏侧咀嚼习惯　对具有偏侧咀嚼的儿童,首先必须去除病因,治疗龋齿,缺牙作缺隙保持器,必要时进行修复,错𬌗也应进行矫治。然后教患儿加强废用侧的咬肌锻炼,使用该侧咀嚼。全口进行调𬌗,去除𬌗干扰。及早戒除偏侧咀嚼,可改善颜面偏斜畸形。

(三)牙齿数目异常的处理

1.**牙数目过多**　由于牙胚在发育过程中发生异常而形成一个或数个额外牙。牙弓中存在额外牙常使正常的恒牙迟萌或错位萌出。临床检查可见已萌出的额外牙大多形状异常,位于牙弓内或牙弓外,常伴恒牙错位,牙弓内数目较正常多(图4-13)。未萌额外牙常使恒牙分开,牙弓中出现间隙。临床检查发现额外牙,一般均应照X线牙片或全颌曲面体层X线片确诊。

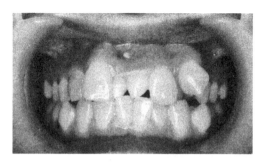

图4-13　中切牙区额外牙

矫治:尽早拔除额外牙。多数额外牙早期拔除后,错位恒牙可自行调整;如恒牙舌向错位,个别牙反𬌗,或恒牙间间隙较大,可用简单的矫治器矫治;阻生的额外牙和冠根倒置于牙槽骨中的额外牙,如果位置高不压迫恒牙牙根,不妨碍恒牙的移动,同时外科手术拔除困难时,可以定期观察暂时不予处理。

2.**牙数目过少**　乳牙列中先天性缺牙较少,多见于恒牙列中。外胚叶发育不全的患者有多数牙先天缺失,并伴有毛发稀少,皮脂腺与汗腺分泌减少,指甲发育不全等。牙齿缺失的原因包括:遗传因素与先天发育异常。外胚叶发育不全的患者常有明显的家族史。

矫治:先天性缺牙与恒牙早失的处理类似。在混合牙列期可以定期观察其自行调整,待恒牙列期问题明确后再根据错𬌗的情况酌情处理。原则上对个别牙缺失的患者,尽量选用后牙前移的替代疗法,而多数牙缺失的患者则只能用义齿修复的方法恢复牙列和咬合,以恢复其咀嚼功能。

（四）牙列拥挤的早期矫治

【轻度牙列拥挤的矫治】

对于轻度牙列拥挤可在替牙期、恒牙早期利用乳恒牙交替后的剩余间隙进行及时的早期矫治。尤其对于临床上可拔牙与可不拔牙的临界病例，在此时大多可采用不拔牙矫正，达到外形满意，咬合理想，事半功倍的作用。

1.适应证　混合牙列末期，恒牙早期；轻度拥挤 4mm 以内；软组织侧貌无前突。

2.方法　对于轻度拥挤又很难自行调整的错𬌗畸形，采用固定矫治器，主要利用前磨牙与乳磨牙替换后的剩余间隙或其他间隙矫正拥挤牙，同时也可利用口外弓推磨牙向后开拓间隙，因为此时第二磨牙尚未萌出。

【中度牙列拥挤的矫治】

混合牙列期中度牙列拥挤患者，一般不进行早期矫治，可以定期观察至恒牙列期再酌情按牙列拥挤矫治法矫治。

【严重牙列拥挤的矫治】

混合牙列期经间隙分析诊断为严重牙列拥挤的患者，矫治前应十分慎重。因为疗程长达 3～4 年，患者必须合作，应在有丰富临床经验的正畸医师监控下进行。如果医师经验不足，患者不能坚持定期复诊时，宁可观察，等待恒牙替换完，拥挤程度确定后再进行矫治。如果患者及家长要求矫治的心情十分迫切，可考虑用序列拔牙法，早期解除牙列拥挤。

由于序列拔牙需治疗数年，至少每半年应拍摄全颌曲面体层片，取牙模型一副，观察患儿的牙𬌗生长发育情况。由于序列拔牙法疗程太长，难以取得患者的合作，且对儿童全身与颌骨的发育常常估计不足，很多人不主张用此法来矫治牙列拥挤。目前用现代固定矫治器技术对牙列拥挤的矫治并不困难，宁可到恒牙列早期畸形明确后作一次性矫治。

（五）反𬌗的早期矫治

早期反𬌗的患儿多为牙性及肌性反𬌗，如果不进行治疗，上颌骨的生长长期受障碍，下颌骨不断往前生长，则可形成安氏Ⅲ类骨性反𬌗，同时随着时间的增长，牙颌畸形将越来越严重，治疗也越来越困难。因此，反𬌗患者应尽早矫治以阻断畸形的发展。

【多数乳前牙反𬌗的矫治】

多数乳前牙反𬌗是乳牙列期常见的错𬌗畸形。乳前牙反𬌗应尽早矫治，可以早到患儿合作的时候,一般在4岁左右即可进行矫治。如果矫治的时间太晚(6~7岁),乳牙根已吸收则给治疗带来困难。

1.调𬌗　乳前牙反𬌗,反覆验浅者,可采用调磨法即调磨下切牙切缘的舌侧部分、上切牙切缘的唇侧部分,使上下前牙解除反𬌗锁结关系。特别应注意调改未磨耗的乳尖牙,以便下颌闭合运动时无咬合干扰而回到正常的位置,同时应训练患儿克服前伸下颌的习惯。

2.上颌𬌗垫式矫治器　乳前牙反𬌗,反覆𬌗中度者,可选用附双曲舌簧的上颌𬌗垫式活动矫治器(图4-14)推上前牙向唇侧并后退下颌,𬌗垫的高度以脱离前牙反𬌗的锁结关系为宜,注意双曲舌簧的弹簧平面应与上切牙长轴垂直,靠近牙颈部,使用轻微的矫治力。当反𬌗解除后应及时磨低𬌗垫以免𬌗垫压低后牙且有利于治疗效果的稳定。矫治器一般7~10天复诊加力一次,每次打开舌簧1mm,嘱吃饭时必须戴用矫治器,反𬌗解除后应注意调改上下乳前牙的咬合早接触点,特别是过高的乳尖牙牙尖,一般在3~6个月内可完成矫治。

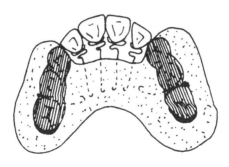

图4-14　𬌗垫舌簧式活动矫治器

3.下颌联冠式斜面导板　乳前牙反𬌗,反覆𬌗较深者,可以设计下颌联冠式斜面导板(图4-15),一般在6个下前牙上做,下前牙联冠向后上延伸一斜面至反𬌗的上切牙舌侧,斜面与上切牙长轴成45。以引导上切牙向唇侧,下颌后退至正常位置。斜面不能太平,否则会造成垂直压入分力过大,不仅压低了切牙,也无引导上切牙向唇侧的力;斜面的斜度也不能太大,斜度过陡时,上切牙受力过大,不利于上切牙调整。特别注意有时个别反𬌗患儿戴用联冠斜面导板后,前伸下颌将斜面咬在上切牙的唇侧,加重了畸形并使下颌更向前伸。由于戴下切牙联冠斜面导板后,后牙咬合打开,后牙可以继续萌出,对改正前牙深覆𬌗有利。下颌联冠斜面导板一般是粘接在下前牙上,2~3周内畸形可明显改善,有时可在反深覆𬌗改正之后,为方便患者进食改为𬌗垫式矫治器继续推上切牙向唇侧,使前牙反𬌗完全纠正。以上各矫治器必要时均可配合头帽、颏兜,特别对反覆盖大,反覆𬌗浅者。

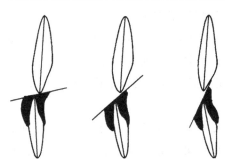

图 4-15　下颌斜面导板矫治器对斜面的要求

【混合牙列期个别切牙反𬌗的矫治】

混合牙列期个别切牙反𬌗,多系乳牙迟脱而使个别上颌切牙舌向错位与下切牙呈反𬌗关系或下切牙唇向错位与上切牙呈反𬌗关系。

1.咬撬法　适用于 1~2 个刚萌出且反𬌗的切牙,上切牙长轴垂直或内倾,下切牙可能轻度唇向错位,反覆盖小,正在建立反覆𬌗或反覆𬌗小,牙弓内有足够空间容纳错位牙。

在家长的监护下,教患儿手持一个略窄于反𬌗上切牙宽度、有一定弹性的木片或竹片,将其一端放置于反𬌗上颌牙的舌面,嘱患者闭嘴,则木片咬于下颌错位牙的切缘唇面。然后用手压木片的另一端,其力的大小以反𬌗牙唇面龈组织稍发白色、患儿感觉牙齿发胀为度。每次饭前若能坚持有节奏地重复此动作 20 次,1~2 周后,反𬌗上牙即向下牙的唇面逐渐萌出(图 4-16)。如果无效,反覆𬌗加深,可改用其他矫治方法。

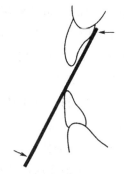

图 4-16　咬撬法矫治个别牙反𬌗

2.上颌𬌗垫式矫治器　主要用上颌𬌗垫双曲舌簧活动矫治器,解除牙的锁结关系后,用双曲舌簧推反殆牙向唇侧移动。

【骨性反殆的早期矫治】

骨性反殆是上下颌骨大小不调所致的上下颌矢状向关系异常的错殆畸形,常为上颌骨发育不足,或下颌骨发育过度所致。使用面罩前牵引矫治器(图 4-17),口内矫治器可设计为上颌活动矫治器附后牙平面殆垫,增加卡环或邻间钩以增强固位,基托包绕上颌后结节,在尖牙远中放置牵引钩。采用橡皮圈以一侧 300～500g的重力前牵引,牵引方向为向前、下与殆平面呈向下约 30°,可促进上颌骨周围骨缝的缝间生长,使上颌骨向前、下方生长;如果牵引方向与殆平面平行,上颌除向前移外还将产生旋转(前份上旋,后份下旋),同时随着面罩向后方的反作用力,可将下颌向后移并抑制下颌生长。

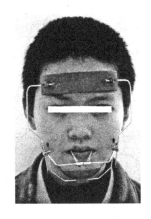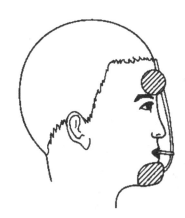

图 4-17　面罩前牵引矫治器

【后牙反殆的早期矫治】

乳牙和混合牙列时期,都可能出现单侧或双侧多数后牙反殆。

1.调殆　仔细调改尖牙及乳磨牙咬合的早接触点,以便下颌尽早地回到正常的闭合道位置。

2.治疗龋齿　及时治疗后牙区龋齿,改正单侧咀嚼习惯。

3.单侧后牙反殆采用单侧殆垫式活动矫治器　在健侧做殆垫升高咬合,双曲舌簧移舌向错位的后牙向颊侧。

4.双侧后牙反殆　乳牙列期双侧后牙反殆较少见,矫治方法为仔细调殆,去除殆干扰,使下颌恢复正常的功能运动,并观察牙弓的调整。如果第一恒磨牙萌出后仍为反殆时则应采用矫治器进行矫治,通常是扩大上牙弓以纠正后牙反殆,可选用以下矫治器:①活动式扩弓矫治器:附双侧上颌后牙平面殆垫,腭侧用分裂弹簧或扩大螺旋以扩大牙弓(图 4-18),改正后牙反殆;②固定式扩弓矫治器:可采用 W 形扩弓矫治器或四角圈形扩弓矫治器(图 4-19)扩大上牙弓,纠正双侧后牙反殆。真性上颌发育不良的骨型反殆,则应使用矫形力分开腭中缝,以达到真正扩大上颌骨的目的。

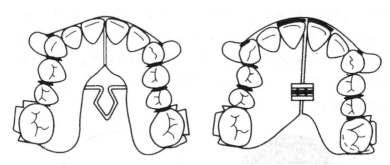

图 4-18　扩大牙弓活动矫治器

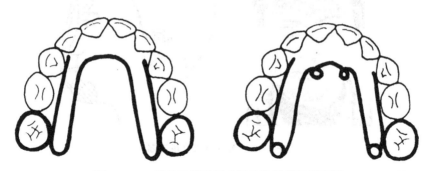

图 4-19　W 形扩弓矫治器或四角图形扩弓矫治器

三、小结

早期预防错殆畸形的发生,及时对已发生的畸形进行早期治疗,阻断其发展,或通过早期控制,引导牙颌面良性发育,不仅对儿童口颌系统的正常生长发育、儿童的心理健康十分重要,而且可简化治疗方法并缩短疗程。

(刘军华)

第二节 牙列拥挤

牙列拥挤是最为常见的错殆畸形,60%~70%的错殆畸形患者中可见拥挤的存在。

一、病因

造成牙列拥挤的直接原因为牙量骨量不调,牙量(牙冠宽度总和)相对大于骨量(牙槽弓总长度),牙弓的长度不足以容纳牙弓上的全数牙齿。造成牙量骨量不调受多因素的影响,主要有以下原因:

(一)进化因素

人类演化过程中因环境与食物结构的变化,咀嚼器官表现出逐步退化减弱的趋势,以肌肉最快,骨骼次之,牙齿最慢,这种不平衡的退化构成了人类牙齿拥挤的种族演化背景。

(二)遗传因素

牙齿的大小、数目、形态及颌骨的大小、位置、形态均在一定程度上受遗传的影响。

(三)环境因素

乳恒牙的替换障碍如乳牙早失、乳牙滞留等均可引起牙列拥挤的发生。一些口腔不良习惯也可以造成牙列拥挤,如长期咬下唇可造成下前牙舌倾,合并拥挤。另外,长期食用精细柔软的食物使咀嚼功能退化,也可导致牙槽、颌骨发育不足,造成牙量骨量不调。

二、临床表现

牙列拥挤多发生在前牙部位,也可见于后牙部位。单纯拥挤表现为牙齿因牙弓内间隙不足而排列错乱,单纯拥挤可视为牙性错殆,一般不伴颌骨及牙弓间关系不调,磨牙关系中性,面型基本正常,很少有口颌系统功能异常。复杂拥挤除牙量骨量不调造成的拥挤之外,还存在颌骨、牙弓间关系不调,并影响到患者的面型,有时还伴有口颌系统功能异常。

三、诊断与矫治

(一)牙列拥挤度的确定和矫治原则

牙列拥挤程度的确定依赖模型测量。替牙列使用 Moyers 预测法;恒牙列直接由牙弓应有长度与牙弓现有长度之差得出,常用方法有铜丝法和分规分段测量法。

牙列拥挤总的矫治原则是应用正畸手段减少牙量或(及)增加骨量,使牙量与骨量趋于协调,同时兼顾牙、颌、面三者之间的协调性、稳定性及颜面美观。

(二)减少牙量

1.拔牙矫治   通过减少牙数达到牙量与骨量相协调的目的。

(1)解除 1mm 的拥挤需要 1mm 的牙弓间隙,拥挤度越大,拔牙的可能性越大。然而决定正畸拔牙的因素除了牙弓拥挤度,还应考虑以下 7 个因素:

1)牙弓突度:内收唇倾的切牙需要额外的牙弓间隙。切牙切缘每向舌侧移动 1mm,需要有 2mm 的牙弓间隙。切牙越唇倾,内收时需要的牙弓间隙越多,拔牙的可能性越大。

2)Spee 曲线高度:测量下颌模型第二前磨牙颊尖至前牙切缘与最后一颗磨牙牙尖形成的平面之间的距离,为 Spee 曲线高度。每整平 1mm Spee 曲线,需要 1mm 的牙弓间隙。Spee 曲线的曲度越大,拔牙的必要性越大。

3)支抗磨牙的前移:关闭拔牙间隙时支抗磨牙的前移是不可避免的。采用强支抗时,磨牙前移占用的间隙不超过拔牙间隙的 1/4;采用中度支抗时磨牙前移不超过拔牙间隙的 1/2;而弱支抗时磨牙前移至少为拔牙间隙的 1/2。

4)垂直骨面型:面部垂直方向发育通常以下颌平面的陡度来区分(图 4-20):

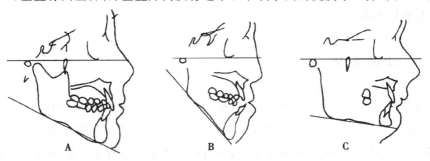

图 4-20   错𬌗畸形的骨面型分类(垂直向)

A.正常型   B.高角型   C.低角型

①正常垂直骨面型:FH-MP 角平均 27.20(±4.70)。

②高角病例:当 FH-MP 角大于 32°时,为垂直发育过度。

③低角病例:当 FH-MP 角小于 22°时,反映垂直发育不足。

在正畸拔牙问题上,高角病例和低角病例有不同的考虑:高焦病例拔牙标准可以适当放宽,低角病例拔牙要从严掌握。在决定拔牙的牙位时高角与低角病例也有差别:高角病例若拔除靠后的牙齿有利于前牙开𬌗的控制;低角病例若需要拔牙,宜拔除靠牙弓前部的牙齿,这样不仅易于关闭拔牙隙,且有利于咬合打开。

5)矢状骨面型(图 4-21)

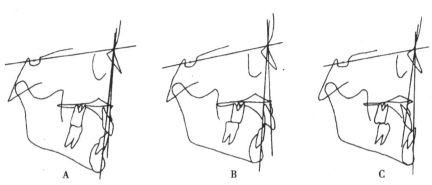

图 4-21　错𬌗畸形的骨面型分类(矢状向)

A. Ⅰ型　B. Ⅱ型　C. Ⅲ型

①Ⅰ型骨面型,如需要拔牙,通常是上下牙弓同时对称性拔牙。

②Ⅱ型骨面型,上颌牙弓相对靠前,下颌牙弓相对靠后。为代偿骨骼不调,下切牙可适当唇倾,下颌拔牙应慎重或靠后拔牙。

③Ⅲ型骨面型,上颌牙弓相对靠后,下颌牙弓相对靠前。为代偿骨骼不调,上切牙可适当唇倾,上颌拔牙应慎重或靠后拔牙。

6)面部软组织侧貌:在确定是否拔牙矫治时,不能忽视对软组织侧貌,特别是鼻-唇。颏关系的分析与评价。

7)生长发育:牙列拥挤,特别是复杂拥挤,在确定拔牙与否时必须考虑后续的生长发育因素。

(2)拔牙矫治的原则

1)拔牙保守原则:对正畸拔牙应采取慎重态度,决定是否拔牙要经过细致的模型和 X 线头影测量分析,并注意尊重家长及患者意见。可拔可不拔时尽量不拔,也可经诊断性治疗 3~6 个月后再决定。

2)患牙优先原则:拔牙前应进行常规的口腔检查,并在全口曲面体层片上对牙体、牙周膜和牙槽骨进行全面评估,确定是否存在严重龋坏牙、埋伏牙、额外牙、先天缺失牙、短根及弯根牙等,尽可能拔除以上病患牙。

3)左右对称原则:单侧拔牙往往使中线偏向一侧,对面部美观、对称性有较明显的影响,因此单侧拔牙应格外慎重,除非原有牙弓已出现明显不对称,一般主张对称拔牙。临床有时为了上下牙弓协调、稳定或简化治疗等原因,采取单侧拔除下颌切牙。

4)上下协调原则:即补偿性拔牙的问题,多数情况下,上或下牙弓拔牙后,对颌牙弓也需拔牙,使上下牙弓牙量保持一致,得到良好的咬合关系。当 Bolton 指数存在严重不调时,经仔细测量分析或排牙实验后,也可考虑单颌拔牙。

(3)常见拔牙模式

1)拔除 14,24,34,44:临床最常见的拔牙模式。可为前牙拥挤、前突提供最大限度的可利用间隙。适用于安氏Ⅰ类拥挤或双颌前突病例,也可以在伴下前牙拥挤或前突的安氏Ⅱ类1分类、伴上前牙拥挤的安氏Ⅲ类错𬌗患者采用。

2)拔除 15,25,35,45:牙列拥挤或牙弓前突较轻的安氏Ⅰ类边缘病例,特别是下颌平面角较大、前牙开𬌗或开𬌗倾向时;第二前磨牙因牙齿发育异常如畸形中央尖,或者完全舌向或颊向错位为简化治疗时。

3)拔除 14,24:适用于安氏Ⅱ类1分类患者,下前牙排列位置基本正常,下颌平面角较大,年龄较大、下颌生长潜力较小。

4)拔除 15,25 和 34,44:适用于上前牙拥挤不甚严重,下颌平面角较大的安氏Ⅲ类错𬌗患者。

5)拔除 14,24 和 35,45:适用于上颌前牙拥挤前突明显,下前牙轻度拥挤的安氏Ⅱ类1分类患者。

6)拔除下切牙:适用于单纯下前牙拥挤,拔除一颗在牙列之外的下切牙可得到快速稳定的结果;也用于上下前牙 Bolton 指数不协调,如上颌侧切牙过小时;此外,安氏Ⅲ类错𬌗有时拔除一颗下切牙,以建立正常覆盖关系并保持稳定。

2.邻面去釉　一般是针对第一恒磨牙之前的所有牙齿,邻面去除釉质的厚度一般为 0.25mm,牙齿邻面釉质的厚度为 0.75～1.25mm,是邻面去釉方法的解剖生理基础。在两个第一恒磨牙之间邻面去釉共可得到 5～6mm 的牙弓间隙。在下牙弓由于切牙近远中径小,邻面去釉的程度较小,所能获得的牙弓间隙亦较小。

（1）适应证

1）轻度或部分中度拥挤,特别是低角病例。

2）牙齿较大或上下牙弓牙齿大小比例失调。

3）口腔健康,牙少有龋坏。

4）成年患者。

（2）禁忌证

1）牙有明显患龋倾向者。

2）釉质发育不良者。

（3）治疗程序:邻面去釉(图 4-22)需遵循正确的程序并规范临床操作。

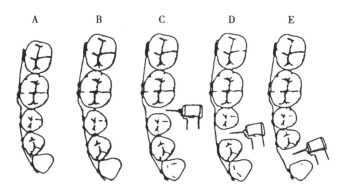

图 4-22　邻面去釉

1）固定矫治器排齐牙齿,使牙齿之间接触点关系正确。

2）根据拥挤(或前突)的程度确定去釉的牙数,去釉的顺序从后向前。

3）使用分牙圈或开大型螺旋弹簧,使牙齿的接触点分开,便于去釉操作。最先分开的牙齿多为第一恒磨牙和第二前磨牙。

4）使用弯机头和细钻去除相邻两颗牙的邻面 0.2～0.3mm 釉质,再做外形修整,去釉面涂氟。操作时注意保护牙龈和颊、舌组织。

5）在弓丝上移动螺旋弹簧,使近中牙齿向远中已经去釉获得的间隙移动。复诊时向远中移动的牙齿的近中接触点被分开,重复去釉操作以获得足够的间隙。

（三）增加骨量

扩大牙弓:扩展牙弓是增加骨量的主要措施,包括牙弓长度扩展与宽度扩展。

1.扩展牙弓长度

（1）推磨牙向远中:向远中移动上颌第一恒磨牙,每侧可得到 2～4mm 的间隙;

使下磨牙直立,每侧可得 1mm 的间隙。临床通常的情况是推上颌磨牙向远中。

1)适应证:第一恒磨牙前移造成的轻度牙列拥挤;磨牙远中关系;第二恒磨牙未萌或初萌尚未建粭;最好无第三磨牙。

2)矫治器

口外弓:内弓的前部应离开切牙 2～3mm(图 4-23),使用口外弓推上颌磨牙向远中时,使用的牵引力每侧为 300～500g,每天戴用 12～14 小时,并且应根据患者的面部垂直发育调整牵引力的方向,下颌平面角适中的病例使用水平牵引,高角病例使用高位牵引,低角病例使用颈牵引。

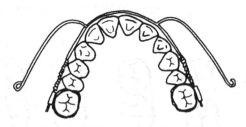

图 4-23 口外弓推上颌磨牙向远中

口内矫治器:有活动式和固定式。活动矫治器中比较有代表性的是树脂颈枕矫治器(ACCO)(图 4-24)。ACCO 推磨牙向远中的支抗来自于腭基托和前牙,为了增强支抗、防止前牙唇倾,该处的唇弓做成树脂式并与前牙紧密贴合,起到类似唇挡的作用;推上磨牙向远中的口内固定式矫治器中,最常用为摆式矫治器,其后移磨牙的弹簧曲由钛钼丝(TMA)制成,并用改良 Nance 弓增加支抗,不需要使用口外弓。远中直立下磨牙有多种方法,例如固定矫治器的磨牙后倾曲、螺旋弹簧、滑动引导架、下颌唇挡(图 4-25)等。这些方法常需配合使用Ⅲ类颌间牵引,用以防止可能出现的下切牙唇倾。

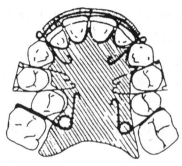

图 4-24 树脂颈枕矫治烈 ACCO)

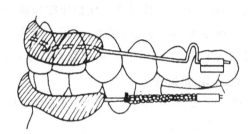

图 4-25 下颌唇挡

（2）唇向移动切牙：切牙切端唇向移动 1mm 可以得到 2mm 间隙。然而唇向移动切牙将使切牙前倾，牙弓突度增加，同时覆𬌗变浅，仅仅适用于切牙较为舌倾，覆𬌗较深的病例。唇向移动切牙多使用固定矫治器。

2.扩展牙弓宽度 牙列拥挤患者的牙弓宽度常比无拥挤者窄，使用扩大基骨和牙弓宽度的方法能获得排齐牙齿的间隙，并且可以保持稳定的效果。宽度开展有三种类型：矫形扩展、正畸扩展和功能性扩展。

（1）矫形扩展：即上颌腭中缝扩展，分为快速及慢速扩展。

1）适应证：主要用于严重拥挤或者严重宽度不调、后牙反𬌗病例；上颌发育不足进行前方牵引的安氏Ⅲ类错𬌗可以合并使用腭中缝扩展；此外，还可以用于鼻道阻塞的患者。8～14 岁的替牙晚期和恒牙早期患者都有效果，但年龄越小，骨缝扩展的作用越明显，牙周并发症的可能性越小，并能使颅面生长发育趋于正常化；少数患者直到 18 岁仍有较好的腭中缝扩展效果。

2）扩展速度：有快速、慢速之分。快速腭中缝扩展（图 4-26），每日将螺旋开大0.5～1.0mm（每日旋转 2～4 次，每次 1/4 圈），连续 2～3 周。力的积累最大可达2000～3000g，使腭中缝迅速打开，随着腭中缝扩大，上中切牙间出现间隙，当上颌磨牙舌尖与下颌磨牙颊尖舌斜面咬合时停止扩展，然后将原螺旋开大器结扎固定保持 3～4 个月，使新骨在扩开的腭中缝处沉积。慢速腭中缝扩展每周将螺旋打开1mm（每周 4 次，每次旋转 1/4 圈），螺旋产生 1000～2000g 力，在 10～12 周内逐渐使腭中缝扩开，然后将螺旋开大器结扎固定约 3～4 个月或去除扩大器用活动矫治器保持 1 年以上维持扩展效果。快速和慢速扩展都可获得相同的作用效果，但慢速扩展更符合骨的生理反应。

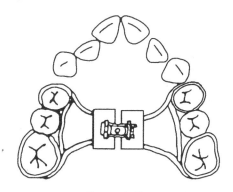

图 4-26　快速腭中缝扩展矫治器

3)效果:腭中缝扩展可使磨牙区增大10mm。对于年龄较小者,宽度扩展50%为骨缝效应,50%为牙齿效应。年龄较大者骨缝效应减小,牙齿效应增大,因而易出现上磨牙颊倾、舌尖下垂、下颌平面开大的不利倾向。上颌宽度的增大使上牙弓周长增加4mm以上,远期效果稳定。

(2)正畸扩展:通过后牙向颊侧倾斜移动使牙弓宽度扩大,每侧可得1～2mm间隙。上颌常用分裂基托矫治器(图4-27),下颌多用金属支架活动矫治器。

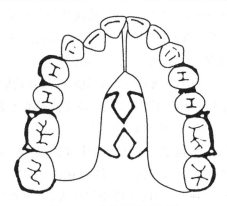

图 4-27　分裂基托矫治器

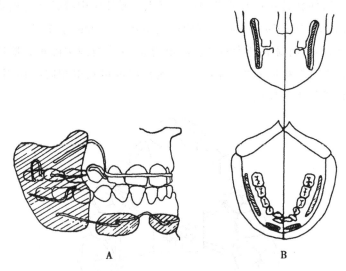

A　　　　　　　　　　　B

图 4-28　功能调节器去除唇颊肌压力

A.功能调节器侧面观　B.功能调节器颊屏正面观和𬌗面观

(3)功能性扩展:功能调节器(FR)(图 4-28)由于颊屏去除了颊肌对牙弓的压力,在舌体的作用下牙弓的宽度得以扩展,牙弓宽度增加可达 4mm。然而此种治疗往往需要从替牙早期开始并持续到青春快速期。

（刘军华）

第三节　反𬌗

反𬌗是我国儿童中常见的一种错𬌗畸形,包括前牙反𬌗和后牙反𬌗。不同类型反𬌗的临床表现、病因及矫正方法有所不同。

一、前牙反𬌗

前牙反𬌗包括个别前牙反𬌗及多数前牙反𬌗。个别前牙反𬌗是一个症状,常合并牙列拥挤。多数前牙反𬌗指三个以上的上颌前牙与对颌牙呈反𬌗关系,是一种错𬌗类型。本节所讨论的前牙反𬌗指多数前牙反𬌗。前牙反𬌗的严重程度有差别,但治疗原则却相通。

（一）病因

1.遗传及先天因素　前牙反𬌗有明显的家族倾向。另外,先天性疾病如先天性唇腭裂、先天性梅毒、先天性巨舌症、上颌恒牙先天缺失等常造成前牙反𬌗。

2.后天原因

(1)全身性疾病:维生素 D 缺乏、钙磷代谢紊乱、垂体功能亢进等。

(2)呼吸道疾病:慢性扁桃体炎、腺样体增生、肥大,为保持呼吸道通畅和减小压迫刺激,舌体常向前伸并带动下颌向前,形成前牙反𬌗、下颌前突。

(3)乳牙及替牙期局部障碍:乳牙龋病及多数乳磨牙早失、上颌乳牙滞留、上乳前牙早失、乳尖牙磨耗不足等均是前牙反𬌗形成的重要原因。

(4)口腔不良习惯:伸舌、吮指、咬上唇、下颌前伸习惯及不正确人工喂养姿势等,均可造成前牙反𬌗。

（二）临床表现

1.牙𬌗关系异常　多数情况下,反𬌗涉及 6 个上前牙,有时可为 4 个上切牙。反𬌗涉及一侧后牙时,可以表现为下颌偏斜。上前牙常有不同程度的拥挤,下牙弓一般大于上牙弓,磨牙关系多数为近中。

2.颌骨发育与颅面关系异常

(1)下颌生长过度。

(2)上颌骨发育不足,长度减小。

(3)上、下颌间关系异常,Ⅲ类骨面型。

(4)上切牙唇向倾斜,下前牙舌倾。

3.面部软组织　软组织侧貌呈明显的Ⅲ类骨面型。

(三)分类诊断

1.按牙型分类(图 4-29)　安氏分类中,将磨牙关系中性的前牙反𬌗列为Ⅰ类错𬌗,将磨牙关系近中的前牙反𬌗列为Ⅲ类错𬌗。

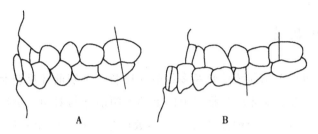

图 4-29　牙列拥挤矫治前后像

A.矫治前　B.矫治后

2.按骨型分类　前牙反𬌗可分为两种类型(图 4-30):

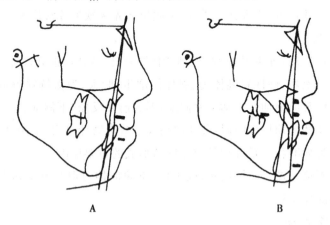

图 4-30　前牙反𬌗牙型分类

A.安氏Ⅰ类　B.安氏Ⅲ类

(1)骨骼Ⅰ型:ANB 角≥0°;

(2)骨骼Ⅲ型:ANB 角<0°。

一般情况下牙型和骨型是一致的,但骨型与牙型不一致的病例也并不少见。

3.按致病机制分类

(1)牙源性(牙性):由于替牙期牙齿萌出、替换障碍,上下切牙的位置异常,造成单纯前牙反𬌗。其磨牙关系常为中性,颌面基本正常,矫治容易,预后良好。

(2)功能性(肌能性):后天因为各种诱因(咬合干扰、早接触、口腔不良习惯及不正确哺乳、扁桃体肥大等)导致下颌反射性前伸而形成的前牙反𬌗称为功能性反𬌗。磨牙关系多为轻度近中,一般反覆盖较小,反覆𬌗较深,下颌骨大小、形态基本正常,显示轻度的下颌前突和Ⅲ类骨面型。下颌可以后退至前牙对刃关系,下颌后退或处于姿势位时,侧面型较牙尖交错位时改善。

(3)骨骼性(骨性):由于上、下颌骨生长不均衡造成的颌间关系异常,表现为下颌发育过度、上颌发育不足,磨牙关系近中,前牙反𬌗,Ⅲ类骨面型显著,下颌前突且不能后退。骨性前牙反𬌗又称为真性Ⅲ类错𬌗或真性下颌前突,矫治难度大,严重时需配合外科手术。

4.鉴别诊断　　见表 4-1。

表 4-1　鉴别诊断

反𬌗类型	牙源性	功能性	骨骼性
磨牙关系	多为中性	多为轻度近中	近中磨牙关系
面型	基本正常	轻度的下颌前突和Ⅲ类骨面型	Ⅲ类骨面型显著
是否能后退至对刃	可以	可以	不能
ANB 角	大于或等于 0°	大于或等于 0°	ANB 角小于 0°,Ⅲ类骨面型
预后	良好	较好	矫治难度较大,有的需要配合外科手术

(四)矫治方法

前牙反𬌗不经矫治有随生长逐渐加重的趋势,所以早期矫治尤为重要。早期矫治方法相对简单,且有利于颌面部向正常方向发育。有的前牙反𬌗病例矫治较简单,但如果同时伴有牙列拥挤、牙弓高度与宽度的不调以及颜面不对称时,则矫治难度较大。前牙反𬌗特别是骨性前牙反𬌗病例,矫治后随生长发育有复发的可

能,因此不少病例要分阶段治疗,矫治的时间比较长。不同类型前牙反𬌗患者治疗方法有所不同,现简述如下:

1.上颌𬌗垫矫治器　适用于乳牙期、替牙期以牙齿因素为主的前牙反𬌗。患者反覆𬌗较浅、反覆盖较大,上前牙牙轴较直立并可有轻度拥挤。伴有双侧后牙反𬌗时可以在矫治器上设计分裂簧扩展上牙弓。

2.下前牙树脂联冠式斜面导板矫治器　适用于乳牙期以功能因素为主的前牙反𬌗病例,患者反覆𬌗较深、反覆盖不大、牙列较整齐、不伴有拥挤。

3.肌激动器　适用于替牙期以功能性因素为主的前牙反𬌗,也可用于恒牙早期上切牙舌倾、下切牙唇倾的牙性反𬌗病例、但不适用于骨骼畸形较明显或者牙齿拥挤错位的反𬌗病例。

4.功能调节器Ⅲ型(FR-Ⅲ)　适用于乳牙期和替牙期,对功能性反𬌗和伴有轻度上颌发育不足、下颌发育过度的病例有较好的效果。由于该矫治器不直接作用于牙齿,对切牙即将替换或正在替换的患者,其他矫治器很难发挥功能时,FR-Ⅲ有其独特的作用。

5.上颌前方牵引矫治器　适用于替牙期或乳牙期上颌发育不足为主的骨性前牙反𬌗,恒牙早期病例也可以试用。

6.固定矫治器　对恒牙早期需要拔除四个前磨牙矫治的前牙反𬌗病例,固定矫治器可以在建立适当的前牙覆𬌗、覆盖关系的同时,排齐牙列,矫正前牙反𬌗并调整磨牙关系,是一种较好的选择,治疗期间要使用Ⅲ类颌间牵引。由于Ⅲ类牵引有使上磨牙伸长的作用,易使咬合打开,因此对高角病例的使用应慎重。

7.正畸-正颌外科联合治疗　重度下颌骨性前突畸形和上颌发育受限或伴有其他错𬌗畸形,如开𬌗、下颌偏斜等可进行正颌外科手术。

二、后牙反𬌗

后牙反𬌗可发生在乳牙期、替牙期和恒牙期,有个别后牙反𬌗,也有多数后牙反𬌗,可发生在单侧或双侧。

(一)病因

1.乳磨牙早失或滞留引起替牙后上后牙舌向错位或下后牙的颊向错位。

2.一侧多数牙龋坏,只能用另一侧咀嚼,日久可导致单侧多数后牙反𬌗。

3.对一侧下颌的不正常压力,如长期一侧托腮的习惯,可使下颌逐渐偏向另一侧,引起另一侧多数后牙反𬌗。

4.口呼吸患者两颊压力增大,上牙弓逐渐变窄,可引起双侧多数后牙反𬌗。

5.唇腭裂患者,上颌牙弓宽度发育不足,常有双侧后牙反𬌗。

6.其他因素:如替牙期咬合干扰与髁突良性肥大,易引起单侧后牙反𬌗;巨舌症也可引起后牙反𬌗。

(二)矫治方法

1.一侧后牙反𬌗　可戴上颌单侧𬌗垫矫治器(图 4-31)。对于个别后牙反𬌗,除了用𬌗垫矫治器外,还可用上下固定矫治器进行上下反𬌗牙的颊舌向交互牵引,以解除后牙反𬌗。

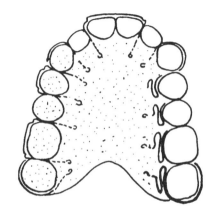

图 4-31　上颌单侧𬌗垫矫治器

2.双侧后牙反𬌗　患者上牙弓明显狭窄,可采用上颌分裂基托,附双侧𬌗垫活动矫治器,利用分裂簧扩大上牙弓宽度。此外,还可应用螺旋分裂基托矫治器。

(刘军华)

第四节　前牙深覆盖

前牙深覆盖指上前牙切端至下前牙唇面的最大水平距离超过 3mm 者。前牙深覆盖时磨牙关系多为远中,并常伴有前牙深覆𬌗,是典型的安氏Ⅱ类 1 分类错𬌗;前牙深覆盖、磨牙关系中性的情况在临床上较为少见,且往往是局部原因造成。

一、病因

造成前牙深覆盖的原因是上下牙弓矢状关系不调,上颌牙弓过大或位置靠前、下颌牙弓过小或位置靠后;或者是上下颌骨的位置关系异常。上下颌骨或上下牙弓关系不调受遗传与环境两方面的影响。

(一)遗传因素

研究表明,Ⅱ类错𬌗上颌牙相对于下颌牙不成比例的偏大。另外,上前牙区额外牙、下切牙先天缺失等均可致前牙深覆盖。这些因牙齿大小、数目异常所造成的错𬌗受遗传较强的控制。严重的骨骼畸形,如下颌发育过小、上颌发育过大也受遗传因素明显的影响。

(二)环境因素

1.局部因素　包括口腔不良习惯和替牙障碍。一些口腔不良习惯如口呼吸习惯、长期吮拇指、咬下唇等可造成上前牙唇倾、拥挤,前牙深覆盖。

2.全身因素　全身疾病如钙磷代谢障碍、佝偻病等,均可引起上牙弓狭窄,上前牙前突和远中关系。

二、类型

按病因机制,前牙深覆盖分为以下 3 型:

1.牙性　常因上下前牙位置或数目异常造成,颌骨、颅面关系基本协调,磨牙关系可为中性。如上前牙唇向、下前牙舌向错位;或者上颌前部额外牙或下切牙先天缺失等。

2.功能性　异常神经肌肉反射引起的下颌功能性后缩。异常神经肌肉反射可因口腔不良习惯引起,也可由𬌗因素导致。功能性下颌后缩,上颌一般正常,当下颌前伸至中性磨牙关系时,上下牙弓矢状关系基本协调,面型明显改善。此型错𬌗多数预后良好。

3.骨性　由于颌骨发育异常导致上下颌处于远中错𬌗。功能性和骨性前牙深覆盖远比单纯牙性者多见。

研究表明,形成安氏Ⅱ类 1 分类错𬌗的骨骼因素中,下颌后缩是主要因素。这提示早期进行生长控制时使用功能矫治器促进下颌发育,比使用口外弓抑制上颌发育更具有普遍性。

三、矫治

(一)早期矫治

1.尽早去除病因,例如破除各种口腔不良习惯,治疗鼻咽部疾患,拔除上颌额外牙及扩展宽度不足的上牙弓等。

2.对于存在上下颌骨关系不调的安氏Ⅱ类1分类错𬌗患者,进行矫形治疗以免影响颌骨的生长(图 4-32)。

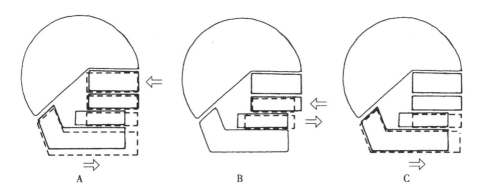

图 4-32　安氏Ⅱ类1分类错𬌗治疗示意图

A.生长改良治疗,抑制上颌,促进下颌生长　　B.掩饰性治疗,内收上前牙,前移下前牙
C.手术治疗,前移下颌骨及下牙列

(1)促进下颌向前生长:Ⅱ类错𬌗的主要因素是下颌后缩,因此,对大多数Ⅱ类错𬌗病例,近中移动下颌是矫正前牙深覆盖、远中磨牙关系和增进面部和谐与平衡的有效方法。从替牙期到恒牙早期,下颌经历了生长快速期,在此阶段宜采用功能矫治器如肌激动器、Twinblock 矫治器、Herbst 矫治器刺激、促进下颌的向前生长,对许多Ⅱ类错𬌗前牙深覆盖和远中磨牙关系的矫正起到很好的作用。

(2)远中移动上颌与抑制上颌向前生长:远中移动上颌的难度很大,真正的骨骼畸形需要采用外科手术。但是,抑制上颌向前的发育却是可以做到的。在生长发育早期使用口外弓,限制上颌向前生长,与此同时,下颌能自由地向前发育,最终建立正常的上下颌矢状关系。

(3)后部牙槽嵴高度的控制:除颌骨矢状关系不调外,Ⅱ类错𬌗常伴有颌骨垂直关系不调。根据几何学原理,后部牙槽嵴高度减小,下颌将向前向上旋转,下颌平面角减小,颏点位置前移,这对高角病例的治疗有利;相反,后部牙槽嵴高度增加,下颌将向后向下旋转、下颌平面角增大,颏点位置将后移,这对低角病例的治疗有利而不利于高角病例侧貌的改善。

口外弓通过改变牵引力的方向对后部牙槽嵴高度的控制能起到较好的作用。高角病例使用高位牵引,低角病例使用颈牵引,面高协调者使用水平牵引。功能性矫治器,例如肌激动器则不然,治疗中后部牙槽嵴高度增加、下颌平面角增大的情况常常发生。因此,对以下颌后缩为主、下颌平面角较大的Ⅱ类高角病例,临床上常将高位牵引口外弓与肌激动器联合使用(图4-33)。

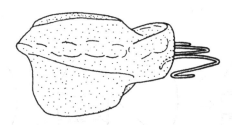

图 4-33　口外牵引肌激动器

改变颌骨的生长的最佳治疗时间在青春生长迸发期前1～2年。由于改变生长型是有限度的,大多数有颌间关系不调的安氏Ⅱ类1分类错殆病例需要在恒牙早期进行二期综合性矫治。

(二)综合性矫治

1.矫治原则　恒牙早期前牙深覆盖病例大多数为安氏Ⅱ类1分类错殆,伴有不同程度的颌骨及颅面关系不调。轻度或中度骨骼关系不调时,正畸治疗常常需要减数拔牙,在间隙关闭过程中,通过牙齿上下、前后的不同移动,代偿或掩饰颌骨的发育异常。对于尚处于青春生长迸发期前或刚刚开始的部分患者,可以抓紧时机,进行矫形生长控制。严重的骨骼异常需要在成年之后进行外科正畸。

2.恒牙期安氏Ⅱ类1分类错殆的治疗目标　①通过拔牙解除牙列拥挤,排齐牙列;②减小前牙的深覆殆;③减小前牙的深覆盖;④矫正磨牙关系。

为达到这一矫治目标,需要拔牙提供间隙。常用的拔牙模式是拔除14、24、34、44,有的患者也可拔除14、24、35、45。上牙弓拔牙间隙主要用于前牙后移、减小覆盖;下牙弓拔牙间隙主要用于后牙前移、矫正磨牙关系。

3.正畸治疗方法　恒牙期拔除4颗前磨牙的安氏Ⅱ类1分类错殆患者的矫治多采用固定矫治器。以方丝弓矫治器为例,矫治过程如下:

(1)排齐和整平牙弓:应用弓丝以由细到粗、由软到硬、由圆到方为原则。整平牙弓时常可戴用平面导板打开咬合。如需增强磨牙支抗,可配合使用腭杆、口外弓等辅助装置。

(2)颌内牵引:远中移动上尖牙,使尖牙与第二前磨牙靠拢(图 4-34A),下颌尖牙一般不需要单独向远中移动。

(3)内收切牙、减小覆盖:内收上前牙是矫正前牙深覆盖的主要方法。如上前牙需要较多的后移,应当使用方丝,对上切牙进行内收的同时行根舌向(冠唇向)的转矩控制(图 4-34B)。上前牙内收时,由于"钟摆效应",前牙的覆𬌗将会加深,使原本在第一阶段得以控制或矫正的深覆𬌗重新出现。为此,在弓丝的关闭曲前后弯人字形曲,在内收的同时,继续压低上切牙(图 4-35)。

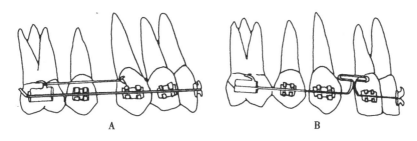

图 4-34　方丝弓矫治器矫治安氏Ⅱ类 1 分类错𬌗

A.链圈拉尖牙向远中　B.T 形曲内收上前牙

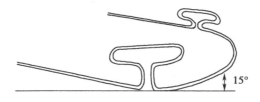

图 4-35　T 形曲前后人字形曲

(4)磨牙关系矫正:由于上颌的 6 颗前牙分两阶段向远中移动,下颌 6 颗前牙同时向远中移动,下颌磨牙的前移将比上颌磨牙多;另外,在内收切牙时常配合使用Ⅱ类颌间牵引,起到保护上磨牙支抗,消耗下磨牙支抗的作用,这进一步改变了上、下磨牙前移的比例;治疗中若使用口外弓,上磨牙的前移会得到更有效地控制。通过这些共同作用,使前后牙段发生不同比例的近远中移动,最终前牙达到正常的覆盖关系,磨牙建立中性。

(5)精细调整:可利用各种牵引如三角形、矩形牵引等达到理想的尖窝关系。

(刘军华)

第五节   深覆殆

深覆殆是上下牙弓及颌骨垂直向发育异常所致的错殆畸形,主要表现为上前牙切缘覆盖下前牙牙冠唇面长度 1/3 以上或下前牙切缘咬合与上前牙舌面切 1/3 以上。

一、病因

1.遗传因素   上下颌骨间大小、形态发育不调可导致深覆殆。上颌发育过大,下颌形态异常,位置靠后。下颌呈逆时针生长型。

2.全身因素   儿童时期全身慢性疾病致颌骨发育不良,后牙萌出不足,后牙槽嵴高度发育不足,前牙槽嵴高度发育过度。

3.咬合因素   咬肌、翼内肌张力过大,有紧咬牙习惯,抑制了后牙牙槽嵴的生长。

4.局部因素   多数乳磨牙或第一恒磨牙早失,颌间距离降低;先天缺失下切牙或乳尖牙早脱,下牙弓前段缩短,下切牙与上切牙无正常接触,导致下切牙伸长。

5.双侧多数磨牙颊、舌向错位严重,后牙过度磨耗。

二、临床表现

以安氏 II 类 2 分类为例简述其临床表现:

1.面型   一般呈短方面型,面下 1/3 较短,下颌平面角小,咬肌发育好,下颌角区丰满,颏唇沟深。

2.牙   上切牙垂直或内倾,上尖牙唇向,上牙列拥挤,下切牙内倾拥挤。

3.牙弓   上下牙弓呈方形,切牙内倾致牙弓长度变短,下牙弓矢状曲线曲度过大;上牙弓因切牙内倾,矢状曲线常呈反向曲线。

4.咬合   前牙呈深覆殆,覆盖常小于 3mm,前牙呈严重的闭锁殆。

5.磨牙关系   由于下颌被迫处于远中位,常呈远中关系;如仅为牙弓前段不调,磨牙可能呈中性关系。

6.口腔内软组织   由于上下切牙呈严重闭锁殆,深覆殆可能引起创伤性牙龈炎、急性或慢性牙周炎。

7.颞下颌关节 下颌运动长期受限者,可出现咬肌、颞肌、翼内肌压痛,张口受限等颞下颌关节紊乱疾病。

三、诊断

为了更好地分析、治疗,将深覆𬌗分为牙性和骨性两类。

1.牙性 上下颌前牙及牙槽嵴过长,后牙及牙槽嵴高度发育不足;上前牙牙轴垂直或内倾,下前牙有先天缺牙或下牙弓前段牙列拥挤致下牙弓前段缩短;磨牙关系可能为中性、轻度远中或远中;面部畸形不明显。

2.骨性 除牙型表现外,同时伴颌骨与面部的畸形,面下 1/3 畸形明显。

四、矫治

(一)替牙期及恒牙初期

1.牙性深覆𬌗 由牙或牙槽在垂直向发育异常引起。

(1)治疗原则:改正切牙长轴,抑制上下切牙的生长,促进后牙及牙槽嵴的生长。

(2)治疗方法:常用上颌活动矫治器,平面导板上附双曲舌簧(图 4-36),平面导板高度以打开后牙咬合 3mm 左右为宜。矫正上切牙内倾的同时矫正深覆𬌗,让下颌及下切牙自行调整,待上切牙牙轴改正,深覆𬌗改善后,视下颌情况作活动或固定矫治器排齐下前牙,改正下切牙内倾和曲度过大的矢状曲线。

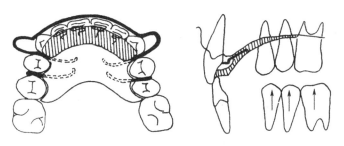

图 4-36 平面导板上附舌簧矫治器

2.骨性深覆𬌗 除牙或牙槽在垂直向发育异常外,同时伴有上下颌骨间位置的失调。

（1）治疗原则：首先矫正内倾的上前牙，解除妨碍下颌骨发育的障碍，引导颌面部正常生长，刺激后牙及牙槽嵴的生长，抑制前牙及牙槽嵴的生长。

（2）治疗方法：可使用上颌活动矫治器或固定矫治器，先粘上颌托槽以矫正上切牙长轴，解除闭锁；如覆𬌗深，可同时在上牙弓舌侧作平面导板，打开后牙咬合以利后牙生长，并使下颌自行向前调整，待上切牙长轴矫正，深覆𬌗改善后，作下颌固定矫治器排齐下牙列并矫正矢状曲线；如仍为远中关系，可进行Ⅱ类牵引，如后牙长度仍不足时，可在双侧后牙作垂直向牵引以刺激牙及牙槽嵴的生长。

（二）恒牙后期及成年人

因为生长发育已基本结束，治疗重点应是矫正牙及牙槽嵴的异常。但使用的矫治力应更轻、更柔和，以利于牙周组织改建。

1.牙性深覆𬌗   可用固定矫治器，先矫正内倾的上颌切牙以解除对下颌的锁结，上牙弓舌侧可附平面导板打开后牙咬合以矫正深覆𬌗。咬合打开后再粘下颌托槽排下牙列，改正𬌗曲线使上下前牙建立正常的覆𬌗，覆盖关系。

2.骨性深覆𬌗   成人骨性深覆𬌗，特别是前、后面高比例过大，下颌平面角小的患者，治疗十分困难。严重的骨性深覆𬌗患者打开咬合、改正深覆𬌗难度很大，必要时可以采用外科-正畸治疗。

（刘军华）

第六节   其他错𬌗畸形

一、锁𬌗

锁𬌗是后牙的一种错𬌗畸形，指上颌后牙被锁结在下后牙的颊侧，或是下颌后牙被锁结在上后牙的颊侧。

（一）分类

1.正锁𬌗   是上后牙舌尖的舌斜面与下后牙颊尖的颊斜面相咬合，𬌗面无咬合接触（图 4-37A）。

2.反锁𬌗   是上后牙颊尖的颊斜面与下后牙舌尖舌斜面相咬合（图 4-37B），𬌗面无咬合接触，该错𬌗在临床上较少见。

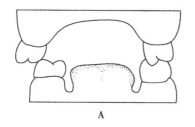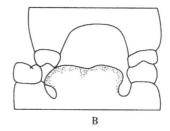

图 4-37　后牙锁𬌗

A.一侧后牙正锁𬌗　B.一侧后牙反锁𬌗

(二)病因

1.个别牙锁𬌗　可因个别乳磨牙早失、滞留或恒牙胚位置异常,以致错位萌出而造成锁𬌗。上下第二恒磨牙的正锁𬌗较为常见,多由颌弓长度发育不够,间隙不足所致。

2.单侧多数后牙正锁𬌗　各种原因引起的单侧咀嚼习惯,日久废用侧易形成深覆盖,由深覆盖再发展而成为多数后牙正锁𬌗。

(三)危害

1.南于锁𬌗的锁结关系,影响下颌的侧向运动,使咀嚼功能降低。

2.因锁𬌗导致下颌有关肌肉的异常动力平衡,形成下颌骨发育不对称和颜面不对称畸形。

3.可能诱发颞下颌关节疾患。

(四)矫治

矫治原则:升高咬合,解除锁𬌗关系。

1.个别牙正锁𬌗　上后牙颊向错位多见。可采用单侧𬌗垫活动矫治器,即在健侧的上牙弓或下牙弓装置单侧𬌗垫,使锁𬌗牙脱离牙尖锁结,在上下锁𬌗牙上各做一带环,在上颌牙带环的颊面及下颌牙带环的舌面上各焊一个牵引钩,挂橡皮圈于上下颌牵引钩之间,上下牙交互支抗进行矫治(图 4-38)。

2.一侧上、下第二磨牙正锁𬌗　临床上较多见,而且上磨牙颊向错位的程度,常比下磨

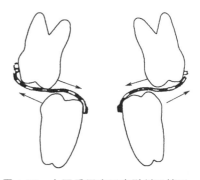

图 4-38　上下后牙交互牵引纠正锁𬌗

牙舌向错位的程度为重。如果同侧的上第三磨牙尚未萌出而又即将萌出,可将该侧第二磨牙拔除,以便第三磨牙自行调位于已拔除的第二磨牙位置萌出,与下第二磨牙建立正常关系。

3.一侧多数后牙正锁𬌗　常见于下牙弓狭窄,锁𬌗侧下后牙向舌侧错位严重,但上后牙颊侧错位不明显。这种患者可戴用下颌单侧𬌗垫矫治器,即在健侧下颌后牙上做𬌗垫,使锁𬌗牙脱离牙尖锁结,矫治器在锁𬌗侧下后牙舌侧放置双曲舌簧,矫治锁𬌗侧下后牙向颊向移动,以矫治正锁𬌗。

4.反锁𬌗矫治

(1)矫治原则与正锁𬌗相同而方法相反。多数反锁𬌗矫治:最有效方法是将锁𬌗侧上颌牙弓扩大。

(2)锁𬌗关系解除后,对𬌗垫进行分次调磨,同时调磨锁𬌗牙的过高牙尖,必要时配合脱敏措施。矫正个别后牙锁𬌗或多数后牙锁𬌗,都要注意间隙问题。如间隙不足,需先开拓间隙;如严重拥挤则需配合减数。

二、开𬌗

开𬌗主要是上下牙弓及颌骨垂直向发育异常,上下颌牙在牙尖交错位及下颌功能运动时无接触。开𬌗患者除高度、长度异常外,面部宽度显著减小,上下牙弓明显狭窄。

(一)病因

1.口腔不良习惯　常见的不良习惯为吐舌习惯,其形成的前牙区开𬌗间隙呈梭形,与舌的形态一致。此外,如伸舌吞咽、吮拇指、咬唇等均可造成前牙区开𬌗,咬物习惯(如咬铅笔等)可能在咬物的位置形成局部小开𬌗。

2.下颌第三磨牙前倾或水平阻生　推下颌第二磨牙向𬌗方,使之高出𬌗平面,同时常伴有舌习惯等因素,多见于全口多数牙无𬌗接触的患者。

3.严重的佝偻病　患儿可呈现大范围开𬌗,其特征是前大后小的楔形间隙。

4.遗传因素　关于开𬌗是否存在遗传的问题,一些学者对此有不同的看法,尚需进一步研究。有的患者在生长发育过程中,上颌骨前份呈向前、上旋转,下颌骨呈向后、下旋转的生长型,可能与遗传有关。

5.医源性因素　如不恰当的正畸治疗及不良修复体等。

(二)临床表现

1.牙及牙槽嵴　后牙萌出过多,牙槽嵴发育过度;前牙萌出不足,牙槽嵴发育不足。磨牙可能呈中性、远中或近中关系，伴有前牙开𬌗或前磨牙开𬌗或磨牙开𬌗。

2.颌骨 上颌可能正常或宽度发育不足，腭穹高拱，其位置向前、上旋转；下颌支短、下颌角大、角前切迹深，下颌体向前、下倾斜度增大，下颌骨向后、下旋转。

3.面部 严重的开𬌗患者呈长面型，面下 1/3 过长，微笑时露上前牙牙龈；面宽度减小。

4.功能损害 咀嚼及语音功能显著降低，且随开𬌗程度及范围的增大，功能降低更明显。

（三）诊断

明确开𬌗畸形的机制，对治疗有指导作用。

1.牙性 主要为牙及牙槽嵴的问题，即前牙萌出不足，前牙牙槽嵴发育不足和（或）后牙萌出过长、后牙牙槽嵴发育过度，面部无明显畸形，颌骨发育基本正常。

2.骨性 患者除牙及牙槽嵴的问题外，主要表现为下颌骨发育异常，下颌支短、下颌角大、角前切迹深、下颌平面角（FH-MP）大，PP、OP、MP 三平面离散度大，Y 轴角大，下颌向后、下旋转，后、前面高比（S-Go/N-Me）小于 62%，面下 1/3过长，严重者呈长面综合征表现，可伴有前牙及牙槽嵴的代偿性增长。

（四）矫治

首先明确病因，根据开𬌗形成的机制选择正确的治疗方法。

1.生长期儿童

（1）牙性开𬌗：多系不良习惯引起。混合牙列期可用活动矫治器加舌屏、腭刺改正不良习惯，如后牙萌出过多时可在后牙区加𬌗垫以压低后牙；幼儿一般在破除不良习惯后，上下切牙可以自行生长；如患者年龄较大，切牙不能自行调整时，可在开𬌗的上下切牙粘托槽进行垂直牵引。

（2）骨性开𬌗：分析是否为缺钙所致佝偻病，如系全身因素引起的畸形则应配合补钙及全身治疗。生长早期患者除用前述矫治器外，应配合口外颏兜牵引，矫治器的𬌗垫应做得较高，以刺激髁突生长和下颌支增长，引导下颌骨正常生长。

2.生长后期及成年人

（1）牙性开𬌗：一般用固定矫治器矫治，如直丝弓或多曲方丝弓矫治技术（MEAW）等（图 4-39）。必要时配合后牙𬌗垫压低后牙。应用多曲方丝弓技术纠正成人开𬌗病例，临床效果较为肯定。

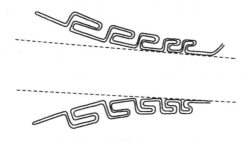

图 4-39　多曲方丝弓矫治器弓丝示意图

其基本原理是利用多个靴形曲,从而增加了弓丝长度及弹性。通过后牙远中直立,配合前牙区垂直牵引,使开殆患者分离的殆平面合二为一,形成新的殆平面。如伴有前牙前突、拥挤的患者,可采用拔牙矫治,可选择拔除牙弓中、后段的牙,如拔除 4 个第二前磨牙或 4 个第一磨牙,使后牙前移、前牙后移,降低颌间距离的同时上前牙向后、下移动以减少前牙的开殆度;此外,还应注意破除不良习惯。如为第三磨牙阻生,其萌出力使第二磨牙抬高形成全口多数牙开殆时,应及时拔除阻生的第三磨牙并压第二磨牙使之回到正常位置,同时应加强咀嚼肌的训练以矫治开殆。

(2)骨性开殆:因生长发育基本完成,矫治十分困难。轻、中度骨性开殆患者除了采用前述拔牙矫治及多曲方丝弓矫治技术外,可采用增加牙代偿的掩饰矫治法将开殆区的上下颌牙适当地代偿性伸长,尽可能地改善面部形态。严重的骨性开殆、长面综合征患者则应进行外科-正畸联合治疗。

三、双颌前突

(一)病因

1.有明显的种族及地域差异,一般黑种人面型比黄种人突,而黄种人又比白种人显突。

2.舌习惯和口呼吸可加重双颌前突;与遗传有关,但不确切。

(二)临床表现及诊断

患者表现为明显的开唇露齿,面部中、下 1/3 向前凸出。上下唇短缩,上下前牙唇倾大,磨牙关系多为中性,常伴颏部发育不良。严重者常有口呼吸习惯及不正常的吞咽动作,口腔易干燥。头影测量显示 SNA、SNB 一般大于正常。

（三）矫治

1.牙及牙槽骨前突 患者除了上下前牙倾斜前突,常伴有不良的舌习惯以及唇肌松弛。恒牙列早期双颌前突,应尽早去除不良习惯,训练唇肌和培养正确吞咽动作。治疗方法主要采用拔牙固定矫治,利用拔牙间隙内收上下前牙,尤其要重视对支抗的控制,采用增强支抗方法。用方丝内收切牙时,要重视对上下切牙的转矩控制。

2.颌骨前突的矫治 恒牙列早期患者一般采用固定矫治器矫治,通过拔牙获得间隙,通过对切牙的控根移动改善颌骨前突,通过牙代偿掩饰颌骨前突状态。正畸方法可改善牙齿排列及达到较正常的咬合功能。较严重的骨性前突且有明显的遗传倾向的病例,应待成年后进行外科-正畸联合治疗。

四、小结

本章节主要对常见错𬌗畸形的病因、诊断、治疗进行了一些总结和归纳。作为口腔医学的学生,既要学习好临床诊断,更要注意掌握运用矫治方法的工作程序,在技术操作中不断去加深对理论的理解。作为口腔医学技术的学生,则要首先学习好常用活动矫治器的制作,逐步掌握矫治器的设计原理,进而理解常见错𬌗畸形的病因和诊断。

牙列拥挤是临床最为常见的病例,正确诊断拥挤的类型和程度,才可能选择正确的矫治方法;正畸临床拔牙需要考虑牙列拥挤度、前牙突度、Spee 曲线、支抗磨牙前移、垂直骨面型、矢状骨面型、软组织侧貌等多方面的因素;儿童时期的前牙反𬌗容易对将来的容貌产生严重影响,一般应该早期治疗;深覆盖、深覆𬌗、开𬌗患者的治疗,要特别注意明确病因诊断,避免矫治的设计出现偏差;一些严重的骨性错𬌗畸形,需要正畸一外科联合治疗,也需要给予患者明确的指导。

（刘军华）

第七节 矫治后的保持

错𬌗畸形经过矫治后,牙齿或颌骨的位置发生了改变,但它们有退回到原有状态的趋势,即复发。为了让其周围骨质及邻近组织适应性改建,使牙齿、颌骨稳定于该特定位置,需要进行保持。因此,保持已获得的矫治效果应为矫治计划中不可或缺的一部分,在一定程度上决定着正畸治疗的成败。

一、保持的必要性

(一)新的动力平衡尚未建立

在错𬌗畸形形成过程中,唇、颊、舌肌及口周肌肉形成了与畸形相适应的肌动力平衡。错𬌗畸形的矫治,是用矫治器破坏畸形的动力平衡,恢复正常功能。由于畸形形态学的改变往往先于功能和肌动力的改建。这样,在畸形形态矫治完成后,新的形态还可能受到旧的动力平衡的影响而被破坏,导致畸形的复发。所以必须保持矫治后的新位置与新形态,等待肌系统改建完成,以建立新的动力平衡。

(二)牙周膜纤维张力尚未恢复平衡

错𬌗畸形矫治过程中,被矫治牙齿的牙周纤维束扭曲变形。在牙龈结缔组织纤维及牙周膜纤维的张力建立起新的平衡前,牙齿不能稳定于新的位置,尤其是扭转牙矫治后更易复发,因此必须进行保持,使牙周组织得到彻底而稳定的改建。

(三)𬌗关系的平衡尚未建立

在矫治过程中,由于改变了上下颌牙、牙弓或颌骨的位置,建立了新的𬌗关系。在上下颌牙齿的牙尖斜面关系未经咬合调整达到平衡前,这种新建立的𬌗关系是不稳定的,使错𬌗畸形有复发的趋势。因此,在矫治之后,必须通过功能磨耗或人工调𬌗建立新的平衡,这个过程需要借助较长时间的保持来完成。

(四)口腔不良习惯未破除

由口腔不良习惯导致的错𬌗畸形,在矫治的同时要注意不良习惯的彻底戒除,否则矫治效果就不会稳定。去除因各种口腔不良习惯造成的肌动力不平衡因素,对最终保持矫治疗效、防止复发有重要作用。

(五)生长发育

生长发育有助于许多错𬌗畸形的治疗,但是也可引起错𬌗畸形矫治后的复发。颌骨的生长是长、宽、高三维方向立体发展的,宽度的发育最早完成。正畸矫治通常在恒牙早期进行,颌骨长度和高度的发育会持续到矫治结束后几年的时间。因此,在制订保持计划时,必须充分考虑到生长发育可能对矫治效果产生的不良影响,有针对性地设计保持方法和保持时间。

（六）第三恒磨牙的萌出

上下颌第三磨牙,尤其是前倾和水平阻生的第三磨牙在萌出过程中,对牙弓有向前挤压的力量,这个力量可能与一些错𬌗畸形如上颌前突、下颌前突、前牙拥挤等的复发相关。虽然目前在此问题上还存在一定争议,但我们在制订矫治和保持计划时,应该考虑到第三磨牙的因素,并密切注意第三磨牙的萌出,必要时应及时拔除,以免第三磨牙的萌出对矫治疗效产生不利的影响。

二、影响保持的因素

（一）牙齿的大小、形态和数目

牙齿大小不调或是形态数目异常,可造成上下牙齿宽度比例失调,影响矫治效果,应配合减数或义齿修复,以稳固矫治效果。

（二）牙齿邻接关系

矫正后如果某个牙齿邻接关系不良,可危及到牙弓的稳定,引起新的错𬌗畸形。建立良好的牙齿邻接关系,能抵抗来自咬合及各个方向肌肉所施加的压力,有利于保持。

（三）𬌗关系的平衡

广泛的牙尖交错关系最稳定,而尖对尖的𬌗关系不利于矫治后的保持。另外,在矫治过程中要注意调整𬌗关系,消除早接触点,建立𬌗关系的平衡,避免功能性错𬌗的发生。

（四）牙弓的大小与基骨的关系

牙弓的大小应与基骨相适合,牙齿只有位于基骨之内才能保持稳定。矫治结束后,如牙弓大于颌弓,牙齿位于基骨之外,则容易复发。

（五）牙周软、硬组织的健康状况

健康的牙周组织是矫治效果稳定的先决条件。如果牙齿受力过大,牙周膜内的代谢紊乱,则不利于牙齿移动后的保持。牙槽骨发生病变,就难以承受正常的咀嚼压力,也就不利于矫治后牙齿的稳定。

（六）髁突的位置

正畸治疗过程中,如果下颌位置发生了改变,而髁突和关节窝的改建不足以适应新的下颌位置,一旦髁突回到正常位置,就会导致错𬌗畸形的复发。

（七）肌功能状态

恢复咀嚼肌、颜面肌和舌肌的正常功能,使其内外压力协调,有利于保持牙齿位置和咬合关系的稳定,从而达到防止错殆畸形复发的目的。

(八)超限矫治

机体组织器官的可塑性是有一定生理限度的,超过这个限度,治疗就会失败。临床矫治时如果超限矫治,采用任何方法进行保持也不会收到稳定的效果,因此在制订治疗计划时就应考虑到其生理限度。

三、保持的方法

为了使牙和颌骨稳定于矫治后的特定位置,保持良好的临床矫治效果,一般需要戴用保持器进行保持以防止复发。

(一)保持器应具备的条件

1.尽可能不妨碍各个牙齿的正常生理活动。

2.对于处在生长期的牙列,不能影响牙颌的正常生长发育。

3.不妨碍咀嚼、发声等口腔功能,不影响美观。

4.便于清洁,不易引起牙齿龋蚀或牙周组织的炎症。

5.结构简单,容易调整,摘戴方便,不易损坏。

(二)保持器的种类及应用

1.活动保持器

(1)Hawley 保持器标准型:适用于唇侧或舌侧错位牙齿矫治后的保持,以及防止扭转牙的复发,是临床最常用,历史最悠久的活动保持器。为 Hawley 于 1920 年设计,由双曲唇弓、一对磨牙卡环及树脂基托组成(图 4-40)。双曲唇弓应与前牙轻轻接触而无压力,卡环应具有良好的固位作用,基托可以覆盖全部硬腭,也可作成马蹄形。这种保持器允许牙齿有生理范围内的调整,唇弓控制切牙位置,曾用于关闭多带环固定矫治器所致的牙间隙。由于直接粘接技术的广泛应用,一般不再需要用它来关闭间隙,偶有需用带环的患者在保持时可考虑选用。

制作 Hawley 保持器时固位卡环的位置非常重要,卡环放置位置不当,会影响牙殆关系,破坏正畸治疗结果。在下颌制作 Hawley 保持器时要注意,如果制作时没有去除倒凹,其将很难戴入且摘戴时很易折断。

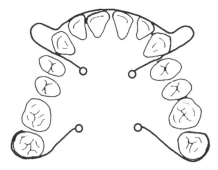

图 4-40　标准 Hawley 保持器

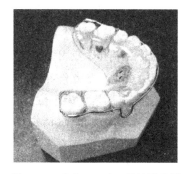

图 4-41　改良 Hawley 保持器 I 型

（2）改良 Hawley 保持器 I 型：由双曲唇弓、一对磨牙箭头卡环及树脂基托组成。在第一前磨牙拔除的病例中，由于 Hawley 保持器标准型是将双曲唇弓横过拔牙间隙，不能保持已关闭的拔牙间隙，甚至适得其反。因此，对 Hawley 保持器标准型进行改良，将唇弓焊接在磨牙箭头卡环的颊侧桥体上，有利于保持关闭后的拔牙间隙（图 4-41）。

（3）改良 Hawley 保持器 II 型：其结构简单，由上下颌树脂基托及一个包埋于牙弓两侧最后磨牙远中面基托内的长唇弓组成（图 4-42）。唇弓在牙弓的两侧各弯制一个垂直曲，调节双曲可以关闭牙弓内的少量间隙，而且该双曲唇弓无越过咬合面的部分，所以不会影响咬合。

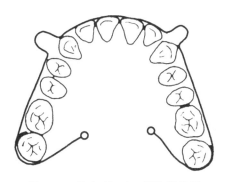

图 4-42　改良 Hawley 保持器 II 型

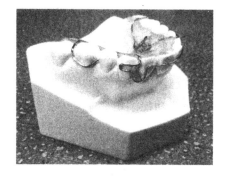

图 4-43　改良 Hawley 保持器 III 型

（4）改良 Hawley 保持器 III 型：该保持器适用于初诊时尖牙唇侧错位的患者，由唇弓、固位卡环和基托组成。它的特点是唇弓通过侧切牙和尖牙之间由唇侧进入舌侧，并由尖牙卡环来控制尖牙的位置，同时又可提供良好的固位作用（图 4-43）。

(5)Hawley 保持器的其他改良型:在 Hawley 保持器基托上前牙的舌侧基托设计平面导板,使下切牙轻微接触平面导板,有利于深覆殆矫治后的保持;在 Hawley 保持器基托上前牙的舌侧基托设计斜面导板,使下切牙轻微接触斜面导板,有利于 Angle Ⅱ类错殆矫治后的保持。

(6)牙齿正位器:牙齿正位器目前多使用预成品,有多种规格,也可自行设计制作。它是用软橡胶或弹性树脂制成的一种具有可微量调整牙齿位置的保持器,其上下颌连成一体,覆盖所有牙冠,有利于咬合关系及牙位的稳定,适合于有一定生长潜力的患者矫治后的保持。

(7)负压压膜保持器:由弹性塑料制作,覆盖所有牙列的牙冠,用于矫治后的保持,有利于咬合关系及牙位的稳定,效果良好。压膜保持器外形美观,体积较小,目前应用较为广泛(图 4-44)。

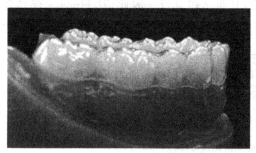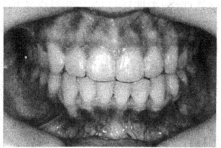

图 4-44　负压压膜保持器

(8)功能性保持器:对于生长发育期已经进行了功能矫形治疗的患者,为了充分保持已取得的骨性和功能性矫形的效果并使肌功能平衡完全建立,又或者为了防止随着生长发育的进行而导致错殆的复发时,均可以选用唇挡、生物调节器、前庭盾等进行功能性矫形治疗的矫治器,来作为功能性保持器。当治疗结束后,可将原功能矫治器做适当的改动

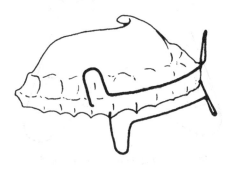

图 4-45　功能性保持器

作为保持器继续使用,直到生长发育期基本结束为止(图 4-45)。在保持时,还应配合其他的一些方法,如肌功能训练、调殆等,以便加快肌肉、牙齿对新环境的适应。

2.固定保持器　设计和应用各种固定装置直接粘接于牙冠表面来进行保持,

其不受患者合作因素的影响,且保持效果稳定、可靠,适用于需长期或终生保持的患者。

(1)固定舌弓或唇弓:根据保持的需要,在两侧第一磨牙带环上焊接与牙齿舌面或唇面接触的舌弓或唇弓,用于牙弓长度或宽度经矫治改变后的保持;也可在两侧尖牙上制作带环,然后焊接唇弓或舌弓(图 4-46)。临床上下颌尖牙之间的固定舌弓最常用,当下前牙拥挤经不拔牙矫治排齐后,尖牙之间的固定舌弓常需使用到第三磨牙萌出或拔除后。

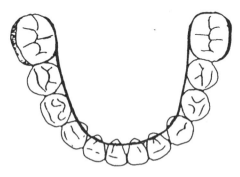

图 4-46　固定舌弓保持器

(2)粘固式前牙固定舌侧保持器:可以用麻花丝较容易地制作尖牙间粘固式保持器。青少年后期下切牙常常发生拥挤或加重拥挤的程度,特别是下前牙经过唇向开展矫治后的病例,主要原因是生长中唇肌的压迫。此时可用舌弓,将其在舌侧靠近舌隆突的位置与前牙粘接在一起,以便保持前牙的位置。

(3)牙间隙矫治后的固定保持丝:主要用于中切牙间隙矫治后的长期保持。取一段长短合适的麻花丝,将其弯制成一段弧形,与中切牙舌侧贴合,将其粘接在两中切牙舌隆突以上不影响咬合处,既允许中切牙有一定的生理动度,又能保持中切牙的位置(图 4-47)。

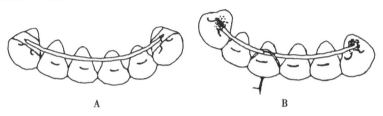

图 4-47　固定舌侧丝保持器

A.带环式　B.粘接式

（三）保持期限

由于正畸治疗完成后复发趋势可能始终存在,所以一般情况下正畸治疗完成后要求进行至少 2 年的保持,保持的时限受患者的年龄、健康状况、错𬌗的病因、类型及程度、矫治方法和矫治持续的时间等多种因素的不同而有较大的差别。不同的学者对此提出了从不保持到永久保持的各种建议。

一般情况,要求患者在最初的 6～12 个月内,白天晚上都戴用保持器;此后 6 个月内,只每天晚上戴用;再后 6 个月,隔日晚上戴用。如此逐渐减少保持器的戴用时间,直至牙齿稳定,不需再戴保持器为止。个别情况,如患者年龄小、矫治时间短、错𬌗程度轻等可适当缩短保持期限;而成年患者、遗传性错𬌗、扭转牙等的保持则应适当延长期限。

四、复发的预防

保持器去除后,患者几乎都有复发的倾向,针对不同的错𬌗畸形可采取以下预防复发的方法:

1.牙齿过度矫治　对某些患者常可预防矫治后的复发,如深覆𬌗或开𬌗,应矫正到超过正常覆𬌗的程度,扭转牙也有必要进行过度矫治。

2.早期治疗　在颌骨生长发育的快速期进行矫治,能获得比较稳定的效果。

3.牙颈部周围纤维切断　扭转牙矫治后,靠通常的保持方法往往不能得到稳定的效果,可对该牙进行牙颈部周围纤维切断,可减少保持时间并防止复发。

4.永久性保持　有的病例延长戴保持器的时间也不能防止复发,可采取固定或可摘修复体作为永久性保持器进行永久保持,如畸形钉状侧切牙、上中切牙间隙、严重扭转牙及恒牙缺失等。

5.外科正畸　有些错𬌗畸形仅仅依靠机械矫治治疗难以得到全面改善,往往须配合正颌外科手术治疗,如下颌前突畸形及开𬌗畸形等。

6.口腔不良习惯戒除　咬唇、吐舌等口腔不良习惯,在保持器去除前必须完全戒除,才能防止复发。

五、小结

保持是正畸治疗中的不可或缺的一个重要环节,对保持问题的关注应该贯穿整个正畸治疗的始终。任何正畸治疗计划都应该包括主动治疗完成之后的保持计划与设计,同时也是评价矫治成败的指标之一。牙齿、颌骨的移动与周围软硬组织的改建过程密切相关,很多原因都可能引起复发,必须对这些原因有深入的了解,才能帮助我们制定合理、有效的保持方法。

　　保持器有多种类型,临床中可根据患者错殆情况进行选择,既要有利于牙齿和骨骼的稳定,又要简单、方便,易于清洗。医师也要充分考虑到患者的配合程度,定期复诊观察,指导其顺利完成保持阶段。

(刘军华)

第五章　口腔种植

第一节　种植义齿设计中的生物力学基础

一、概述

骨在生物体中起着支架和运动的杠杆作用,骨和骨组织所具有的力学特性,是实现其功能的基础。当种植体植入骨组织内以后,与周围骨组织形成一个整体结构,在功能状况下承受载荷,并分布和传递力量,产生各种生物效应。研究种植体和骨组织在载荷作用下应力的分布和所产生的效应,有助于了解人工种植体的功能预后。

种植体负载后颈部骨组织早期的蝶型吸收以及修复后的骨吸收量和速度是牙种植体成功与否的关键检测指标,牙种植体周围骨组织吸收的原因一直是口腔种植学领域的研究热点。研究表明:牙齿正常的生物学宽度(2.04mm),有利于在牙颈部牙龈纤维和半桥粒的形成。当牙冠修复体的边缘侵犯到该生物学宽度时,牙槽嵴顶会退缩,重新建立合理的生物学宽度。为此,有学者提出了种植体颈部软组织生物学宽度形成假说:认为生物学宽度是种植体颈部的骨吸收原因。种植体颈部类似天然牙的生物学宽度结构,在一定程度上解释了种植体颈部牙槽骨早期吸收。但生物学宽度学说并不能完全解释种植体周围的骨吸收现象,因为在不存在基桩与种植体连接的一段式种植体同样也观察到了早期的种植体颈部骨吸收。

随着生物力学研究在生物学领域的不断发展,有学者提出了种植体颈部骨吸收的力学因素假说,涉及到种植体的材料、设计、种植修复设计等多个方面。牙种植体由纯钛或钛合金制成,其弹性模量大约是皮质骨的 5 倍,根据力学原则,当不同弹性模量的两种物质结合在一起,其中一种物质受力后,应力在界面上的分布是不均匀的,两种物质最先接触点处的应力值最大,应力值分布会形成"V"或"U"的形貌。三维有限元应力分析和光弹应力分析结果显示:对种植体加载不同大小和方向的应力,观察到具有"V"或"U"特征的应力分布,即在皮质骨区应力值最大,沿着种植体表面向松质骨方向逐渐减小,种植体颈部骨质吸收的形态也和三维有限元分析的应力分布相一致。Kunner 最早提出应力与骨组织改建程度相关的理论,指出牙槽嵴顶区域应力值最大,这个区域的应力值容易超出生理范围,造成病理性骨吸收,同时由于该区域的应力存在,影响血供,也会造成骨质吸收。Harris L J 等(1979)曾分析过人工关节和骨折内固定失败的原因:大多数是由于种植体-骨界面的相对运动和种植体及骨组织内部有应力集中所致。

生物力学研究表明造成种植体周围的早期骨组织吸收以及修复后的种植体短期内松动脱落的主要原因是超过生理限度的应力传递到种植体与骨组织的界面上,该界面没有完成矿化、改建,不能承受这种应力,导致骨组织吸收,种植失败。同时,临床上种植体及上部结构、上部修复的折断,更大程度上也是由于力学的因素。

近年提出的牙种植修复的生物力学相容性的概念,其核心内容是指通过合理设计,保证修复体产生的拾力能在种植体上部结构、种植体和周围的骨组织之间生理性传递和分布,不造成骨组织的吸收,并能维持骨组织的代谢和存在。

生物力学主要研究生物活性组织与所受应力的相互关系,种植系统结构设计对骨组织、生物材料、各种修复设计的影响,确定最优化的设计原则。

种植体良好的生物力学相容性主要包括三个方面:

1.能承受功能载荷,有足够的强度,不发生严重变形或断裂破坏。

2.行使功能时要对周围骨组织产生足够的应力传递,避免骨废用性萎缩。

3.对周围骨产生的应力传递不能超过生理限度。

二、骨组织生物力学特性

骨组织是一种代谢活跃的结缔组织,构成了人体的骨骼结构,并维持着体内的矿物质代谢。早在一个世纪以前,人们就对骨组织的力学性能和结构进行研究,以了解衰老和代谢相关的骨折问题,由此逐渐认识到骨组织的结构与其功能之间密切相关,在 19 世纪后期,形成了阐述骨组织结构与功能关系的 Wolff 定律。

骨组织结构符合最优化设计原则,即最小的结构承受最大的外力。观察骨组织对应力的反应,发现应力产生应变不仅可以导致局部骨改建,还会致使局部的骨细胞分泌一些细胞因子,这些细胞因子间接导致骨吸收。

骨组织的生物力学性质与骨密度相关,骨的钙化程度越高,骨密度越高,骨的强度和弹性模量就越大。皮质骨的抗压强度最高,而抗剪切强度最低。

骨组织呈各向异性,生物力学性能与所受外力的方向、作用频率密切相关。在某一方向上,骨组织的结构随着外力的增大而增强,随着外力的减小而吸收减弱。骨组织具有一定的粘弹性,力学性能与外力的作用频率以及持续时间有关,其内部物质和结构在外力的作用下会发生一定的改变。皮质骨,随着力的作用频率的增加,其弹性模量和弹性限度都会增加,但最大的形变量会减小。在低形变频率作用下,骨组织像粘性液体;在高应变频率作用下,同样的骨组织的力学性质更像具有脆性的弹性固体。另一方面,若保持加载的应力值不变,测得的应变值会不断改变,这种性质被称为蠕变,形变会持续进行或达到某一衡定值,这决定于物体的性质倾向于粘弹性液体或者固体。因此,在描述骨组织的力学性同时,应当说明被测组织发生的形变频率以及外力的作用方向。

(一)口腔种植生物力学及研究方法

【基本力学概念】

力是矢量,使物体保持或改变位置或使物体变形,力对物体的效应取决于三个要素:①大小;②方向;③作用点。除此之外,还涉及到类型、周期等因素。当描述作用在种植体上的力时,应该充分阐明这些性质。力的方向很大程度上影响着种植体周围应力的分布,关系到种植义齿修复的远期成功以及周围骨组织的维持。

为了解决构件的强度问题,不但要知道构件可能沿着哪一截面破坏,而且要知道截面上哪些点最危险。可见,仅仅知道截面上内力的总和是不够的,还须知道截面上各处内力分布的情况,即各处内力的集度。根据应力的概念,应力的大小等于力除以受力面积,在制订种植牙修复方案中.应当考虑减小殆力,增加种植体数目、直径、长度,以减小界面区所受的应力。

力的效应是力学的基本问题,物体受力后会发生变形,即应变,描述应力与应变的定律为胡克定律,是一种弹性定律,系指物体形变较小时,形变与力或负载成正比,即 $\delta = Ee$,式中,δ 为应力(单位面积上所受的力);ε 为应变(单位长度的伸长或缩短);E 量为弹性模量,该定律建立了力与变形之间的关系。

应力:衡量一个物体内力的大小,应该用单位面积上内力的大小为依据,这个单位面积上内力的大小叫应力。

1.**张应力与压应力**　张应力是使物体之间相互分离的力；压应力是垂直作用于物体表面的力。通常种植体承受的载荷是比较复杂的，张应力和压应力会同时存在，当承受非轴向力时，种植体颈部的骨组织一侧受到压应力，而对侧则会受到张应力，骨组织能承受较大的压应力。

2.**剪切应力**　一般外力作用往往是不规则的，所以引起的内力的方向并不一定在轴线上，通常既不与截面垂直，也不与截面相切，所以把应力分解成垂直于截面的应力分量称为正应力，与截面相切的应力分量，叫剪应力。剪应力使物体之间沿着某一界面相互滑行，对种植体、骨组织及种植体骨组织界面造成的危害最大。

骨种植体界面剪切应力的产生主要是由于骨组织与种植体材料的弹性模量存在差异，受力后两种结构的应变量不同，在界面上产生剪切应力。在种植义齿行使功能过程中，𬌗力通常不会沿着一个方向传递，可以分解为颊舌向、近远中和𬌗龈向三个方向。光弹应力分析和三维有限元应力分析发现种植体非轴向力在种植体及其周围组织内产生较大的应力集中。对于前牙而言，由于美学的要求，经常采用角度基桩，前牙种植体会受到比较大的非轴向力。种植体几何形态的设计是尽量减小界面区的张应力和剪切应力，使𬌗力在界面上更多的转化为压应力。

根据力的效应，对于骨-种植体界面，压力起到维持和稳定界面的作用，而张力和剪切应力试图破坏和分离骨-种植体界面。种植体、上部结构的固位螺钉以及粘结材料都能较好地耐受压应力。通常𬌗力通过种植体的表面结构将这三种力加载到骨-种植体的界面上，通过种植体合理的设计，可以将种植体所承受的𬌗力主要转化为压应力，尽量减少剪切应力。为有效控制界面的力学性状，最大限度地减少剪切应力，种植体表面常常采用喷砂、酸蚀、等离子喷涂、电子蚀刻、螺纹结构的设计。

3.**摩擦力**　在接触面上阻止两接触物体相对滑动的作用力，叫滑动摩擦力，简称摩擦力。摩擦力的方向与相对滑动的方向或趋势相反，未发生相对滑动时的摩擦力称为静摩擦力。当种植体基台与种植体之间发生相对滑动或旋转时，就出现了种植体基台的松动。为预防基台的松动，早期在基台上设计了六面体或八面体抗旋转结构，但基台松动的发生率仍然较高，而种植体基台接口处设计摩尔氏锥度，当施加一定扭矩的中央螺丝后，增加了基台与种植体之间的静摩擦力，较好地解决了基台松动这个问题。

在种植修复过程中，也涉及到摩擦力，如粘结固位的冠修复中基台的直径、长度和锥度等，即冠桥修复体与基台之间静摩擦力。

4.应变   应变是指物体单位长度所发生的形变量,可以表示为:

$$\frac{l-l_0}{\varepsilon} = \frac{\Delta l}{l_0} = l_0 \ ,$$

其中 Δl＝形变量, l_0＝物体的原始长度,L＝形变以后的长度。

当力加载到种植体上时,会引起种植体以及周围的组织发生变形。生物组织发生形变与种植体周围组织发生改建密切相关。

应力-变曲线:若以应力为纵坐标(y 轴),以应变为横坐标(X 轴)可以形成应力-应变曲线,典型的弹性材料应力-应变曲线图中:①直线部分表示材料在外力的作用下发生弹性形变,根据该曲线可以预测一定的应力值所对应的应变值。②直线的坡度是应力值与应变值的比值,表示该材料的弹性模量,即材料的刚度,表示材料发生单位应变量所需要的应力值的大小,这是一个非常重要的力学参数,当材料之间的弹性模量相近,当在应力作用下,两种材料发生的形变量相当,可以被认为是一个连续的结构,在其界面上的剪切应力可以减少到最小。因此,理想的种植体材料的弹性模量应与骨组织的弹性模量相近。钛合金种植体受到的殆力越大,由于弹性模量的不同所造成的界面上的剪切应力就越大,因此,控制殆力在一定的范围内,是维持种植体-骨界面的重要措施之一。采用植骨等外科手术的方法,提高骨组织的量,可以选择直径较大的种植体,增加界面的骨量,减少界面的应力,稳定界面。③非直线部分为塑性形变,表示应力超过一定值后,即使外力消失,发生形变的材料或组织不能恢复到形变前的形状,发生了永久性变形,组织或材料的结构成分会重新排列,此应力值对应的点为屈服点,因此,控制应力值在生理范围内,避免骨组织发生不可恢复性形变,也是种植修复设计的要点。当应力继续增大,达到一定的值时,则会发生骨折或种植体或上部结构的折断,结构发生彻底的破坏,该点为断裂点。

5.疲劳断裂   疲劳断裂是指应力以一定大小、频率的作用方式所造成的组织结构的破坏。应力虽然没有达到材料的弹性限度,但由于应力的反复作用,也可以造成受力物体结构上的破坏。疲劳强度的大小与材料的种类、物体的几何结构、受力的大小以及作用频率有关。材料的疲劳强度同样可以用坐标曲线来表示,纵坐标为应力大小,横坐标为作用频率。当应力较大时,材料在低频率作用下就会出现断裂,当应力低于某一值时,材料可以耐受无限次的该应力作用。此应力值为耐受极限,不同材料的耐受极限应力值不同,钛合金与纯钛相比,前者有相对较高耐受极限。

种植体的几何结构影响其疲劳强度,根型种植体能够耐受较大的轴向压力。另外,种植义齿的上部结构的厚度对修复体的抗疲劳强度影响非常大,抗疲劳强度与厚度的 4 次方相关,即当厚度增加 2 倍时,抗疲劳强度会增加 16 倍,因此,厚度的很小变化都会对抗疲劳强度产生非常大的影响。在种植体的设计中,种植体上段通常会留有容留基台的连接部分以及中央螺钉的空间,这些结构的大小会影响到种植体的抗疲劳强度。

6.冲击力　两物体之间以较快的速度、非常短的时间接触时,相互之间会产生较大的作用力即冲击力。冲击力对种植体、种植义齿的上部结构、种植体-骨界面均会造成损害。上部结构、种植体的弹性模量可影响冲击力的大小。由于没有牙周膜,种植固定义齿与天然牙相比会产生较大的冲击力,修复体出现瓷裂的几率较天然牙高,有研究表明其折裂的发生率为 30%,故建议上部修复采用树脂类材料或研发能形成牙周膜的种植体。另外有学者也建议在完成最终修复体之前,应当采用树脂材料的临时冠桥修复体,并逐次恢复咬合,通过渐进性载荷提高界面区骨组织对冲击载荷的适应性。

7.扭矩　当作用力通过一定力臂加载到某一结构上时,就对该结构产生了扭矩效应:结构发生弯曲或旋转。扭矩是矢量,同样存在大小和方向,扭矩的大小与力和力臂的大小成正比。在种植义齿中,扭矩是造成种植体颈部骨组织吸收、界面破坏、修复体的固位螺钉松动、杆和桥体结构断裂的主要原因之一。

咀嚼运动中,𬌗力沿着牙种植体冠根方向、近远中及颊舌向形成 3 条轴线,围绕这 3 条轴线形成作用于牙种植体的扭矩,造成种植体颈部骨质的吸收。种植上部结构中牙冠的高度、悬臂梁的长度、牙冠𬌗面的宽度影响扭矩效应。在行使功能的过程中,由于牙冠高度,功能侧以及平衡侧的𬌗接触、舌体组织、颊部以及口周组织对种植体所产生的力都会由于力臂的存在对种植体产生扭矩。牙冠咬𬌗面越宽,侧向𬌗力的力臂就越大,修复设计中应尽量使𬌗力沿着种植体长轴的方向传递。

(二)口腔种植生物力学研究方法

生物力学研究的主要手段是测试和实验,当前着重发展的是电子计算机和检测仪器。电子计算机用于数据处理和分析;信息储存和检索;数字方程求解;实验控制和监测;图解显示与图像识别;系统模拟与优化等。生物力学的力学基础是牛顿力学和介质连续力学。生物力学的研究方法是研究连续体内的一个单元体,这个单元体周围都有物质存在,这些物质构成这个单元体产生力作用的环境,研究单元体模型可以说明整体的作用。因此,在生物力学研究中,数学模型的建立与分析是一个重要环节,并通过模型分析了解生物功能的力学基础。

口腔种植生物力学研究的方法与一般生物力学相似,但因牙种植体和上部结构具有一定的特殊性,研究内容主要包括:种植体形态和不同的表面处理直接关系到应力在种植体周围骨组织内的分布;种植体的直径、长度、数目和排列与应力分布的关系;种植体周围的骨吸收、种植体早期松动、折断等现象等。常用的研究方法如下:

1.**实验应力分析法** 实验应力分析法是利用物理模型或实物对构件进行应力分析的一种方法,主要由基础理论和工程技术相结合,可以对构件进行应力、应变和位移的分析,并且是复合材料力学等基础理论研究的必要手段。实验应力分析法包括电测法、光测法等。

电测法:又称电阻应变测试法,是实验应力分析方法中最基本的方法之一。电阻应变测量的基本原理是以电阻应变片作为传感元件,将测点的应变转换成电压信号,然后以应变的标度给出,即通过贴于被测物体的电阻应变片,将物体表面指定点的应变情况,由电阻应变仪用数字显示出来。

电测法的特点:

(1)灵敏度与精度高,可分辨到一个微应变。

(2)用于现场测定时,所获得的数据反映被测物体应力分布的实际情况。

(3)可用于各种复杂环境下测定多种力学参数,可测量力、位移、加速度、以及大变形和裂纹扩展速率等。

(4)测量结果为电信号,可将其输入电子计算机,进行数据处理,并可实现测试自动化。

但是,电测法只能逐点测量物件表面的应变,且仅能获得应变片所在位置的应变平均值,不能直观得出构件应力分布的全貌,在环境条件恶劣时,误差较大。

电测法是应力分析的基础,口颌系统各组织的基本力学性质,如弹性模量、剪切模量、泊松比、极限强度等数据的测量,均可采用电测法完成。临床上测量牙齿咬合力的𬌗力仪也可用电测法原理制作。电测法还可直接用于各种修复体的应力分析。

光弹实验应力分析,是由光学和弹性理论相结合,用以对结构或零件进行应力分析的实验方法,具有直观性和全场性的优点,可用以分析各种形状的复杂构件和构物的表面应力及其内部应力,适宜于研究几何形状和加载条件复杂的物体。其基本原理是,当偏振光通过加载的具有特殊光学性质的透明塑料时,这些材料由原来的光学各向同性体转变为各向异性体,发生双折射现象,使实验模型内出现条纹。实际运用中,将光弹性材料制成的模型,放入光弹性仪中,使其受力,在单色光光源照射下,出现黑白相间的条纹;在白光光源照射下,出现彩色条纹。这些条纹称为等差线或等色线。等色线与应力强度有关,等色线越多、越密集,应力越大。此外,还有一种黑色条纹,称为等倾线,这种线与主应力的方向有关。常用的光弹模型材料为环氧树脂。

2.理论应力分析法　　理论应力分析法是指用材料力学和弹性理论求得应力分布的理论解答。理论分析涉及基本物理学法则的运用和一些基本公式,如应力-应变的关系等。理论分析常需进行大量复杂数据的处理,可借助电子计算机寻求数值计算结果,即目前应用的有限单元分析法。

有限单元法又称有限元法,是一种求解连续介质力学问题的数值方法。将连续的弹性体分割成一系列有限个力学单元,组成一个单元的集合体,以代替原来的连续体,并逐一研究每个单元的性质,而获得整个弹性体的性质。

有限元法有以下主要优点:

(1)可用于各种问题的力学研究,所分析的结构可以具有任意的形状、载荷和边界条件。

(2)能计算出模型内任意处的应力值和位移值。

(3)可根据需要对模型进行修改,能保证模型和加载条件的同一性。

(4)使用计算机,可以处理庞大的数据,计算结果准确,并能根据程序自动给出应力图,使结果更为直观。

随着电子计算机的高速发展,有限元法逐步发展,已从简单的二维结构分析扩展到三维立体的分析,结构的优化设计,材料的线性及非线性分析。长期以来,对口腔组织的应力研究多采用实验应力法。但由于口腔各组织结构的非均质性、各向异性和粘弹性、几何形态的不规则性、受力的复杂性,以及实验应力法的局限性,而与电子计算机技术密切结合的有限元法,则成为口腔医学研究中的一种实用的、先进有效的应力分析方法。

三、骨内牙种植的生物力学

种植体的功能是承担咀嚼功能中的载荷并将其传递、分散到周围的骨组织中。

种植体及周围骨组织所受应力的性质包括力的大小、方向、持续时间、类型和杠杆效应等,关系到种植体材料的选择和形态的设计。

(一)牙种植体力学设计

1.种植体颈部　种植体的颈部是指种植体最上端穿出骨皮质的部位,该部位是应力集中区域,受力后最早、也最容易发生骨质吸收。种植体颈部的最上端设计的光滑部分宽度控制在 0.5mm 内,以保证与牙龈组织有良好的接触,防治菌斑聚集,并减小界面产生的剪切应力,造成骨组织的吸收。种植体颈部的尺寸应比种植体体部的尺寸略大些,种植体的颈部能够完全封闭种植窝,阻止细菌的侵入和软组织的长入,种植体可最大限度的获得初期稳定性,减小颈部的应力。

2.种植体体部　在行使咀嚼功能中,种植体及其周围组织可能受到三种类型应力的作用,即压应力、张应力和剪切应力。骨组织对压应力有着最好的承受能力,而对张应力的耐受强度减弱 30%,对剪切应力的耐受强度减弱 60%,因此,在种植体的设计上,应当使界面上的剪切应力为最小,使咀嚼合力主要以压应力的形式传递到周围的骨组织。

相关研究结果表明:曲率半径小(圆锥状)或表面几何形状不连续(台阶状)的种植体周围骨组织中的应力比表面较光滑(圆柱状、螺纹状)的种植体积大。圆锥形种植体随弹性模量、锥度和表面结构的不同,有比圆柱形种植体更复杂的应力分布模式。

种植体的表面结构分为:①螺纹、孔、沟槽状种植体,表面孔隙约为 0.1～5mm。种植体与骨组织呈机械锁结构,骨组织能够长入其中;②表面喷砂、酸蚀、涂层、等离子喷涂、离子轰击等技术形成大小约几个微米的表面结构,种植体与骨组织之间呈微观机械锁结;③种植体表面氧化物结构,种植体与骨组织之间产生生物活性化学性结合的表面性态。

以钛材料为例,临床上所用钛金属材料种植体,其表面与骨组织之间主要是通过紧密接触或骨组织长入种植体表面孔隙、沟槽结构而产生锁结作用来增大界面结合强度。常见的种植体系统有螺纹或螺旋种植体、叶状或多孔叶状种植体、锚状种植体及中空式篮状种植体等。一般认为表面为螺纹状的种植体的表面螺纹能将轴向的拉或压载荷,通过螺纹斜面以压力方式传递到其周围骨组织。螺纹的形态对界面的力学性质也有不同影响。目前,有三种螺纹形态,即"V"型、方型螺纹和支柱型螺纹。螺纹型的种植体需要种植体的螺纹与组织紧密接触并发生锁结作用。表面平滑的种植体需要牢固的种植体-骨界面结合形式来对抗界面产生的较大剪切应力,以保证界面不产生滑动或界面破裂。种植体无论什么形态的设计均应建立在科学的生物力学研究的基础之上。

3.种植体底部或下缘的设计　骨内种植体底部或下缘的形态设计,应注意避免在其底部或下缘产生过大的应力集中而使底部或下缘的骨组织发生吸收或破坏。特别是高弹性模量的钛种植体,在种植体的底部骨内有高应力集中,因此,应避免种植体底部或下缘的尖锐设计,而应比较圆钝。种植体底部设计孔或沟槽,骨组织长入能有效对抗种植体受到的扭矩或旋转力。关于种植体的底部或下缘的设计,迄今缺乏完整系统的实验应力分析的基础。

种植体设计应该以种植体受载应力分布规律为依据。目前对单个种植体的受载应力分布的研究结果较为明确,即垂直加载时应力通常集中在加载种植体颈部周围的骨皮质中,松质骨及种植体中间部分的应力最小,压应力通常位于种植体颈部骨皮质界面的上部,而拉应力位于其下部;斜向加载时的应力值高于垂直加载。

(二)种植材料力学性能

许多生物材料虽然有良好的生物相容性,甚至有与骨组织相匹配的弹性模量,如羟基磷灰石、碳、硅等,但它们的最大强度都较低,不能承受殆力的反复作用,不适宜用作种植体的基质材料,只能作为涂层以改善材料的表面性质。玻璃碳和 Al_2O_3 陶瓷都曾被用作牙种植体材料。虽然玻璃碳有着优良的弹性模量与骨组织相匹配,但它的强度却很低;与此相反, Al_2O_3 陶瓷有着很高的强度,但弹性模量非常高。

钛及其合金表面的 TiO_2 有良好的生物相容性,特别是其合金(Ti-6Ai-4V)有着非常优良的机械和物理性能、耐腐蚀性和生物相容性。钛合金与纯钛相比,强度,抗张强度、弹性限度、抗疲劳强度均明显高于纯钛,但却有着与纯钛(103GPa)相近的弹性模量(113GPa),尽管钛及其合金的弹性模量比骨组织的弹性模量高出6倍,但在所有能够用于骨组织替代的金属材料中,它们与骨组织的弹性模量最相近。钛合金的机械强度,生物相容性和弹性模量的匹配等性质,决定了它是目前运用最广的牙种植体材料。

四、种植义齿修复的生物力学

(一)种植义齿修复的生物力学

种植义齿已经广泛地应用于牙列缺损、缺失的修复,特别是全颌种植义齿的应用,为牙槽嵴严重吸收的患者解决了常规义齿修复没能很好解决的一些问题,如固位差、功能恢复不好等。但种植义齿的远期成功率随着观察时间的延长而降低,出现种植体的松动、折断等问题。早期人们更多地把失败原因归结于种植材料的生物化学相容性。随着生物相容性优良的种植材料应用于医学临床,人们逐渐意识到骨内种植义齿的种植失败原因,有许多归结于力学问题。因此,很多学者采用了诸多力学理论和方法来研究种植义齿在行使咀嚼功能过程中所涉及到的力学问题,使种植体以及种植义齿的设计、制作等有一个客观的科学理论基础。

骨内种植义齿在完成上部结构修复后行使功能,将咬合力传递到周围骨组织,而骨组织发生适应性改建。作用在种植体上的力是一个矢量,包括大小、方向、作用方式以及周期等;另一方面,种植体形态、表面微观结构,种植体与上部结构的连接方式,上部结构的类型等都与力在种植义齿内部及种植体组织界面上的分布特征密切相关。

种植义齿的受力情况不同于天然牙列,种植体组织界面对侧向力和扭力的耐受能力远小于天然牙。一般情况下,种植体强度都大于骨组织,应力比较容易集中在种植体颈部和种植体末端相应的界面骨组织。如果应力在容许范围内,种植体和骨组织之间的界面不会因其相对运动而造成破坏,种植体及上部结构也不会受到损坏。若种植体承受过大的应力则可能造成两种结果:

(1)种植体及上部结构内部的折裂或折断。

(2)种植体周围骨的吸收,最终导致种植体的松动、脱落。因此,如何将上部结构承受的力量较均匀地分布、传导到种植体上,种植体承受的力量再安全地分散到邻近的骨组织内,是种植义齿设计的要点。

为了使种植义齿具有最佳的生物力学相容性,国内外许多学者对骨代谢的力学因素,种植体、种植义齿设计中的力学规律进行了大量研究。快速形成的新生骨不成熟,属于松质类骨,不能承受咀嚼压力,在受力之前,应当有足够的时间让新生骨进一步矿化,而最终形成致密型骨,以能承受咬合力。种植体过早负荷会产生相对运动,将阻碍骨痂形成,延迟骨的愈合,甚至导致不愈合。让骨在种植体无负荷的状况下愈合究竟需要多长时间,各个种植学派的意见颇不一致。美国 Weiss 等对所推荐的叶状种植体系统,主张植入后可承受部分载荷,1~2 个月后,可承受全部载荷。瑞典 Branemark 的螺纹种植体系统,最初主张应有 3 个月以上完全无载荷愈合期,但随着种植体设计和植入方法的完善,该系统又率先提出了在一天之内完成种植体的植入和修复的概念,并获得了很高的临床成功率。上颌骨愈合需要的时间要比下颌稍长些。在无负荷（埋植）状态下完成骨愈合，达到骨性结合是一种传统的牙种植理论。

随着人们对种植体界面的生物力学研究的深入，许多学者提出了在适当的功能负荷下完成骨愈合的观点，并且认为种植体植入后给予适当的功能刺激有利于骨的生长和改建，适当的功能性负荷是保持种植体持续稳定的重要因素。因此，目前出现了非埋植型二段式种植体系统，以及提出并逐渐完善了即刻种植与即刻修复的理论。

（二）固定种植义齿的生物力学

1.单个牙冠修复的生物力学要求　由于前牙受到的力主要为非轴向力，孤立的牙冠很容易受到旋转扭矩的作用，牙冠越宽，扭矩就越大，因此，修复前，应当对缺失牙间隙进行评估，对于较宽间隙，应当采取正畸的方法缩小间隙或适当增加相邻牙牙冠的宽度，获得合适的缺失牙间隙。

种植体的长轴方向与最终修复牙冠的固位方式有关，通常上部结构的固位方式有两种，即螺钉固位和粘结固位。其中螺钉固位方式有通过舌隆突开孔和水平侧向螺钉两种方式，由于满足前牙美观的需求，牙冠切端并没有正对着种植体的长轴，在行使功能时，舌隆突开孔的种植体会受到较大的非轴向力的力矩，因而临床上尽量不采用这种方式，建议采用水平螺钉或粘结固位方式，使种植体的长轴与切端相对，减少侧向力。

前牙种植修复的要求，在正中咬𬌗位，后牙紧咬牙时前牙有轻微接触，前伸下颌时无早接触。

在后牙单个牙冠修复时，在𬌗龈向、近远中径、颊舌向三个方向应当分别考虑牙冠的高度、牙冠的近远中径以及颊舌向的宽度。牙冠的高度上，应当注意冠根的比例是否合理以及恢复𬌗曲线。种植牙冠应当适当减小颊舌径，通常上颌减舌侧，下颌减颊侧，减小了种植体受到的侧向力，使得𬌗力尽可能沿着种植体长轴的方向传递，并同时维持上下牙的覆𬌗覆盖关系。

在正中咬𬌗位，后牙轻咬𬌗时，种植牙牙冠与对颌牙无早接触，紧咬牙时所有牙齿有均匀接触，下颌侧向运动时，种植牙修复无接触，若尖牙为天然牙，可设计为尖牙保护𬌗。

由于种植体植入区骨量的限制，在选择种植体基台时，角度基台也比较多的运用在临床。目前，种植义齿修复出现的并发症，如骨吸收、修复体脱位、修复体𬌗面材料裂开、螺钉松动等或多或少都与种植义齿局部应力分布有关，而角度基台的应用使修复体与种植体的连接部分、种植体周骨界面的受力发生显著变化,使种植义齿受力更为复杂化,因此,了解角度基台应用后种植义齿的受力变化是非常必要的。

通过三维有限元分析证实,前牙角度基桩的应用,随着角度增加,应力大小随之增加,而且转变为更具损害性的剪切力,直接导致骨丧失并影响骨再生能力。加载后,应力集中在种植体颈部皮质骨区域,最大压应力位于唇侧颈部皮质骨区域,最大拉应力位于腭侧颈部皮质骨区域,从颈部 1/3 骨质区至根端方向,种植体与周围骨组织应力明显减少。

两维力学分析发现当角度基台的角度较大时,下切牙对上颌前牙种植体的冲击力将对种植体产生一个较大的脱位力,如果种植体表面有螺纹或者较为粗糙,这个角度基台角度过大时前牙的受力分力将转化为对局部骨质的压应力和拉应力。

对后牙来讲,殆力沿角度基台长轴传导,对种植体产生一个较大的扭力力矩,应力主要分布于种植休嵴顶区域及基桩固定螺丝,大小与角度基台的大小成正比。

Brosh 等用界面变应计测量发现当使用 15°,25° 角度基台时,植体颈部区域应变分别增大 3 倍、4.4 倍。当斜向载荷加载在牙齿上以后,其对侧骨嵴的压应力增加,同侧的拉应力增加。当载荷负载方向为 45° 时压应力增加了 3 倍以上,拉应力增加了 1000 倍,同时随着载荷角度的增加,其界面承受载荷的生理限度亦随之下降;当受载角度为 30° 时,其压应力承受度降低 10%,拉应力降低 25%;角度为 60° 时,压力降低 60%,拉应力降低 55%。当角度和力量达到一定限度时,超过其生理承受能力,会导致病理性骨吸收。综合以上分析可以看出,种植体的斜向加载会导致三个效应:种植体嵴顶应力增加;载荷转化为拉应力、剪应力的比例增加;降低骨生理承受能力。

尽管如此,大量临床病例和体内实验也肯定了角度基台应用的可行性。Celletti 利用猴建立实验模型,将采用角度基台和直基台的种植体进行比较,在承受一年的功能载荷后发现使用角度基台并未对种植体骨界面产生不利的影响,种植体周围的骨组织没有明显的骨改建发生。Sethi 通过对 1301 个使用角度基台(角度范围 0～45°)的种植体长达十年的观察,发现其成功率为 98.2%,角度的大小不影响成功率。应用角度基台修复的种植义齿有同样高的成功率,学者们普遍认为可能与以下两个因素有关,一是种植体植入时稍稍改变植入位点及轴向,可以获得较为理想的骨质、骨量,采用尽可能长的种植体;二是由于植入时尽量利用了现有的骨量,将种植体置于颊、舌皮质骨板间,避免了植骨或其他特殊的种植手术,减少了外科并发症。

角度基台的应用,使得种植义齿的另一界面种植体-角度基台界面变得重要起来。种植义齿作为一个整体,在此界面有一个明显的转折,当𬌗力沿基桩长轴传导时,不仅种植体周骨嵴要承受较大的应力,而且基台固位螺丝也承受了较大的扭矩,其大小与角度成正相关。此界面的应力过大,会导致螺钉松动、变形、折断。Celletti 在实验中也发现,最常见的失败原因就是固定角度基台的金螺钉的折断。同时随着角度的增加,角度基台的强度也有所下降,在承受过大的侧向力时,角度基台可能会折断。

目前,对于种植义齿的受力分析主要通过体外实验,实验设计尚存在以下几个问题:种植体周围骨质的特点如何模拟,包括弹性模量、抗压强度、颌骨的各向异性等特征。种植义齿的受载位置、方向、力的大小无法准确控制和模仿,在口腔中,影响𬌗力的因素极多,𬌗力的作用位置、方向和大小是不断变化的,前牙和后牙的受力也有所不同。因此,目前对于角度基台应用后局部的生物力学研究结果主要有以下几点:

(1)界面骨组织在承受一定的应力后,具备一定的骨改建能力,但目前关于非轴向力对种植体周围支持骨的影响尚缺乏长期的追踪研究。

(2)应用直基台和角度基台时,其螺钉松动率无明显差别。

(3)按目前的相关理论,如果处理得当,使用角度基台的种植体其成功率与使用直基台的种植体相当。

(4)角度基台的范围在 0～45°时,其成功率不受角度大小影响。

综上所述,角度基台的应用确实带来了种植义齿及其界面受力的复杂化和不确定性,但大量临床实践证明,只要在种植义齿的设计及实际操作中给予足够重视,非轴向力亦不能影响种植修复的成功率。

2.多个种植体联冠修复　为了减少每一个种植体受到的应力,特别是减少单个种植体所受到的扭力,通常是将上部结构设计为联冠,在这种情况下,应当特别注意每一个种植体的基台的固位力,使得其固位力接近,否则,当一个上部结构的固位螺钉在应力的反复作用下发生松动时,对其余的种植体会产生更大的应力。在拧紧固位螺钉时,扭矩应当由小到大,对称加载,确保上部结构都能准确就位。

在种植体的排列上,避免将多个种植体排列成一条直线上,这样可以减少每一个种植体 30%的应力,牙冠修复时,应当维持这种排列,并尽量使应力沿着每一个种植体的长轴方向传递。

若尖牙为天然牙,可以设计为尖牙保护殆;若尖牙也为种植牙时,则设计为组牙殆,避免单个种植体牙冠在下颌侧向运动时有接触。

3.全颌固定种植义齿 全颌固定种植义齿是种植义齿修复中比较困难的一种形式。要求患者骨量充分,上下颌关系正常,并且有理想的颌间距离。由于植入的种植体数目较多,费用较高,因此患者对最终的修复效果要求也较高。全颌固定种植义齿修复,作用于上部结构上的负荷在各个种植体上的分布状况,除取决于桥体的形态和硬度外,还取决于种植体的数量和排列。

种植体的数目和排列:通常情况下,种植体数目越多,每个种植基牙上承受的殆力就相对减少。根据文献报道,4～6枚种植体可以承担全颌固定种植义齿,4枚以上的种植体,才能提高其成功率。为降低每一枚种植体周围的应力,建议在上下颌的末端尽量植入末端种植体,消除悬臂梁结构。由于下颌骨组织在行使功能时会发生一定的形变,对于下颌全颌固定种植义齿,建议分段进行修复。

种植体的排列也十分重要,若排列位置异常,不仅可以造成应力分布不均匀,而且种植体易受到水平向力或旋转力,咬合力不能沿种植体长轴方向传递,个别种植体由于受到长期杠杆作用,容易在种植体周围某些部位形成应力集中,种植体容易因创伤而松动脱落,种植体排列过分密集也不能够均匀地分散咬合力。

Skalak 建立了如图 5-1 种植体排列状态下的全颌固定种植义齿的分析模型,假定桥体、骨是硬的,且与种植体为刚性相连,则通过计算得出:①每个种植体所受的负荷一般都小于总负荷,最靠近力作用点的种植体所承受的负荷最大;②当水平或垂直负荷作用于桥体时,每个种植体所承受的最大负荷大约为 2P/N(P 为总负荷,N 为种植体数);③如果改变种植体排列状态,一个种植体所承受的负

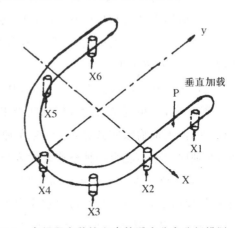

图 5-1 全颌固定种植义齿的受力分布分析模型

荷可以大于或等于所加的总负荷,因此种植体的排列十分重要。但在临床实际中,桥体、骨组织受到负荷时,并非完全刚性而不发生变形,因此,这个模型的建立还有待于改进。

4.悬臂梁的力学设计

由于上颌窦、下牙槽神经管以及牙槽骨的质和量的限制,临床上有时必须使用悬臂梁结构(图 5-2)。悬臂梁总是增大最靠近悬臂梁末端的那个种植体的负荷,即在末端种植体上产生较大的作用力,且悬臂梁越长,末端种植体受力越大。该种植体所承受的负荷通常是总负荷的 2.5～5 倍,是非悬臂梁状态时的 1.75～3.5 倍。根据三维有限元模型应力分析得出:①种植体的最大压应力位于距加载

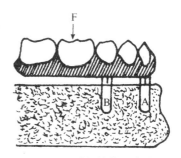

图 5-2　悬臂梁结构示意图

点最近处种植体的近中根尖处,最大拉应力位于距加载点最远处种植体的近中根尖处;②骨组织最大压应力位于加载点附近种植体颈部的骨组织,最大拉应力位于距加载点最远的种植体骨界面。可见远中游离臂不利于种植体及其骨界面的应力均匀分布,对末端种植体及其骨界面的损害最大,且随游离臂长度增加损害更严重,游离臂长度以不超过 14mm 较安全。如果必须使用悬臂梁结构,种植体的排列应尽量离散。

全颌固定种植义齿的应力分布特点可归纳为:①种植体骨界面的应力主要集中在种植体颈部周围的骨皮质中;②末端种植体及种植体骨界面的应力值最大;③远中游离臂不利于种植体及其骨界面的应力的均匀分布,其长度应控制在 14mm 以内;④载荷方式是影响种植义齿应力分布的重要因素。

5.种植体与天然牙混合支持式种植义齿　天然牙的牙周膜可允许天然牙作轻微的水平和垂直运动,运动范围在水平向是 80～140μm,垂直向为 30～90μm,由于骨有弹性,骨整合种植体也可有轻微的运动,但最大的范围仅为 25μm。固定种植义齿通过刚性连接将天然牙和种植体连接在一起,当上部结构受力时,由于天然牙的生理性运动较种植体的最大活动范围大,天然牙的运动通过桥体而使种植体承受杠杆作用及承担大部分载荷(图 5-3)。这种杠杆作用及过重负荷对周围骨组织产生不良的应力分布,导致种植体周围骨组织损伤和骨界面的骨整合丧失。有学者认为,这种结构就像从骨整合种植体上伸出一根悬臂梁,可使种植体所受的负荷比咬合力更大,甚至达到其 2 倍,故认为通过刚性连接体将二者连接起来是不合适的。因此,Kosch 设计出了 IMZ 种植体系统,该系统的显著特点是,在种植体与上部结构之间有一层弹性模量与天然牙周韧带相似的塑料,它可使种植体基桩有类似天然牙的"生理动度",使天然牙与骨整合种植休之间的动度更加匹配,满足负

荷在天然牙和种植体之间比较均匀地分布的要求。

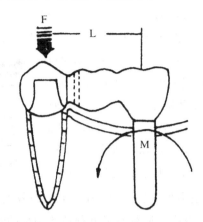

图 5-3 种植体与天然牙之间刚性连接

注:种植体受杠杆作用,承受大部分载荷

随着生物力学研究的深入,且经过长期临床实践证明:种植体与天然牙混合支持式的固定义齿在设计适当的前提下是可行的。Ismail 等采用三维有限元法比较了固定种植义齿中天然牙与骨整合种植体之间硬性连接和非硬性连接的骨内应力分布状况,结果显示:在骨内相同的部位或区域,两种连接方式的应力大小和分布,无论在水平或垂直负荷下都无差异。也有学者分析了天然牙与末端种植体联合固定桥的受载情况,结果表明:种植体颈部为应力集中区,斜向加载时的应力值比垂直加载时大,各种植体间的应力值范围较为接近,无明显差异。因此,他们认为这种混合支持式修复方式是可以采用的,而对鉴于生物力学角度考虑提倡天然牙与种植体之间非硬性连接的观点作了否定,认为该观点没有充分客观的生物力学研究依据。

早在 1999 年之前,有研究小组对 23 例临床病例采用随机对照进行了长达十年的观察,发现种植体天然牙混合支持式固定义齿与单纯的种植体固定义齿之间的远期成功率没有差别,种植体颈缘的骨吸收量没有显著差异。近年来,越来越多的研究结果倾向于认为种植体与天然牙混合支持式的固定义齿是一种可行的修复方式,但要注意根管治疗后或者牙周附着有丧失的天然基牙容易出现一些生物并发症,在以往针对天然牙支持的固定义齿研究中已有类似这种并发症发生的报道。

但是,2004 年 Lang NP 采用循证医学方法对相关的研究报道作了详细的分析,发现这种混合固定桥 5 年的成功率为 94.1%,但经过 10 年后其成功率则仅为 77.8%,分析其原因,目前尚不能单纯归咎于种植体天然牙混合支持。

（三）覆盖种植义齿的生物力学

全颌覆盖种植义齿的无牙颌牙槽嵴分担了一部分负荷,减轻了种植体的载荷。全下颌覆盖种植义齿,通常在两侧颏孔之间的区域植入 2～4 个骨内种植体,有杆连接或各个种植体相互独立,通过各种附着体获得义齿的固位和稳定。

1.种植体的数目和排列　由 2～4 个种植体支持,借助钮扣式附着体或杆卡式附着体或磁性固位体的全颌覆盖种植义齿,为黏膜和种植体共同承受咬合力,咬合力大部分由种植体传导至其界面骨组织,另一部分由义齿基托传导至牙槽嵴黏膜。由 5～6 个种植体支持的覆盖义齿,咬合力通过种植体直接传递至种植体界面骨组织。

全颌覆盖种植义齿的种植体数目与排列影响其应力分布。种植体数目愈多,种植体骨界面、基托、种植体本身和全颌覆盖种植义齿基托下的黏膜所受力越小,应力越分散。使用磨牙区种植体作基牙,可显著降低种植体周围骨界面应力和基托的应力。种植体数目为 4 个的覆盖种植义齿的近中和远中种植体骨界面应力均较 2 个种植体支持者小。两个种植体的覆盖义齿,种植体主要起固位作用,磨牙后段以黏骨膜支持为主,因此要求后牙区的牙槽骨有一定的丰满度,能够承受一定的咀嚼压力,不出现明显的压痛,否则,应当增加种植体的数目,使得种植体能够除提供固位力以外,也能对义齿提供一定的支持,减轻磨牙后段的压力。另外,若患者年龄不是很大,应当增加种植体的数目,可以有效减缓牙槽骨的吸收程度。覆盖种植义齿的种植体间距以 22～27mm 为宜,其远中种植体应安置在种植区内尽量靠远中位置,近中种植体应安置于两个远中种植体之间等分位略偏向远中种植体的位置,此时,种植体周围骨界面应力最小。

2.附着体的力学分析　附着体是覆盖种植义齿的重要组成部分,最常用的是杆卡式、球帽式、套筒冠及磁性附着体。随着生物力学研究的进展,人们对传统用杆状结构将种植体连接起来,以利于平均分布咬合力的观点提出了质疑。有学者分析了两个圆柱状种植体有杆连接和无杆连接两种情况的力学特性,结果表明有杆连接者的种植体骨界面的拉应力大,无杆连接者的界面压应力大,后者的应力分布更为均匀。并且发现,加载方向对其应力分布的影响比种植体连接与否大得多。当种植体由曲杆连接时种植体骨界面应力值比无杆和直杆连接者大。因此,覆盖种植义齿不宜用曲杆连接种植体,必要时可增加种植体数目,或改为直杆连接,也可在每个种植体上使用附着体而不用杆联接。

综上所述,覆盖种植义齿的应力分布特点可归纳如下:①最大应力位于围绕种植体颈缘周围的骨皮质中;②有无杆连接对其应力分布影响不大;③种植体不宜用曲杆连接;④加载方向是影响种植体骨界面应力分布的重要因素,斜向加载者应力值大于垂直加载者;⑤4个种植体的覆盖义齿的中央种植体与两侧种植体的应力分布相似。

种植义齿的生物力学研究,使人们对种植义齿及其周围骨组织中应力分布有了更深入认识和了解,有助于指导临床工作,对尚未解决的一些问题,还有待进一步深入研究。

(王兆林)

第二节　牙种植体

利用生物材料或非生物材料制成一定形态结构植入颌面部硬软组织缺损区,重建或修复组织器官的形态和功能的植入体,称为种植体,口腔种植体是以异质塑型材料所做的植入体。

一、牙种植体的分类

目前据相关资料报道:美国种植体市场上有超过90个的生产厂家,340多种不同的种植体设计,如瑞典的 Branemark 系统,瑞士 ITI 系统、CBC 系统,美国的 Bicon 系统、Synthodont 系统,德国的 Frialit-Ⅱ系统等。种植材料一般采用钛、钛合金、生物陶瓷等。

牙种植体的分类有多种,最常用的分类如下:

1.按形状分类　如①螺旋种植休;②圆柱状种植体;③叶状种植体等。

2.按植入部位分类　如:①骨内种植体;②骨膜下种植体;③黏膜内种植体等。

3.按种植体在义齿修复中的作用分类　如:①全颌种植体;②末端种植体;③中间种植体。

4.按种植材料分类　如:①金属种植体;②生物陶瓷种植体;③复合种植体等。

也可按照种植体与基台的连接方式不同分为外连接式和内连接式;而根据植体植入深度又可分为埋植式和非埋植式。

(一)骨内种植体

骨内种植体是植入骨内的种植体。骨内种植体的种类很多,临床应用广泛。

【螺旋种植体】

螺旋种植体,是意大利学者 FormagginiM(1948)首先设计的。螺旋种植体的大小和形状,应与牙根拔除后的牙槽窝近似。其结构分头、颈、体三部分。头又称基台,为支持修复体的部分,也就是暴露于口腔内的部分。体是植入骨内的部分,表面有螺纹、沟、槽或孔洞,组织可以长入其内,能增强固位。头和体之间为颈。

螺旋种植体适用于个别牙缺失者,也可用于多个牙或全部牙缺失者,可以根据患者的具体情况,选择种植体和决定种植体的数目。螺旋种植体有多种,如Branemark 种植体(图 5-4)等。

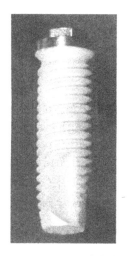

图 5-4　螺旋形种植体

螺旋种植体的设计要求:

1.固位力　固位力和螺纹的深度、方向以及螺纹的内外径间的距离有关,应尽量避免有锐角或点角。

2.种植体骨内部分的设计　应允许骨生长而不是形成纤维结缔组织,所以孔的大小应能让骨组织长入,形成机械性锁结。孔越大,则骨组织长入的趋向越大。如果是实体而无孔,则血流受限,使种植体周围的软硬组织要迟缓愈合。同时有孔的螺旋端,使组织液可以立刻获得通道而排出,优于无孔者。

【圆柱状种植体】

圆柱状种植体有多种,是在针、钉种植体和螺旋种植体的基础上发展起来的。如早期的 ITI 种植体、IMZ 种植体等。圆柱状种植体表面虽无螺纹,但有沟和孔以抗旋转(图 5-5)。

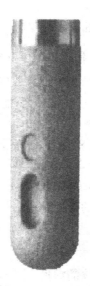

图 5-5 圆柱状种植体

【叶状种植体】

叶状种植体是 Robert HD(1967)首先提出,以后 LinkowLI(1967)等进行了改进,出现了各式叶状种植体,多用钛或钛合金为主要材料,也有陶瓷叶状种植体或叶状涂层复合种植体。叶状种植体适用牙槽嵴较薄的患者,但因其在颈部区易发生过大应力集中,出现折断,且穿龈区生物封闭差,目前应用日渐减少。(图 5-6)

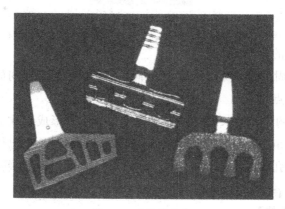

图 5-6 叶状种植体

【穿下颌种植体】

穿下颌种植体的概念,来自颌面种植体,它是在下颌骨骨折内固定板的基础上发展起来的,用钛合金制作,又称穿骨种植体或下颌针板种植体。SmallIA(1973)首先提出,是由下颌下缘穿过下颌骨再穿出口腔黏膜的种植体,适用于下颌牙槽嵴严重萎缩的病员。

该种植体的结构较特殊,由水平板、固位针和螺纹柱组成(图 5-7)。

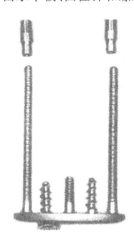

图 5-7　穿下颌种植体

在临床上,由于患者常难接受这种植入手术,同时种植体的设计,种植器械以及种植效果都还存在一些问题,所以虽然应用较早,但是发展缓慢。

【根管内种植体】

根管内种植体,又称根管内固定器,也称牙内骨内种植体,是由 Orly HG(1967)首先提出的,实际上早在 40 年代即已开始应用。适用于短根牙,残冠,曾作根尖切除而根部缺失 1/3 以上的牙齿,以及因牙周病而骨质吸收较多的牙和根折的牙。这种种植体为针型,直径约 0.8～1.5mm,长 20～30mm,表面光滑或带螺纹,是钴铬合金、钛合金、钽、钒等金属材料做成(图 5-8)。应用时应先作牙齿的根管治疗,有时还须同时作根尖切除术,牙齿再植术或移植术。种植体植入根管内。并须穿过根尖孔 10mm 以上,即针长应长于牙根长的 1/3～1/2。

根管内种植体在众多的种植体中,虽然只占一部分,但却是很重要的一部分。它可挽救许多有病变而应拔除的牙,既是种植体,又是固定器。其突出的优点是,种植体不直接通过口腔黏膜上皮,不存在种植桩周围会形成龈袋而把炎症引向深部的问题。

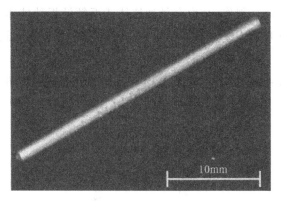

图 5-8　根管内种植体

【下颌支支架种植体】

下颌支支架种植体是在叶状种植体的基础上开发出来的,为 Vassous DM (1978)曾先提出。它是利用下颌升支和下颌联合处植入种植体,主要适用于牙槽嵴严重萎缩的下颌,特别是神经血管已经近牙槽嵴顶下或黏膜下的患者。随后 Robert 开发出一段种植系统,继后又由 Linkow LI 开发出五段种植系统,又称五段下颌联合下颌支种植系统(图 5-9)。

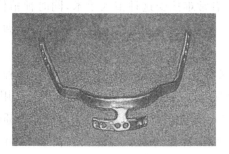

图 5-9　下颌支支架种植体

(二)黏膜内种植体

黏膜内种植体也称子母扣种植体,是口腔种植学发展初期的原始产物,是利用有倒凹的纽扣型黏膜内种植体,由 Dahl GS(1943)首先提出,以后不少学者对其形状设计、应用的金属以及种植方法等方面做了工作。Weiss CM 和 Yudy KW (1973)将其命名为黏膜内种植体,但远期效果不佳,目前应用极少。

(二)骨膜下种植体

骨膜下种植体乃是植入黏骨膜下骨面上的种植体,最先由 Goldberg A(1948)所提出,现有支架型、颗粒型和多孔型三种,适用于骨的宽度和深度不够而又难以采用其他种植体来达到功能效果者。

二、牙种植体的基本组成

牙种植体由体部、颈部及基台组成。

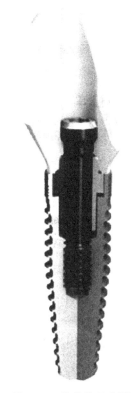

图 5-10　**种植体示意图**

（一）牙种植体的基本组成

1.体部　种植体体部是种植义齿植入组织内,获得支持、固位、稳定的部分。植入黏骨膜或软组织内的种植体体部称为支架;植入骨内的部分称为植入体、固位桩或固位体。

2.颈部　种植体颈部是种植体穿过牙槽嵴顶黏骨膜处的较窄部分,它将种植体部与基台相连。不同的种植体类型,该结构的组成不一样,比如一段式种植体的颈部与体部、基台为一整体结构,而二段式种植体的颈部则较为复杂。

3.基台　基台是种植体延伸至黏膜外的部分,它通过粘结或螺丝固位的方式将上部结构与种植体部相连，为上部结构提供固位、支持和稳定。当种植体体部的长轴与上部结构的牙冠长轴不在一条直线上时，可采用角度基台。

（二）牙种植体的相关构件

1.愈合帽　愈合帽利用螺纹旋入并固定于种植体体部，起暂时覆盖种植体体部与基台相衔接的孔的作用。它在第一次手术时旋入种植体体部，在第二次手术中撤除。

2.牙龈成形器。

3.中央螺丝　呈杆形螺丝是连接植入体与基台的重要结构，中央螺丝贯穿基台与植入体将其连接成为一体。中央螺丝有着十分重要的应力释放等力学功能。

三、常用牙种植体系统

（一）Branemark 种植体系统

Branemark 种植体（图 5-11）（Nobelpharma 公司生产）由瑞典哥德堡大学 Branemark 教授首先提出。该系统长期以来被许多欧美国家牙科学会承认，40 多年来，其长期成功率居世界领先地位。Branemark 种植体用纯度达 99.75% 的钛材料，经机械切削加工而成。在结构上，由多层相互套叠的螺杆组成，包括固定体、基台、愈合帽、卫生螺丝、中央螺丝和金合金螺丝。固定体为植入颌骨的部分，内外壁都有螺纹，外壁螺纹间距为 0.6mm，直径一般为 3.75mm，长度有各种规格，从 7mm 到 18mm 不等。固定体根端有 4 个槽形沟和 2 个相通的大孔，前者在固定体植入时起到自攻的作用，后者则是为了增大与骨组织的接触面积和机械固位作用，以增

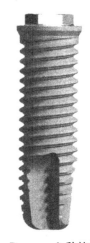

图 5-11　Branemark **种植体**

加固位力。固定体的冠端有凸起的六面体供旋入时机械紧固，六面体中央为固定体内壁的冠端开口。基台为一圆柱形，高度为 4～7mm 不等，可根据植入部位的黏膜厚度进行选择。基台根端面也为六面体凹陷，与固定体冠端吻合，其中央为无螺纹的孔穴，供中央螺丝穿过。中央螺杆是贯穿并连接基台与固定体和上部结构成为一体的杆形螺丝。该系统的"二段式多层螺丝套叠"设计便于医师根据颌骨条件和修复计划灵活选择植入体和基台，也便于种植体埋植愈合隔绝外界干扰，提高骨

整合成功率,因而被大多种植系统借鉴,成为口腔种植的经典术式。

Branemark 系统配备有种植机、系列外科植入钻头和在种植窝骨壁上攻螺纹的丝锥。该系统种植体须二次牙种植手术完成植入,适用于部分缺牙或全口缺牙的患者。由于该系统种植体为圆柱状,要求牙槽骨有一定的宽度和高度,骨质结构基本正常。该系统的不足之处在于,种植体的圆柱状形态限制了其在某些颌骨区域的应用。此外,种植体在结构上的多重套叠,使构件较易发生断裂。近年来,Nobel Biocare 连续推出了多个种植体新品种和手术新术式,为即刻负重、颧骨种植等开展提供了有利条件(图 5-12)。

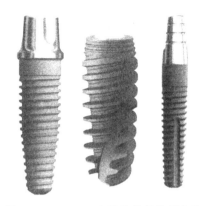

图 5-12　Branemark 种植体部分新产品

(二)ITI 种植体系统

ITI 系统名称源于其研发结构"InternationalTeam for Implantology"的缩写而得名,由瑞士 Straumann 公司生产,高超的精密器械加工工艺从一定程度上促进了该系统的发展。

ITI 种植体(图 5-13)的表面设计是它的一大特色,从 1998 年开始采用大颗粒喷砂加酸蚀表面粗化处理(SLA),大大缩短了种植体的骨愈合时间,对于Ⅰ、Ⅱ、Ⅲ类骨质,愈合时间仅需 6~8 周。螺纹为粗牙浅齿,旋入阻力小。该种植体另一大特色是它的穿龈部分的结构与种植体的骨内部分融为一体,种植体与基台的结合部位在骨上,这就保证了正常的生物学宽度,防止出现骨吸收。ITI 种植体一贯采用单次非埋入式的植入模式,减少了手术创伤,更换基台时视野清晰,便于提高种植修复的功能和美学效果,长期临床研究报道论证了其可靠性。

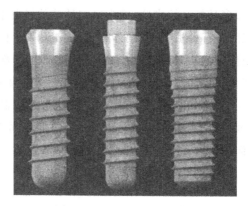

图 5-13　ITI 种植体系统

ITI 种植体与基台的连接采用莫尔斯锥度配合内八角设计。莫尔斯锥度是指内连接的角度为 6°～8°,此时摩擦力最大。该连接方式是最被广为使用的。Straumann 公司新近推出了骨水平种植体(图 5-14)。

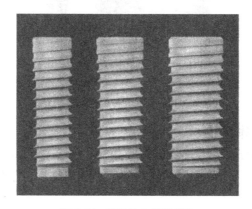

图 5-14　ITI 骨水平种植体

(三)Frialit 种植体系统

该系统由德国 Tubingen 大学的 Schulte 教授首先提出,因此最早被称为 Tubingen 种植体系统。该型种植体系统投入临床运用至今已有 30 余年历史。Frialit-Ⅱ是在 Frialit-Ⅰ(陶瓷阶梯柱状种植体)的基础上发展丽来,于 1991 年正式生产,材料为高纯度钛。

该型种植体设计有阶梯柱状、阶梯螺纹、同步阶梯螺纹。每种种植体上部都有三条纵沟,为液体溢出沟。种植体为内置六面体抗旋转结构,极大减小了种植体颈部的应力,可以减少骨吸收。每条纵沟都正对种植体内六面的一面,如果选用直径为 4.5～6.5mm 的种植体,种植体与基台之间可放置一枚用不可降解硅橡胶制作的密封垫,以隔绝种植体与基台间细菌和唾液的侵入,保持周围软组织的健康。在其表面微观结构方面,采用等离子钛喷涂和羟磷灰石涂层处理种植体。近年来,该公司又新推出 XIVE 系统,植体设计为锥状螺纹,远期效果尚待检验(图 5-15)。

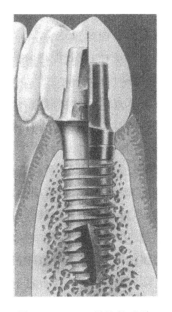

图 5-15　XWE 种植体系统

(四)Bicon 种植体系统

Bicon 种植体系统由 Thomas Driskell 于 1985 年推出。Bicon 系统独特的 1.5°锥形锁柱种植体-基台连接方式,遵循生物工程学原则,并且为基台提供 360°全方位定位。Bicon 种植体体部的鳍式设计使种植体周围能够快速形成中央带有血管的类皮质骨。基台的平台转移设计有利于骨量的维护。种植体的斜肩式设计为形成牙间乳头提供充足的空间,利于牙龈的美学修复(图 5-16)。

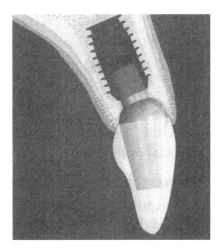

图 5-16　Bicon 系统示意图

（五）Ankylos 种植体系统

Ankylos 种植体原来由德国 Degussa 集团旗下的 Degussa Dental 公司生产，1987 年投入临床使用，现在该公司已归 Densply 所有，该型种植体为二类商用纯钛制作。

Ankylos 种植体为柱状根形种植体，具有光滑的颈部边缘，植体的其余表面采用二氧化铝喷砂处理，植体与骨结合面积可达 70％以上。种植体为独特的渐进式螺纹设计，可以达到良好的初期稳定性，有效促进骨整合。

Ankylos 种植体与上部结构采用摩尔斯锥度设计，结合更为紧密。在基台设计方面，基台采用单一直径的锥状连接部分，临床选择基台时无须考虑种植体的直径，角度基台的调节更为简便，同时摩尔斯锥度设计可以减小二期手术的损伤。

（六）3i 种植体系统

3i 种植体系统包括多种型号的种植体、基台。多采用混合设计，种植体上段有小部分为机械加工的较为光滑的表面，软组织可以与之很好的结合，降低了软组织感染、种植体周围炎的发生，种植体其他部分为酸蚀刻表面，呈细小均匀的纹路，其表面积比一般光滑面增加 39％，从而增加了种植体与齿槽骨的接触面积，提高了种植体的抗剪切力，同时种植体的脱位扭矩也明显增加。种植体表层不会吸收、剥脱。愈合时间两个月。种植体与上部基台连接设计为摩尔斯斜度的外六角。修复体分黏结固位的基台和螺钉固位的丛台。

（七）CDIC 种植体系统

与国际相比，我国自主种植体系统研发虽起步较晚，但发展迅速，二十多年内涌现出众多国产品牌，CDIC 就是其中研发时间较早、临床使用时间较长的系统之一。CDIC 源于 China Dental Implantology Center 的缩写，该系统是四川大学华西口腔医学院陈安玉教授为首的研发团队经过 10 余年的不懈努力、探索、创新、成功研发的一套完全拥有自主知识产权的口腔医用植入性装置。1991 年"人工种植牙的研究和应用"通过国家卫生部评估鉴定，1994 年 CDIC 第一代牙种植体产品经过国家药品监督管理局批准进入临床应用（图 5-17）。

2005 年 CDIC 贴牌产品通过了美国 FDA 的检测认证，并获准进入了美国口腔医疗市场。近年来国内一些大专院校、生产厂商进一步加大了国产种植体的研发力度，推出了几种与国际知名品牌设计理念相一致的国产种植体系统。尽管在产品加工精度、配套零部件、配套工具等方面还需不断提高，但其能够满足临床基本需求、价位低，为我国更多消费者选择口腔种植修复提供了可能。

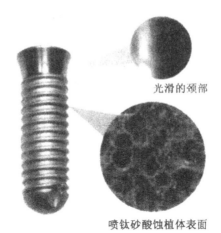

光滑的颈部

喷钛砂酸蚀植体表面

图 5-17　第三代 CDIC 系统

四、颅面种植体

颅面部是耳、鼻、眼等多个重要器官的所在地,承担着听觉、呼吸、嗅觉、视觉等多方面的功能。颅面、耳、鼻、眼及眶部缺损,因其功能丧失,造成面部畸形,给患者带来严重的生理和心理上的创伤。传统的修复方法是利用重力、软硬组织倒凹、皮肤的吸附力等原理,通过粘结固位、眼镜架固位、卡环固位、发卡固位、皮管固位等方法固定颅面部赝附体,但固位效果差。颅面种植体是指支持、固定上颌骨人工假体、义耳、义鼻及义眼等颅面部赝附体的种植体,颅面种植体对颅面部赝附体固位有明显改善,克服了传统修复方法的不足,是颅面部缺损修复的一大进步,也是目前较为理想的修复方法。

(一)颧骨种植体

"颧骨种植休"于 20 世纪 80 年代由 Branemark 教授率先提出。即通过切开上颌软组织后直接植入颧骨内或者通过穿上颌骨途径植入颧骨内的种植体,颧骨种植体由钛或钛合金制成,直径一般为 3.4~4.0mm,长度为 4~16mm 的种植体。主要用于上颌骨无法植入种植体,只能利用颧骨种植固位修复牙列或颌面缺损的患者。

(二)穿下颌种植体

穿下颌种植体的概念,来自颅面种植体,是由荷兰学者 Bosker 于 1986 年首先报道,它是在下颌骨骨折内固定板的基础上发展起来的,用钛合金制作,又称穿骨种植体或下颌针板种植体,是由下颌下缘穿过下颌骨再穿出口腔黏膜的种植体。穿下颌种植体的结构较特殊,由水平板、短螺钉和种植固位钉组成。水平板植于下颌骨下缘,在水平板上面,附有长约9mm的短螺钉3～5根,板的两侧附有种植固位钉各两根。种植固位钉要穿出口腔黏膜面,适应于下颌牙槽嵴严重萎缩者种植义齿修复。

(三)耳部种植体

植入患者的颅骨乳突部用以固定义耳的种植体。种植体纯钛螺旋型,直径4～5mm左右,长度4～5mm。一般在种植体上部设计杆卡式附着体,义耳就位后,通过杆卡间的弹性卡抱使义耳获得固位。

(四)鼻部种植体

植入患者的额骨及上颌骨的鼻突区的颅面种植体,用以固定连接义鼻修复鼻缺损。种植体长度4mm。

(五)眼部种植体

植入患者眶缘的颅面种植体,以固定连接义眼。用于眼球完全缺失伴眶内容物及眶周软组织部分缺失,且眶周骨壁有足够骨量者。规格为4mm眼部种植体。

(王兆林)

第三节　种植义齿修复

口腔种植学经历了漫长发展历程,如今已进入了蓬勃发展的新时期。种植义齿是口腔种植学的主要内容之一,即采用人工种植体植入颌骨获取义齿固位支持的修复体,由手术植入颌骨内或黏骨膜下的种植体和暴露于口腔内的上部结构组成,是口腔医学近代发展史上的一大创举,从根本上改变了传统义齿修复,翻开了义齿修复学的新篇章。种植义齿涉及多个学科和技术领域,是现代口腔修复学的重要组成部分,并成为发达国家口腔医学发展的标志。随着科学技术的进步,种植义齿逐渐被越来越多的人认识和接受,可以预言,随着种植义齿研究的日益深入,应用范围还将扩大,必将具有令人鼓舞的发展前景。

种植体是种植义齿特有的部分,起着人工牙根和义齿附着器的作用,咬合应力经过种植体传导、分散到周围支持骨内,因而具有良好的支持作用,能够承受较大的𬌗力。上部结构包括基台和附着于基台上的义齿部分,种植基台将上部结构固定,有良好的固位和稳定作用。

一、种植义齿修复

(一)种植义齿修复原则

1.明确并去除咀嚼系统健康隐患　种植义齿修复原则贯穿在整个治疗过程中。众所周知,人类在进化过程中,随着食品构成的变化及摄入食品工具的不断改进,咀嚼系统不需要像原始社会那样生撕硬咬。虽然牙齿外观没太大的变化,但咀嚼肌发生一定程度萎缩,骨组织质量退变,导致咬合力下降;同时口腔微生态也发生了变化,牙殆畸形发生率升高,牙疾病率、牙脱落率随之上升。如咀嚼系统殆创伤引起咬合力与牙周支持力不平衡,牙槽骨吸收、牙松动、脱落。在种植义齿修复治疗中,必须明确牙齿脱落的原因,从根本上去除病因,种植义齿的修复必须建立在符合生物机械学原理的基础上,有效、稳定地恢复咀嚼功能。

2.在缺失牙区建立形态自然、结构稳定、固位佳、功能良好的种植义齿　种植体与骨组织呈骨性结合,咬合力通过种植体传导到周围的支持组织,可为种植义齿提供良好的支持。对于生理功能范围内的殆力,种植体周围的骨组织有良好的力学适应性。种植体与周围骨组织的骨性结合程度直接影响种植义齿的支持力。骨性结合率越高,种植体周围的骨支持量越大,能够提供的支持力越大。

种植体在颌弓上的位置、方向和数目是影响种植义齿修复效果的重要因素,在相同的条件下,种植体的数目越多,支持力越大,且每个种植基牙上承受的力量相对减小。例如:在下颌颏孔之间,在上颌两侧上颌窦侧壁前方,种植体有足够的长度植入骨内,特别是下颌种植体经颌骨中心进入下颌骨下缘的骨密质,其支持力较好,而在颌后段的种植体较短,支持力较差。

由于种植体形态一般呈圆柱或带一定锥度单根型结构,种植义齿修复应适当减小颊舌径和牙尖斜度,以使殆力方向尽量接近于种植体的长轴,减小种植体的侧向扭力,建立稳定协调的咬合关系。

全颌固定种植义齿的咬合设计应根据对颌牙情况而定,对颌牙为全口义齿或可摘局部义齿时,应设计为平衡殆,而对颌牙为固定局部义齿、天然牙时,或肯氏Ⅲ类、Ⅳ类缺失修复时,应该设计为组牙功能殆或尖牙保护殆。

全颌覆盖式种植义齿应该按照单颌全口义齿的原则设计咬合。而局部种植义齿的咬合设计为组牙功能殆。

种植义齿上部结构通过种植体基台获得固位。在行使咀嚼功能时,种植义齿上部结构固位力应能抵御咀嚼功能活动中的各种作用力而不发生移位和脱落。

种植义齿的固位与金属支架的固位方式有密切关系,采用基台外固位时基台的聚合度、殆龈高度、基台与固位体的密合度均影响固位力。采用螺栓固位方式,其固位力与螺栓的紧固度及数量有关。而覆盖式种植义齿的固位力则与附着体形式有关。

种植基牙的连线形成支点线,固定种植义齿的支点线可以是直线或三角形、四边形支持面,后二者的稳定性较好。影响其稳定性的因素有:①两个种植基牙的桥体与支点线位置的关系,当桥体中心位于支点线上时,稳定性较好;桥体中心位于支点线一侧或前方时,偏离越多则稳定性越差。②多个种植基牙的种植义齿有三角形或四边形的支持面,只要种植基牙固位好,则稳定性极佳。③设计有单端桥体时,悬臂的长度影响种植义齿的稳定性,悬臂越长,稳定性越差,对固位也极为不利。

可摘种植义齿的稳定性类似可摘局部义齿,种植基牙的分布尽量按三角形或四边形分布,让种植义齿的中心与种植基牙连线的中心接近或一致。

3.不损伤口腔余留牙及软硬组织,恢复重建口颌系统功能　牙齿的解剖外形、排列、咬合关系维持着牙列的功能,并保护牙周及支持组织。牙列不同程度的缺损均对形态和功能有影响。口腔种植治疗应在不损伤口腔余留牙前提下,恢复缺失前牙的发音、美观和切割食物功能,磨牙的咀嚼功能,并恢复面下 1/3 高度,重建口颌系统功能。

合理的种植修复设计,是种植体与骨组织形成骨性结合并保持长期稳定的关键。种植义齿应按要求恢复人工牙轴面的适当突度,适当的外展隙和邻间隙,容易自洁,有利于上皮龈袖口紧贴种植体颈部表面,以保证种植体周健康。维持与余留天然牙的邻接关系、触点接触良好,无咬合高点。

多个种植基台作联冠修复时,必须拥有共同就位道,不能影响相邻牙的正常功能,触点位置及范围与同名牙相似。

种植义齿修复设计中,应尽可能让殆力沿种植体长轴传导,适当减小垂直向殆力,严格控制侧向力。如减小人工前牙与基台的水平距离,人工后牙的功能尖应位于种植体顶部区。

近年来口腔种植修复美学的研究和应用发展很快,如龈乳头成型术、美学牙龈基台、美学瓷基台修复、诊断性排牙、适当的过度修复获取软组织塑形等。

(二)种植义齿修复设计及制作特点

种植义齿修复设计因其结构特点而有别于传统义齿设计。种植义齿由种植体和上部结构组成,种植体植入骨内或骨膜下后,种植体表面大部分与骨组织发生骨性结合,骨性结合的种植体与骨壁之间无纤维膜存在,形成骨组织——种植体相互锁结的复合体,𫟼力可以直接经过种植体传导到颌骨。种植体周结构中缺乏牙周膜特有的本体感受器,反馈调节咀嚼功能的能力较低。种植体颈部为软组织包绕,种植体颈部由胶原纤维组织形成的龈袖口所包围,龈沟沟底为连接上皮,紧贴于种植体的表面。种植体的上皮袖口底部和天然牙的龈沟类似,但上皮袖口的连接上皮有明显沿种植体表面移行的趋向,连接上皮结合力较弱。

种植义齿修复设计及制作特点:

【种植义齿的形态和功能】

1.种植义齿应恢复缺失牙的外形、排列、咬合关系,并保护牙周及支持组织。

2.前牙应恢复美观、切害 9 和发音功能;后牙主要恢复咀嚼功能及颌面下 1/3 高度。

3.恢复人工牙轴面的适当突度,维持与余留天然牙的邻接关系、适当的外展隙和邻间隙。

4.种植义齿𫟼面的咬合形态应与对𫟼牙𫟼面形态吻合,但应适当减小颊舌径和牙尖斜度,𫟼力方向应尽量接近于种植体的长轴,建立稳定协调的咬合关系。

5.应减小人工前牙与基台的水平距离,人工后牙的功能尖应位于基台顶部区域。

6.全颌种植义齿的咬合设计视对颌牙情况而定,对颌牙为单颌全口义齿或肯氏Ⅰ类、Ⅱ类缺失修复时,应设计为平衡𫟼,正中𫟼为稳定的尖窝接触关系;而对颌牙为固定局部义齿、天然牙时,或者为肯氏Ⅲ类、Ⅳ类缺失修复时,应该设计为组牙功能𫟼或尖牙保护𫟼。为了使种植义齿长期保持稳定的咬合关系,应定期适当地调整咬合。

【良好的固位、支持和稳定】

1.采用基台外固位,基台的聚合度不大于 20°,𫟼龈高度 4mm,修复体应是被动就位于基台,边缘密合。

2.采用螺栓固位,其固位力与螺栓的紧固度及数量有关。制作精确度要求较高,操作复杂。螺钉过松,易松动脱落;过紧,易发生折断。长期的临床观察证明,修复体固位螺钉的松脱或折断是此修复方式的一个常见并发症。

3.种植体骨性结合率越高,支持力越大。在相同的条件下,种植体的数目越多,支持力越大。一般情况下,4～6 个种植体作基牙可以支持全颌固定式种植义齿,而2～4个种植体作基牙可以支持全颌覆盖式种植义齿。

4.当种植义齿设计为单端固定桥时,末端种植体要有足够的支持力和固位力。

5.种植义齿的种植体支点线应呈三角形、四边形支持面,稳定性较好。

(1)两个种植基牙的桥体与支点线位置的关系,当桥体中心位于支点线上时,稳定性较好;桥体中心位于支点线一侧或前方时,偏离越多则稳定性越差。

(2)多个种植基牙的种植义齿有三角形或四边形的支持面,种植基牙固位好,则稳定性佳。

(3)设计有单端桥体时,悬臂的长度影响种植义齿的稳定性,悬臂越长,稳定性越差,对固位极为不利。

【保护口腔组织健康和种植义齿完整性】

骨性结合的种植体受载时种植体和周围的骨组织无相对的运动,种植义齿结构设计和制作应能够较好地传导和分散𬌗力,不损伤骨组织,维护种植体穿龈部分软组织的健康,不破坏种植义齿机械结构。并长期维持健康状态,预防种植体周围的炎症及创伤。一般情况下,制作的人工牙冠的轴面边缘应位于龈上1～1.5mm,且龈面应光滑;固定式种植义齿的人工牙外展隙应该适当加大,以便于食物溢出。在前牙区由于美观和发音的原因,应设计覆盖局部龈组织的可摘式龈垫,或者设计改良盖嵴式桥体,可兼顾种植体颈周健康、美观和发音的要求。

固定种植义齿可单独由种植体或者种植体与天然牙共同支持。种植体和天然牙是两类力学性能不同的基牙,联合修复时必须获取共同就位道,咬合力分布均匀、无𬌗障碍的前提下,适当减弱种植义齿或桥体的𬌗力,𬌗力加载方向尽量靠近种植体,并呈轴向传导,避免或减少侧向力对天然牙、骨组织和种植体机械部件的破坏。

【种植义齿美学】

种植义齿修复的目的之一是恢复缺失牙的形态,并与天然牙、牙龈边缘协调。在患者戴用暂时修复体并获得良好的软组织重建后,可将种植体位置及口内的软组织形态转移到终模型上,再在暂时修复体和软组织形态基础上制作永久修复体,使最终制成的修复体颈部形态与口内暂时修复体形成的牙龈外形协调一致。

当手术后牙龈形态效果不理想时,可采用与牙龈颜色匹配的陶瓷恢复牙龈乳头形态。

金瓷材料美观、功能恢复良好,是较理想的选择。

全颌固定种植义齿采用传统金属支架通常对美观有影响,而采用碳纤维增强聚甲基丙烯酸甲酯作为支架材料,可得到更高的生物相容性和美学表现。

二、种植义齿的组成和结构

种植义齿由种植体和上部的义齿两部分组成。

种植义齿是采用人工种植体植入颌骨获取固位支持的修复体。由三部分结构组成:种植体、基台和上部修复体。种植体承担固位支持和殆力传导功能,基台及上部修复体起到恢复咀嚼、美观、发音功能,两者协调一致,共同承担了人类第三副牙的角色。种植义齿是口腔医学近代发展史上的一大创举,从根本上改变了传统义齿修复,翻开了义齿修复学的新篇章。

(一)种植体

由钛或钛合金加工制成,植入骨组织内的根型结构,可支持、传导、分散殆力。

(二)基台

穿过牙龈暴露于口腔中的结构,与种植体之间依靠中央螺钉固定连接,是上部修复体的附着结构。基台的材质、与种植体连接的抗旋结构及被动适合性十分重要。

(三)相关辅助部件

由于种植体植入治疗是分期完成,为保证种植体周围组织的正常结合,须配置以下结构部件。

1.愈合帽(覆盖螺丝 cover screw)　用于种植体植入后封闭种植体上方与基台连接的孔。

2.牙龈成形器　也称愈合基台,当种植体与周围骨组织形成骨整合后,须进行第二次手术充分暴露种植体上缘,为保证周围龈组织的良好愈合,应根据局部牙龈厚薄安装牙龈成形器,1周左右拆除,改换上部基台。

3.中央螺丝　是连接种植体与基台的杆形螺丝,是十分重要的连接和应力释放结构。

三、种植义齿的分类

(一)常见的分类及特点

种植义齿按照上部结构设计,主要类型有固定式种植义齿、全口种植覆盖义齿。

种植义齿的上部结构,是由义齿、义齿和种植体的连接部分组成。上部结构依靠基台、种植体获得固位、支持和应力传导。一段式种植系统的种植体和基台是一整体,种植体一经植入,种植基台即暴露在口腔内。两段式种植系统(除即刻修复外)在手术后种植体被埋植骨内,表面黏膜严密缝合,种植体植入颌骨内 3～6 个月形成骨性结合后再作第二次手术,将种植体和基台连接进行上部结构修复。

(二)分类设计

1.固定式种植义齿　一般分为种植单冠修复、种植联冠修复、种植固定桥修复、全口种植固定义齿。固定式种植义齿的上部结构和种植基台间的连接是固定连接,分为粘固型和螺丝固位型。上部结构的固位体与人工牙为一整体,借助粘固剂或螺丝将上部结构固定在种植基台上,以恢复缺失牙的解剖形态和功能。

固定式种植义齿按基台的固位形设计,可分为基台内固位和基台外固位两类。

2.全口种植覆盖义齿　全口义齿的基托面直接覆盖在种植基台上,分为全口或局部义齿。常见于患者的局部或全身情况不允许制作固定式种植义齿或种植体数目少而缺损的范围较大时(如伴有较大骨组织缺损)。

全口种植覆盖义齿在种植体基台上可设计杆卡、球帽、磁附着体、套筒冠固位体。

四、单颗与部分缺失牙种植固定修复设计

(一)种植单冠修复设计

单颗牙缺失是牙缺失中最常见的病例,常见病因:龋坏、外伤、先天性牙缺失。单颗牙缺失因失牙原因、部位及功能的不同,在采用种植修复时,其影响的因素也有一定差别,例如:牙纵折导致的牙缺失,应特别注意咬合设计。本章节将分前牙区和后牙区分别论述。

【前牙区单颗种植修复设计】

前牙区牙缺失,患者的美观、发音、切割功能将受到明显影响。同时,由于是前牙区,患者一般希望尽早修复,缩短缺牙时间。由于导致失牙的原因不同,种植区的骨质情况不同;前牙区的覆𬌗覆盖关系也是一个十分重要的影响因素,修复设计应注意以下几个方面:

1.依据相邻牙的外形突度定位种植体植入位点。

2.种植体应位于失牙区牙槽嵴的中部,保证唇腭侧骨壁厚度,以有效分散传导拾力。

3.基台应注意选择抗旋转性能强的,如采用钛合金基台。基台中央螺丝旋紧力应达 25～30Ncm。

4.角度基台应控制在 30°以内,如大于 30°,则冠修复体的切割功能要尽量减小。

5.种植体基台唇面应余留 1.5～2mm 间隙,基台切端应余留 1～1.5mm 空间,保证冠修复体唇侧和切端材料厚度。

6.种植单冠修复中,牙冠外形应与同名牙相似。

7.牙尖乳头区的美学效果,受邻牙牙冠形态的影响,方形牙冠龈乳头间隙美观影响最小,卵圆形牙冠次之,尖形牙冠影响最大,最难恢复。

8.深覆拾(可正畸调整)单冠修复,应尽量加大超拾,减少或消除前伸运动的拾障碍,减轻侧向力的影响。

9.冠修复体唇侧龈缘为保证美观,视龈缘组织厚薄,冠边缘修复至龈下 1～2mm。患者年龄应注意:未成年人的外形修复受邻牙影响大于成年人。

【磨牙区(后牙区)单颗缺失种植修复设计】

后牙区单颗牙缺失常见于龋病、牙纵折拔除。常见于第一磨牙及双尖牙。由于磨牙区有上颌窦,下颌有下牙槽神经等重要解剖结构,种植体的植入位置、种植体高度、基台的高度等常常受到影响,使修复体的设计个体差异较大。修复中应注意:

1.依据牙弓及失牙区牙槽嵴宽度定位种植体植入位点,保证种植体周围骨壁厚度,有效传导、分散拾力。

2.基台抗旋转性能强,如采用钛合金基台。基台中央螺丝旋紧力应达30～35Ncm。

3.基台角度≤15°。

4.单冠修复体的功能尖应位于种植体上方或尽量靠近种植体。

5.应适当缩小牙冠颊舌径,降低牙尖斜面,尽量使拾力轴向传导。

6.牙冠龈边缘尽量位于龈上,减少牙结石附着,便于清洁。

7.牙冠颊舌面外形与邻牙协调,适当减小突度,避免牙冠颈缘区食物围积,难以自然溢出。

8.咬合接触区呈面接触。

9.基台高度小于 4mm 时,应选用螺丝固位或与相邻牙一起设计为种植联冠修复。

10.邻面触点恢复位置尽量位于𬌗 1/3,适当加大外展隙。

11.由于磨牙区𬌗力大,易于发生崩瓷,尤其是第二磨牙区牙弓的挠曲性大于第一磨牙区,可设计为金属𬌗面修复。

(二)部分牙缺失种植固定修复设计

肯氏一类、二类牙列缺失采用种植体固位修复,从根本上解决了游离缺失修复义齿下沉压痛,固位差的问题。多颗牙缺失后,患者的面型、发音、咀嚼功能均受到明显影响。种植区常与上颌窦、下牙槽神经等重要解剖结构相邻,种植体的植入位置、种植体长度、基台的高度等常常受到影响,修复体设计个体差异较大。修复设计应注意以下几个方面:

1.依据牙弓弧度、失牙区牙槽嵴宽度、种植体周围骨壁厚度、牙排列曲度定位种植体植入位点,兼顾𬌗力传导和外形协调。

2.基台应注意选择抗旋转性能强的,如采用钛合金基台。基台中央螺丝旋紧力应达 25～35Ncm。

3.角度基台应控制在 15°～20°以内。

4.前牙区种植体基台唇面应余留 1.5～2mm 间隙,基台切端应余留 1～1.5mm空间,保证冠修复体唇侧和切端材料厚度。

5.前牙区呈浅覆𬌗覆盖关系。

6.修复体的功能尖应位于种植体上方或尽量靠近种植体。

7.应适当缩小牙冠颊舌径,降低牙尖斜面,尽量使𬌗力轴向传导。

8.牙冠龈边缘尽量位于龈上(除前牙区外),减少牙结石附着,便于清洁。

9.牙冠颊舌面外形与邻牙协调,适当减小突度,避免牙冠颈缘区食物囤积,难以自然溢出。

10.咬合呈面接触。

11.基台高度小于 4mm 时,应选用螺丝固位或与相邻牙一起设计为种植联冠修复。

12.邻面触点恢复位置尽量位于𬌗 1/3,适当加大外展隙。

13.由于磨牙区𬌗力大,易于发生崩瓷,尤其是第二磨牙区牙弓的挠曲性大于第一磨牙区,可设计为金属𬌗面修复。

14.应注意患者年龄:未成年人的外形修复受牙弓发育和邻牙影响大于成

年人。

（三）种植修复的固位方式与选择

获取良好、持久的固位力，不妨碍咀嚼、美观是选择固位方式的基本原则。目前种植体基台有两类：①实心基台，只能采用粘接固位；②非实心基台，可采用螺丝固位和粘接固位两种方式。

粘接固位：冠修复体与基台之间采用粘接剂固位。用于基台高度达 4mm 及以上的基台或开口度小、难于实施螺丝固位的患者。

螺丝固位：由于临床牙冠偏短或失牙区对颌牙伸长或牙龈厚度过厚，𬌗间间隙小，基台小于 4mm 时，应选择螺丝固位修复。由于牙受力是多方向的，固位螺丝的松动率时有发生，定期复查，尽量减轻咬合侧向力，紧固螺丝，降低异常骨吸收和崩瓷。固位螺丝孔应尽量避开功能尖位置和美学区域。

可选择钛合金基台和中央螺丝、固位螺丝，增加其抗旋转性能。

五、全颌固定式种植义齿及覆盖义齿修复设计

全颌固定式种植义齿及覆盖义齿修复应遵循全口义齿制作的一般原则，同时注重种植义齿的特殊性，如种植义齿的取模，灌模，颌位记录，排牙，金属支架的制作，完成上部结构等。

六、种植义齿的制作

（一）制取印模和模型

【转移种植体位置关系方法】

1.印模转移桩　取印模时将口内基台位置准确转移到工作模型上的特殊构件，又称为取模桩、转移杆。取模桩的结构特点是下段与种植体连接部位模拟基台，可与种植体上端或穿龈基台上端完全吻合。上段变化较多，可将取模桩分为两大类：A 类，间接印模转移桩，常为带螺纹的锥形帽状结构，表面较平滑，取模时，将螺丝旋进口内种植体上端或基台内，印模取出后，取模桩仍留在口内，必须单独将取模桩从口内取出，再与种植体代型紧密相连后放置到印模的相应孔洞中。准确就位，然后灌制模型。用这种取模桩制取的印模模型，基台位置间接获得，其准确性受到一定的影响，常用于初印模模型。B 类：直接印模转移桩，转移桩的上段有

较大倒凹,长度大,中空,转移杆固定螺丝穿过其中与种植体上端相连(图 5-18)。取印模时,取模桩通过转移杆螺丝与种植体相连,印模取出时先将转移杆螺丝放松,让取模桩脱离种植体,然后将取模桩及印模连体取出,直接与种植体代型紧密连接后,灌制模型,这种方法制取的印模和模型比较准确,常用作终印模灌制工作模型。

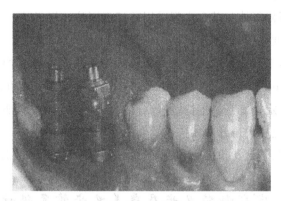

图 5-18　取模桩

2.种植体和基台代型(图 5-19)　是种植义齿制作过程中代替种植体、基台等各组成部件的替代品,其形态可能与相应部件有所不同,但连接部分的结构尺寸等与相应部件完全一致,在种植义齿制作过程中代替种植体、基台的作用和位置。

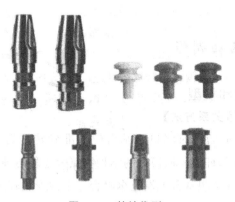

图 5-19　基桩代型

【制取印模和模型】

1.制取初印模　取出龈成型器,连接间接印模转移桩,用藻酸盐类或硅橡胶印模材料制取初印模。检查其完整性,要求如同全口义齿印模。然后灌制模型,口内用龈成型器暂时封闭种植体螺孔。

2.制作个别托盘(图 5-20)　一般来讲,采用开口托盘转移种植体位置关系时对托盘的要求较高,一般需要制作个别托盘,部分简单病例可采用常规的托盘转移种植体的位置关系。在初模型上,用带有长固位螺丝的直接印模转移桩代替间接印模转移桩,然后用树脂制作个别托盘,要求在托盘底部转移桩的相应位置开窗,让转移

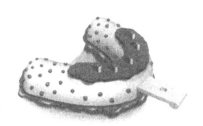

图 5-20　托盘

桩暴露于开窗内,同时托盘应覆盖全部牙槽嵴,后界盖过磨牙后垫或上颌结节。

3.取终印模　首先用长固位螺丝将直接印模转移桩固定于口内种植体或基台上,中等力量扭紧,然后检查个别托盘,整塑托盘边缘,最后用一块蜡片盖住托盘底的窗口备用。如果是多个种植体,为了保证种植体基台位置准确不变,可以在口内直接将多个转移桩的中间部位用树脂连接在一起,形成树脂夹板。要求是树脂不能超过取模桩的两端,妨碍取模桩螺丝的活动。为了操作方便,也可以先在初模型上将多个转移桩制作成彼此相近的方块,然后再转移到口内,用少许的树脂将转移桩相连。取模时,先将转移桩周围及树脂夹板龈方填满硅橡胶,紧接着将盛满硅橡胶印模材料的个别托盘置于口内,稳定托盘,进行功能修整。待印模材料凝固后,去除托盘底开窗处的蜡片,暴露取模桩顶端转移杆,松解全部固定螺丝,从口内整体取出转移桩及树脂夹板式的集成印模,修整印模,然后用螺丝把种植体代型固定在取模桩上,确认完全就位后,包围印模,准备灌制工作模型。

4.灌制工作模型　在灌制工作模型前,先在印模面种植体代型颈缘涂分离剂、灌注少许硅橡胶形成牙龈软组织罩,然后严格按照粉液比例,真空调拌后灌模,待人造石硬固后,松开固定螺丝,取下印模,用基台代型代替取模桩,便获得带基台的工作模型(图 5-21)。

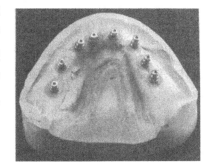

图 5-21　带基桩代型的工作模型

(二)牙种植冠桥的制作

目前,由于种植义齿制作的材料多种多样,其制作方法和工艺流程都有显著差异,但固定牙种植义齿中,烤瓷修复体仍是应用最广的种类之一。本章节主要介绍种植义齿冠桥的制作过程。

1.完成取模和灌制模型后,根据口腔情况记录咬合关系,可以使用蜡或者硅胶

材料。如果后期制作采用简单𬌗架，则仅仅记录正中𬌗位即可，如果采用可调或半可调𬌗架，则需要记录正中、侧向和前伸颌位关系。

2.根据患者特定牙位的种植体位点和轴向、美观要求等情况选择特定材质、穿龈高度、角度的种植基台，也要考虑到修复体与基台之间的固位方式、基台的加工方式。

如果采用螺钉固位，有垂直向螺丝固定和水平向螺丝固定，前者类似于中央螺丝直接将修复体沿种植体长轴固定在种植体或基台上，而水平螺丝孔则一般与种植体垂直，必须位于软组织上方合适的位置以便于操作。

螺钉固位的冠可将边缘置于龈下更深的位置，以防止颈缘金属色透过龈缘。采用粘结固位时，由于基台通常呈锥形、表面光滑且面积小于天然牙，故粘结力相对较弱，临床常采用在基台上预备一个或两个平面，并在颊侧或舌侧制备戴入沟，一方面可以限制修复体的脱位方向，还可以防止修复体的旋转，减小了作用于粘结剂上的剪切力。

3.进行基台的预备：在美学区域，要考虑修复体颈缘的位置、形态及美观情况，还要考虑基台的轴向和修复体的戴入道等。根据义齿的戴入道为修复体开辟一定的间隙，包括基台与咬合面的间隙、基台轴向修复体的间隙。如果是桥或多个种植体，则要确保基台间互相平行排列（即共同就位道），或与邻牙平行排列。

4.为医生制作基台定位器，便于临床医生能准确的在口腔内确定基台的位置、将基台固定在种植体上。

5.金属底冠的制作，在制作底冠或支架熔模时，一般建议采用树脂直接制作。如果所采用的种植体系统有预成的塑料熔模，则尽量采用，可以提高制作精度。对于采用𬌗方螺丝固定的修复体，还要预留出特定的螺孔。金属底冠的试戴、部分种植体系统配备有专门的修整颈缘的工具可以对颈缘与种植体和基台的接触面进行修整（图 5-22）。

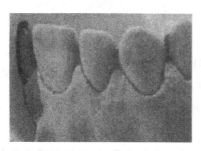

图 5-22　硅罩检查

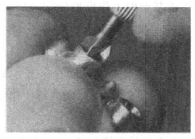

图 5-23　颈缘修整器

对于美学区域的修复体,也可以先用蜡或者树脂完全恢复缺失牙的形态,再使用硅橡胶记录其外形,然后将硅橡胶在缺失假牙的中间部位沿颊舌向剖开,在制作底冠时,通过回切技术等方法制作底冠蜡型。在此过程中,可以随时通过这个硅胶记录(国内有学者称之为硅罩,图5-23)来检查底冠的形态是否合适,瓷层的空间是否预留充分。

6.常规上瓷、修整外形、制作修复体。注意种植修复体的牙尖高度要适当降低,以减小侧方运动时的侧向力。如果为螺丝固定的修复体,还要考虑在修复体的𬌗面预留螺丝孔洞。

7.使用基台定位器将基台准确置于口内种植体上,在将修复体戴入口内,调𬌗、打磨抛光、上釉。

8.固定基台及修复体。为了阻止螺丝的松动,必须借助于特殊的扭矩扳手给固定螺丝一定的预负荷。其机理是将基台和种植体紧固在一起,增加了螺钉螺纹和种植体内螺纹间、螺钉和基台间、种植体和基台间的摩擦力,可有效地抵抗外部剪切力、提高结合部的抗疲劳性能。临床常采用两次紧固法,以一定的扭矩旋紧螺丝后等待十分钟,再用扭矩扳手紧一次,可有效地防止嵌入性松弛对预负荷的削弱作用。

目前,许多学者建议修复体如采用粘结固位,可用光固化复合树脂封闭基桩螺钉上方的空隙,不仅可以防止螺钉的松动,同时如有需要可以方便的将它去除。

(三)全颌固定式种植义齿的制作

根据临床所使用的材料不一样,其制作方法也略有差别。目前临床使用最多的是烤瓷修复体和带金属支架的树脂修复体。两者的差别在于前者直接在金属支架上上瓷、完成修复体。后者在完成金属支架后则进行排牙、充胶,类似于塑料可摘义齿的制作。一般来讲,后者由于塑胶材料较低的弹性模量有利于保护种植体,对于临床种植体支持力有限、𬌗力较大的病例可以考虑这样的修复方式。下面重点介绍金属支架的树脂全颌固定种植义齿的制作方法和步骤。

【记录颌位关系】

记录颌位关系时,先在工作模型上选择两个末端基台代型和一个前牙区基台代型,在其上用固位螺丝固定3个接圈,然后用自凝树脂制作基托。卸下固定接圈的螺丝,从工作模型上取下树脂基托;口内试戴,紧固螺丝,检查树脂基托在口内的就位情况。要求树脂基托在口内基台上被动就位,基托的位置是以后金属支架的位置。口内试戴合适后,在工作模型上制作蜡𬌗堤,蜡𬌗堤在固位螺丝处留出空间,以备拆卸。按常规记录颌位关系,垂直距离,前伸运动和边缘运动,最后转移到可调节𬌗架上。

【金属支架的制作】

金属支架的制作,有多种方法。常用的方法是失蜡铸造法,此法用于金合金、钛合金、钴铬合金等多种支架合金材料。虽然不同材料物理性质不同,铸造工艺有差异,但铸造精度均可通过各自适宜的铸造工艺辅以分段焊接方法获得。目前较先进的方法是计算机数字化控制(CNC)切削法,此法方便、快捷,可以达到较高的精度,主要用于钛支架支制作。

1.失蜡铸造法制作金属支架　金属支架的熔模是在工作模型上制作的。可拆卸式种植义齿的金属支架是先将金属成品接圈或半成品蜡接圈放置在所有基台代型上,用固定螺丝固定,然后使用铸造蜡或模型树脂连接接圈形成熔模;基台粘固式种植义齿金属支架的熔模包括内层冠整个由蜡直接制作。接圈或内层冠均有半成品的蜡制品供选用,可将蜡制品放在基台上后用蜡连接其余金属支架部分形成熔模,制作方便,使铸件更加精确化一。熔模的制作应该注意以下几个问题:

(1)熔模必须保证铸造的精密度,以保证铸件达到"被动就位"和防止应力集中于个别种植基牙上。

(2)熔模应采用对抗铸造变形的措施,以保证铸造的支架能够在基台上顺利就位。

(3)熔模应保证金属支架具有足够的强度。特别是支架与末端种植体的基台连接处是薄弱环节,在此区域应加厚,以防止金属支架长时间受力后折断。

(4)熔模的唇(颊)面和𬌗面方向上应设置固位形供人工牙附着。熔模的设计应给上部结构唇颊侧的人工牙和树脂基托留出足够的空间,使其具有良好颜色效果的同时能形成满意的生理外形和凸度。

(5)使用成品接圈作铸型时,要求制作支架的金属和接圈能够熔铸在一起,同时所选用制作支架的金属能满足口腔生物学和材料学的要求。

(6)熔模设计宜简单,易于制作。如采用蜡型制作时也可以不用接圈而直接用蜡铸型,但这种方法制作支架难度大,要求较高的铸造条件和精度。

2.CNC 铣制法制作钛金属支架　在 CNC 工艺中,首先用树脂在工作模上制作支架的"蜡型"(即钛支架的最终设计模型),然后将此树脂支架模型置于激光扫描器中,支架外形的信息被输入计算机。在模型上测出种植体代型的位置,然后将一块二级钛合金在 5 个自由度的 CNC 铣床内进行铣制。一整块钛合金被铣制成与树脂模型形状相同的支架。制成的钛支架由技工磨光,并在口内试戴。最后,将树脂牙聚合到金属上部结构上,完成修复体的制作。这与常规铸造支架修复体的制作方法是相同的。

改进钛支架技工室制作的原因之一是,通过避免一些失蜡铸造技术本身的问题,改善上部结构与种植体间的适合度。采用工业制造程序制作支架,可控制和避免许多与常规铸造技术相关的因素。在实验研究中,用 CNC 法制作支架,其适合度达到了优秀技师制作的常规铸造修复体的水平。今后还可以通过对激光扫描及 CNC 铣制步骤的进一步改进,来提高 CNC 铣制支架的精确度。

CNC 铣制技术消除了常规失蜡铸造技术带来的变形问题,因而可以制作与模型更适合的支架。然而,这一新技术的限制在于,支架在口内的适合度永远不及模型上的适合度。由于模型上种植体的定位不能完全准确反应口内种植体的准确位置,因此今后研究的重点不应仅仅放在提高支架对模型的适合度上,还应该进一步提高口内种植体位置记录的准确性和精确性。随着 CNC 铣制技术的引入,使用新的数字化技术记录种植体在口内的位置成为一种必然趋势,以淘汰常规的印模技术,进一步提高支架的适合性。

完成的支架熔模,按常规的方法进行包埋、铸造。磨光后的支架分别在模型上和口内试戴,检查被动就位情况。检查支架适合性的方法有多种,一般来讲将支架戴入口内,可采用单颗螺丝固定支架两侧或支架中央,看支架与其他植体颈缘是否贴合,有无明显缝隙,这也称为谢菲尔德试验。如有明显缝隙,则可能是支架变形,被动适合性差,可以考虑重新制作,或者将支架截断,在口内重新连接,再转移至模型上焊接。金属支架的舌腭侧无树脂基托覆盖处,要具备合适的突度,并高度磨光,以防止食物嵌塞和菌斑附着。支架高度磨光,龈方离开黏膜 2mm 以上或轻微接触。

【排牙】

金属支架经口内试戴后,将其放回工作模型上。将其进行硅涂层等遮色处理。遵循全口义齿及全颌固定种植义齿的排牙原则进行。排牙过程中,如果发现支架对排牙有一定影响,也可以考虑对支架进行适当的修磨。

关于排牙与制作支架的先后,现在多按此顺序进行。实际制作中也可以先排好人工牙后,用石膏制取人工牙的唇(颊)侧形态记录(又称导模)。然后用沸水冲掉排牙用的蜡,将记录回复到𬌗架上检查其吻合程度。此时留存于人工牙舌侧的空间即为将来确定金属支架的空间位置。这样,在整个熔模制作过程中,应随时使用排牙后制取的人工牙导模作参考,检查熔模的空间位置是否正确,并作必要的调整。待支架完成后,在咬合架上利用排牙后制取的导模将人工牙复位,且用蜡将人工牙及金属支架连接成一个整体,然后在𬌗架上作进一步调磨,完成上部结构的外形雕刻。

【试戴及完成上部结构制作】

试排牙时将种植义齿的上部结构整体从𬌗架上取下安放固定在口内的基台上。安置后进行检查,应满足以下要求:①上部结构完全被动就位于基台上;②在正中𬌗位,𬌗面应有均匀的接触面,悬臂区为梯度接触,在非正中𬌗位有适当的接触面,无𬌗干扰,根据对颌牙情况进行咬合调整;③有适当的息止𬌗间隙、正确的垂直距离、良好的发音功能及令患者满意的美观。检查完毕后,按常规方法完成种植义齿制作。制作中要特别注意保护支架与种植体的连接面。

【初戴上部结构】

制作完成的全颌固定式种植义齿的上部结构,在口内初戴应达到与排牙后试戴一样的要求。最后将经抛光或上釉后的上部结构用螺丝或恒久粘固剂固定于基台上。要求螺丝固定型种植义齿的螺丝就位准确、旋紧程度合适。如螺丝过松,因外力可使螺丝完全松动,失去功能;如过紧,在外力反复作用下可能超过螺丝的屈服强度,造成螺丝的折断。一般用扭矩扳手将所有螺丝均匀扭紧到20~35Ncm较合适,或者根据各种植系统推荐的特定转矩,调节螺丝松紧度到最佳状态。用螺丝固定上部结构后,用树脂等材料暂封固位孔。对基台外粘固型种植义齿,可先用暂时粘固粉粘固,试戴一段时间(约1月),经复查调整后再用玻璃离子或树脂类粘固剂粘固。戴入上部结构后,常规医嘱。预约患者定期复诊,以便及时作必要的调改。

(四)覆盖式种植义齿上部结构的制作

覆盖式种植义齿上部结构的制作以应用最多的杆卡式覆盖种植义齿为例。

1.制取带基桩的印模和模型　　按前述方法制取带精确的工作模型,初步确定咬合关系。

2.连接杆的制作　　连接杆是固定在基台上的,其制作过程与前面提到的固定式全颌义齿的支架制作比较类似,其特殊之处在于要按照杆卡式附着体结构设计杆的结构,杆的位置、结构设计也要遵循一定的原则。许多成熟的种植系统均有配套的不同型号的杆附着体供选用。根据患者口内种植体的数目、部位及距离,选择长度合适,类型相宜的杆附着体。也可根据具体情况截短杆的长度,然后在工作模型上将杆与金属接圈焊接在一起,直接用固定螺丝固定于基台上,此法简单、方便、易操作。另一种方法是先用失蜡铸造法制作连接杆,即先在工作模型上,将成品接圈或蜡接圈放置在基台上,然后用蜡将蜡棒或树脂棒连接在两基台间的接圈上,形成连接杆的熔模,通过铸造法完成连接杆,然后螺丝固定于基台上。此法制作的连接杆具有个性化,成本较低,但制作较麻烦,精度稍差。因此,现在多倾向于使用预成的金属杆结构或预成的树脂融模。若连接杆与基台的连接是通过帽状冠固位体粘接的方法,则多采用失蜡铸造法制作帽状冠及连接杆。

无论采用哪种方法连接杆的制作,都应根据牙槽嵴的形态,基台的位置决定连接杆的形态、长度及位置。遵循杆与牙槽嵴关系及与下颌铰链轴平行的设计原则,以保证舌的正常运动、口腔的卫生、人工牙的顺利排列以及种植体的均匀受载。

3.连接杆的试戴　同样,在口内可以采用单颗螺丝法检测杆的被动适合性。

4.重新制取印模和模型　再次制作全颌模型,注意要按照全口义齿的标准制作模型并再次转移种植体位置关系。

5.确定咬合关系、排牙和试戴牙　遵常规操作。

6.完成杆附着体阴型部分及上部结构,有以下两种方法

(1)首先根据支持形式不同选择不同的预成杆附着体的配套阴型部分,将夹卡被动就位于连接杆上,然后制作基托、殆堤,让夹卡龈方的固位形埋置于基托内,然后按常规制作全口义齿的步骤完成上部结构。此方法可一次性完成附着体阴型部分在基托组织面的固定,但制作较复杂,夹卡在制作过程中有移位的可能性。

(2)先按全口义齿的常规制作步骤完成全口义齿,然后在义齿组织面内安放附着体的阴型部分。首先在基托组织面相应部位磨除能容纳附着体阴型部分的位置,或在全口义齿制作过程中在基托组织面填塞石膏以留出其位置。然后将附着体阴型部分套合在阳型连接杆上,调拌自凝塑胶置于备好的基托组织面凹陷内,将义齿放入口腔内就位。为了防止自凝树脂进入阳型部分的倒凹内,可先在阴型部分包裹一层橡皮障的橡皮。待自凝塑胶固化后,取下义齿,此时的附着体阴型部分就固定在与阳型部分连接杆相对应的义齿组织面内。

7.初戴上部结构　将杆附着体固定在口内,扭矩控制在 20～35Ncm。如完全由种植体支持的全颌覆盖义齿,要求戴入时应完全就位,无翘动,种植体受力均匀,支持固位良好;上部结构的组织面轻微接触,自洁、被动清洁效果良好,达到种植体保护殆的目的。若为种植体-黏膜共同支持的全颌覆盖义齿,戴入时,游离端的基

托与黏膜轻微接触,附着体的杆卡之间存在 0.3～1mm 的间隙。当后牙咬合时,杆卡均匀接触,后段基托与黏膜接触紧密,种植体与黏膜均匀受力。当咬合力消除后,上部结构又恢复到刚戴入时的位置。基托起到软、硬组织缓冲的作用。最后指导患者取戴义齿及清洁义齿的方法(图 5-24～图 5-25)。

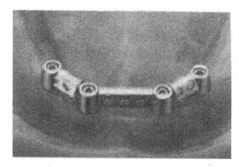
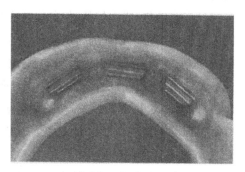

图 5-24　**杆卡附着体的杆结构**　　　图 5-25　**杆卡附着体的卡结构**

(五)其他类型附着体固位的种植覆盖义齿

由于设计和加工技术的发展,近年来出现了许多类型的附着体,这些附着体也逐渐被许多种植体厂家引入到种植覆盖义齿修复中。除杆卡附着体外,有磁性附着体、机械固位的套筒冠附着体、球槽型附着体、"O"形圈附着体、ERA 附着体、Locator 附着体等等。而球槽型附着体、"O"形圈附着体、ERA 附着体、Locator 附着体等都属于纽扣式附着体。下面简要介绍目前临床常见的几种附着体结构。

【用套筒式基台制作上颌全颌种植覆盖义齿】

基本步骤图解:(图 5-26,以 4 枚种植体为例)

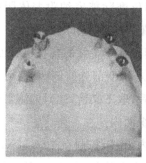
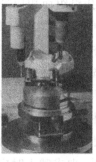
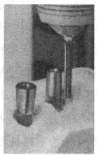

图 5-26A　**带基台的工作模**

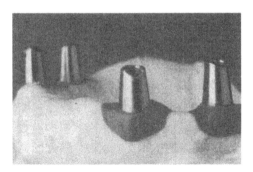

图 5-26B　研磨内冠;研磨后的工作模

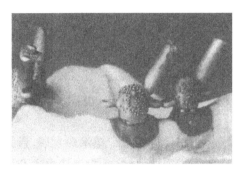

图 5-26C　失磺铸造法制作外冠

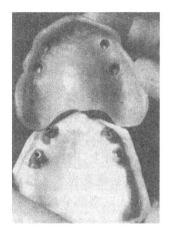

图 5-26D　完成的义齿

1.用转移杆制取上颌带基桩的工作模型。

2.在工作模型上用套筒式基台代替基台代型,然后放置到平行研磨仪上制作约 5°的锥体或内层冠。

3.用失蜡铸造法制作外层冠。

4.将调磨适合的外层冠套叠到套筒式基台上,然后按常规全口义齿制作方法完成带外层冠的全口义齿。

5.戴义齿时,外层冠套叠在套筒式基台上,依靠摩擦力固位。

【用球槽型附着体固位的种植覆盖义】

齿(O 形圈附着体制作及操作过程与此类似)

基本步骤图解:(图 5-27,以 4 枚种植体为例)

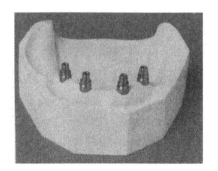

图 5-27A　带取模桩的工作模型

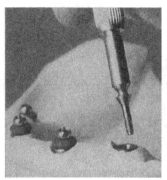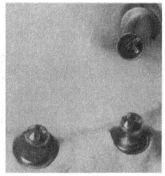

图 5-27B　将球形螺丝旋入种植体代型

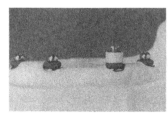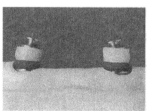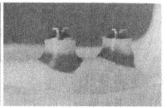

图 5-27C　将硅胶环置于球的下部;相互不平行的种植体的共同就位道;用蜡固定就位后的球槽

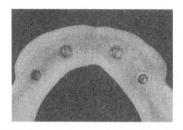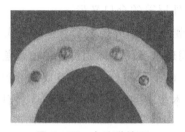

图 5-27D　将球槽固定于义齿组织面　　　图 5-27E　去除弹性环

1.用转移杆制取下颌带基台的工作模型。

2.用球型螺丝代替基台代型旋入种植体内。

3.用硅胶环置于球的下部,固定球槽并起填倒凹的作用。

4.将球槽按共同就位道方向插入,起固位作用。因附着体的阴型部分为球型,相互不平行的种植体(不能超过15°)可以获得共同就位道。

5.用弹性环放置于球槽的周围,表示球槽与球在咬合接触时的最大活动空间和范围。

6.用蜡固定就位后的球槽,只露出球槽上端的固位形部分。

7.按常规全口义齿制作法制作全口义齿,让球槽固定于义齿组织面相应部位,完成球槽附着体固位的种植覆盖义齿。

8.戴义齿前,去除弹性环,球在槽内有少许的动度,如固位力不合适,可作适当的调节。

注:直接制作球槽附着体覆盖义齿的方法同杆附着体的第二种方法。

【Locator 附着体固位的种植覆盖义齿】

Locator 附着体在许多种植体系统中都有应用,其明显的优点包括:所需的空间小、可用于不平行的种植体之间、义齿易于取戴、固位力可调等。根据厂家制造不同,既可以直接固定在种植体上,也可以通过钻孔、焊接或铸造固定在种植体上部支架上。

操作过程分为两种:一种为制作室完成;另一种为医生完成。下面以医生椅旁完成为例,简要介绍其操作步骤(图 5-28):

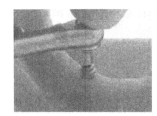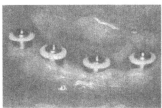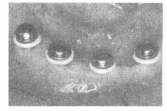

图 5-28A　将阴型基座固定在种植体上;将白色的隔离圈放置在基桩颈缘;

将装有黄色或黑色附着体阳型部件(专用于制作过程)戴在种植体上

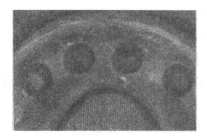

图 5-28B　义齿组织面开孔

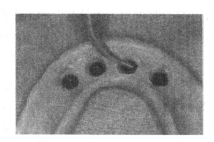

图 5-28C　去除原黑色加工件

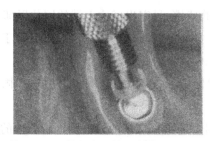

图 5-28D　置入合适的附着体阳型部件

1.将阴型构件旋入到种植体上完全就位,力矩一般控制在 20～35Ncm。

2.将白色的隔离圈放置在基台颈缘。

3.将装有黄色或黑色附着体阳型部件(专用于制作过程)戴在种植体上。

4.在基托组织面及舌侧相对应的位置钻孔,为附着体的阳型构件开辟空间,舌侧开孔可以作为自凝胶的溢出孔。

5.然后将自凝胶填在阳型构件周围和义齿的开孔处,使义齿完全就位。

6.让患者在正中𬌗轻咬,直到自凝胶完全固化。如果有多个附着体则重复上述过程。

7.修整义齿粘接部位和外形、去除原加工件,置入合适的附着体阳型部件。

8.抛光、调𬌗。

【ERA 附着体固位的种植覆盖义齿】

ERA 附着体(国内也称为太极扣附着体),也由两部分组成,包括附着体的阳型部件和阴型部件。该型附着体最大的特点就是具有六个不同固位力的阳型塑料构件,可以根据临床及患者情况进行选择(图 5-29)。

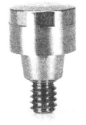

图 5-29A　磁性附着体衔铁

图 5-29B　永磁体

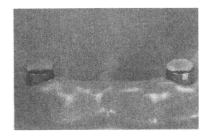

图 5-29C　安装衔铁

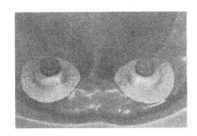

图 5-29D　安放硅胶垫

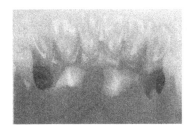

图 5-29E　自凝胶粘固永磁体

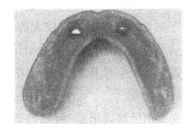

图 5-29F　义齿完成

1.旋下牙龈成形器,根据种植体系统和牙龈高度选择合适的附着体基台。口内使用多个附着体时,要确保附着体的阴型部件之间互相平行。

2.如果采用单件式的直基台,直接将带螺丝的基台旋在种植体上。如果采用两件式角度基台,则应先将角度基台的基座部分先固定在种植体上(20Ncm)。

3.然后将角度基台的带角度的合方构件(即附着体阴型部件)置于基座上,按上塑料把手,以便于选择不同的角度,调节其倾斜方向使各基台尽量彼此间平行,用标记笔或其他方式在角度基台两个构件上做好标记。调粘结剂将角度基台的合方构件粘结在基座上,去除粘结剂。注意两个构件的标记在一条直线上。

4.用钻针去除义齿相应部分的塑胶。注意空隙必须足够大以容纳附着体的阳型部件。

5.将含有附着体阳型部件(黑色塑料构件,专用于制作过程)及金属帽(粘固于义齿中的固位部分)置于角度基台上,用自凝胶将其粘附于义齿组织面。注意粘结时必须采用橡皮障、软蜡或其他树脂性材料填塞覆盖暴露的基台或可能存在的倒凹,防止自凝树脂进入倒凹。

6.待自凝胶固化后,将义齿取出,在口外进行修整,重新充填孔隙,去除多余部分,抛光完成。

7.去除黑色阳型塑料构件,根据临床情况和患者的要求选择合适固位力的塑料构件。由于最后选用的这些塑料阳型构件要短于黑色塑料帽,因此增加了修复体的垂直向缓冲。

8.检查咬殆,完成治疗。

当然,该附着体也可以在制作室由技师完成,只不过其中对转移种植体位置关系、充胶等步骤要更加仔细以防影响到其精密度。使用一段时间后,附着体的固位力会下降,这时需要考虑更换阳型构件(塑料帽)。一般采用专用的切割器械去除,然后再安装新的塑料构件。

【磁性附着体固位的种植覆盖义齿】

由于磁性附着体要求有较大的空间容纳永磁体和衔铁,因此设计之前就要考虑修复体颌间间隙的问题,从种植体的植入开始就必须时刻考虑这个问题。如果间隙有限,就要考虑其他备选附着体。现在以医生椅旁操作为例,其操作步骤如下:

1.先旋出牙龈成形器,将磁性附着体的衔铁部分安装在种植体上。这通常需要一些特殊的器械,按照厂商的推荐给予一定的预负荷,一般在 20～35Ncm。

2.然后在口内相应部位涂布石蜡油或凡士林,防止自凝胶对组织的刺激。将硅胶垫或其他分隔材料放置在衔铁上,再放置永磁体。

3.在义齿相应部位开孔,注意要确保义齿在口腔内就位时不会影响永磁体的位置,而且在义齿舌侧要保留自凝胶的溢出道。

4.调拌自凝胶,用自凝胶粘固永磁体先将衔铁安装在种植体上;注意该过程中要保持义齿完全就位、嘱患者轻轻咬合。

5.自凝胶凝固后进行修整,抛光。

6.检查咬殆,完成治疗。

覆盖式种植义齿,无论是采用杆卡式附着体或是其他形式的附着体制作时都应注意以下几点:

1.留出缓冲间隙　现在大部分成品附着体本身已经考虑到这个问题,附着体结构各组件之间有一定活动度和空隙,如果不采用成品附着体则要特别注意这个问题。

2.改善咬合力传导方向　咬合力应尽可能沿种植体长轴方向传导。排列的人工牙长轴应与基台长轴方向一致,与咬合力线方向一致。为了使咬合力沿基台长轴方向传递,可设计这样的辅助装置,即在基台顶盖的𬌗面设计一个向根尖方向的凹面,在基托组织面相应部位制作一突出的金属半球形,其曲度高于凹曲度。当上部结构戴入后,基托上的半球形突起正对基台上的金属凹面;咬合时,咬合力可沿此装置传导至种植基牙长轴方向上。

3.重视覆盖式种植义齿的复诊与重衬　由于种植义齿的特殊性,患者的口腔卫生不良,牙槽骨的吸收,支架的变形和咀嚼习惯的改变,均可造成种植基牙及黏膜受力的重新分配,造成种植体骨界面的应力集中,种植体周围骨组织吸收,种植体松动,黏膜压痛等,从而影响种植义齿在口内的存留时间,造成种植义齿修复的失败。因此,必须对种植义齿进行定期复查,作临床及 X 线照片检查,了解其在口内的存留情况,出现问题及时处理。若出现牙槽骨吸收问题则要即时衬垫,以保证覆盖式种植义齿所受咬合力始终由种植体与黏膜共同均匀承担。如出现附着体过度的磨损,则要仔细检查咬𬌗、患者的戴牙和咀嚼习惯,要及时更换过度磨损的附着体元件。

（王兆林）

第六章　牙槽外科手术

第一节　松牙固定术

牙周炎的主要临床症状之一是牙的松动,经过基础治疗,炎症消除并建立平衡殆后,有些患牙的松动度能减轻,但动度较大的牙虽经牙周治疗也很难恢复正常,因而影响咀嚼功能,或产生继发性咬合创伤。对某些松动的牙加以固定,使之行使正常的咬合功能,也是牙周治疗的重要组成部分。

牙周炎松动牙的固定是通过牙周夹板将松动牙连接,并固定在健康稳定的邻牙上,形成一个咀嚼群体,当其中某一颗牙受力时,殆力就会同时传递到被固定的相邻牙的牙周组织,从而分散了殆力,减轻了患牙的负担,调动了牙周组织的代偿能力,为牙周组织的修复和行使正常的功能创造了条件。

一、松牙固定的指征和时机

牙周治疗后,患牙的动度多有不同程度的减轻。对于仍有松动的牙是否需要特殊处理,如夹板、联冠等,主要根据两个方面考虑:

1.松牙的功能状况　如果松动牙妨碍咀嚼或不适,则需要固定;如松牙能行使咀嚼功能且无不适,说明该牙已具有适应和代偿功能,则不必固定。

2.观察松牙程度及牙周病变有无继续加重　当患牙的剩余支持组织已不能承受正常咬合力,即有继发性殆创伤,导致患牙动度加重,甚至继续移位,对这种松牙应作夹板固定,以增强功能,阻止病情加重。当然,固定夹板应在软组织的炎症控制、殆干扰已消除的情况下开始制作。

二、牙周夹板的生物力学原理

1.牙周组织对不同方向的殆力反应　在咬合运动中,牙齿所受的殆力可来自三个方向,不同方向的殆力使牙周组织有不同的反应。

(1)垂直向或轴向力:是指与牙齿长轴方向一致的殆力,正常咬合运动中,牙齿所受的力量多数是垂直向力。由于牙周膜纤维的结构与排列对于垂直向力具有最大的适应性,能使大部分牙周纤维受到牵引力,生理范围内的牵引力可使牙槽骨新生,有利于牙周组织健康。

(2)水平向或侧向殆力:即与牙长轴形成90°角的力量。牙周纤维对这种方向的力量适应性差。因为水平向力可使受压侧牙槽嵴顶及对侧根尖部骨质发生吸收。而受牵拉侧牙颈部及根尖可形成骨质增生,并可使牙齿向咬合力的方向倾斜移位,又引起新的殆创伤,因此水平向力对牙周组织的损伤较大。

(3)旋转力或扭力:是指以牙齿长轴为中心,使牙齿发生旋转的力量,这种方向的力量对牙周组织的损害最大,可使牙周膜纤维撕裂及牙槽骨吸收,牙齿松动。

2.夹板的生物力学原理　牙周夹板固定是将多个松动牙连接成一个新的"多根牙",建立起一个新的咀嚼单位。当牙齿受到不同方向的殆力时,牙齿不会再像原来单个牙那样各自受力而发生倾斜移位,而是由多个牙根的牙周膜纤维共同负担了咬合力量,且能抵御各个方向的外力,因而分散了殆力,减轻了每个患牙的负担,使牙周组织得到生理性休息,有利于牙周组织恢复健康。

三、夹板的种类

夹板可分为暂时性与永久性两种。

(一)暂时性夹板

暂时性夹板主要利用细不锈钢结扎丝将患牙结扎在一起,并固定于健康的邻牙上,也可与复合树脂联合应用,使松动牙暂时固定。一般可维持数周至数月或更长。当牙周组织反应良好,X线显示有骨组织修复时,可拆除夹板或换成永久性夹板。

1.适应证

(1)牙周炎松动牙:经牙周手术治疗,组织愈合后,牙松动仍较明显,但牙列整者,可作牙周结扎以利于牙周组织的修复。

（2）因外伤而松动的牙：夹板固定牙齿后利于牙周组织的修复，一般固定8周后便可拆除。

2.优缺点　暂时性夹板的优点是操作简便，色泽较为美观，价格便宜，且可随时修补或拆除，比较方便。缺点是牙面上有附加物，如结扎丝和复合树脂，患者需要用一段时间，增加了菌斑控制的难度。

3.制作方法

（1）光敏树脂黏合夹板：这种夹板适合于外伤性松动牙，或作牙周治疗前的临时性固定，不需作牙体预备，固定数周后即可拆除，损坏时再加修补。

操作方法：牙面彻底清洁后在需固定牙的邻面均用磷酸处理，清水冲洗、吹干后，在邻面涂一层黏结剂，光照1分钟，然后用复合树脂覆盖充填牙邻面，用刻形刀修整外形，注意勿刺激牙间乳头，近牙根部适当保留牙间隙，以利于控制菌斑，最后光照固化并抛光，达到外形美观光亮。

（2）不锈钢丝联合复合树脂夹板：必要时钢丝结扎固定前可作适当的牙体预备，如在健康基牙的远中轴面角处，结扎丝将要通过的部位磨出0.2～0.3mm的沟槽，可防止结扎丝滑向牙颈部。

4.操作方法

（1）钢丝结扎：取直径0.25mm的不锈钢软细丝一段，从中央弯成U形，钢丝从固定基牙的远中牙间隙穿过，两端分别位于唇面和舌面，钢丝固定位置应在牙齿邻接区与舌隆突之间。在美观牙间隙处进行"8"字形唇舌侧交叉，直至另一侧固定的基牙，如此将牙拴结在一起。如牙间隙较大，可在间隙处将钢丝多交叉几圈，其长度应恰好占据牙间隙近远中宽度，这样可以防止松动牙结扎后的近远中移位。最后钢丝末端拧紧，剪去多余钢丝，端断弯于牙间隙内，注意勿刺激牙龈。

（2）光敏复合树脂覆盖加固：在结扎钢丝附近的牙面，包括唇、舌及邻面，彻底清洁后进行酸处理，清水冲洗，吹干后牙面涂一层黏合剂，光照1分钟后，再用光敏复合树脂将钢丝覆盖，树脂不宜太厚，以免光固化不完全或妨碍咬合，也不宜太薄，最好以遮盖住钢丝使唇面不露颜色为好，用刻形刀修整树脂外表，邻面不应压迫牙间乳头，不形成悬突，不妨碍菌斑控制，达到牙齿和牙列外形美观光滑，然后光照固化，最后打磨抛光。

钢丝与复合树脂联合夹板由于有钢丝和复合树脂的双重固定作用，因此这种夹板比较牢固，维持时间较长，一般可达1年左右，因此最适合用于牙周治疗后牙松动仍较明显者。如中途树脂有损坏，也可随时加以修补，比较方便。此法仅适用于前牙,尤其是下前牙。

5.注意事项

(1)在松动固定时应保持牙齿原来的位置,不可有牵拉移位等力量,以免造成新的创伤,甚至引起急性疼痛症状。松动牙固定后应即刻检查有无新的咬合创伤,特别是有无早接触存在,应及时予以调殆。

(2)加强口腔卫生指导,教会患者如何保护好牙周夹板,以及控制菌斑,不用固定牙咬过硬的食物等。

(二)永久性夹板

永久性夹板是通过固定式或可摘式修复体制成的夹板,其特点是耐用,能长期保持。永久性夹板更适用于口内多数牙特别是前后牙均有松动的情况,有缺牙者可制作带修复体的永久性夹板。夹板有可摘式与固定式两种。

(王兆林)

第二节　牙拔除术

牙拔除术是口腔外科最常用的手术,是治疗某些牙病和预防由牙齿引起的局部或全身一些疾病的手段。

一、适应证

1.牙体破坏过大或残根,采用现有技术无法修复者。

2.牙根尖周围病变广泛,用根管治疗或根尖切除等方法不能治愈者。

3.重度牙周病,牙槽骨明显吸收,牙齿松动而不能治疗者。

4.阻生牙反复引起冠周炎或引起邻牙病变者。

5.有碍咀嚼功能、美观,或引起食物嵌塞及创伤,或邻牙病损,妨碍义齿修复的移位牙或错位牙。

6.牙因创伤折裂至龈下或根折,不能治疗保存者。

7.形状异常,影响美观,位置不正或妨碍功能的多生牙。

8.正畸治疗需要进行减数的牙;义齿修复需要拔除的牙;恶性肿瘤放射治疗前,位于照射区的、不宜通过治疗而保留的牙。

9.乳牙滞留,妨碍恒牙正常萌出者。

10.引起邻近组织疾病的病源牙(如引起颌骨骨髓炎,蜂窝织炎等)或引起其他系统疾病的病灶牙(如引起风湿病、肾炎、心肌炎、虹膜睫状体炎)。

二、禁忌证

1.血压高于 24/13.3kPa(180/100mmHg)一般不宜拔牙,应先进行降压治疗。有条件者可在心电图血压监护下施行拔牙术。

2.心脏病患者有不稳定的或近期开始的心绞痛、6 个月内发生过心肌梗死、充血性心力衰竭、未控制的心律不齐、严重的风湿性心脏病活动期等及心功能Ⅲ级或以上者,应严禁拔牙。患风湿性心脏病、先天性心脏病可以拔牙者,手术前、后应使用抗生素。

3.患有造血系统疾病者,如血友病、白血病、再生障碍性贫血,血小板减少性紫癜等,应在内科医师的配合下,全身症状、体征得到缓解控制后方可拔牙。

4.未控制的糖尿病患者禁忌拔牙。血糖控制在 9mmol/L(160mg/dl)以内,无酸中毒症状时可以拔牙。因病人抗感染能力差,应在拔牙术前、后给予常规剂量的抗生素。

5.重症甲亢患者严禁拔牙(因拔牙可导致甲状腺危象发生)。经治疗后,若基础代谢率控制在+20%以下,T_3 80g～200μg/dl,T_4 5～12μg/dl,心率在 100 次/分以下可予拔牙。但麻药中忌用肾上腺素,手术前后应采取抗感染措施。

6.急性肝炎、慢性肝炎活动期、肝功能损害严重者,应暂缓拔牙。

7.急性肾炎和有严重肾功能损害者不宜拔牙。

8.月经期应延期拔牙。怀孕 3 个月以内和产前 3 个月内一般不宜拔牙。有习惯性流产史或早产史者应缓拔,其妊娠期内禁忌拔牙。

9.急性炎症伴有尚未得到控制的蜂窝织炎时,一般不宜拔除引起感染的牙。控制后应予拔除。

10.恶性肿瘤区域内,禁忌单独拔牙;颌面部曾放射治疗的区域,拔牙要十分慎重;必须拔牙时,拔牙前、后应给予大量抗生素。

三、操作方法

1.术前准备

(1)术前仔细问病史及检查,正确掌握适应证和禁忌证。

（2）术者应核对拟拔牙位，向患者说明拔除患牙的必要性，对术中可能发生的问题应给予充分解释，必要时应签手术同意书。

2.麻醉的选择和应用　麻醉是保证拔牙术顺利完成的重要环节。局部麻醉是拔牙术主要采用的麻醉方法之一，临床上常用的麻醉药为含 1：100000 肾上腺素的 2％普鲁卡因和 2％利多卡因溶液，常用的方法为局部浸润或神经干阻滞麻醉。有关各牙位的神经分布和所采用的麻醉方法见表 6-1。

表 6-1　各牙位神经分布和麻醉方法

	神经分布		麻醉方法	
<u>21｜12</u>	上牙槽前神经	鼻腭神经	局部浸润	局部浸润或鼻腭神经
<u>3｜3</u>	上牙槽前神经	鼻腭神经、腭前神经末梢	局部浸润	局部浸润
<u>54｜45</u>	上牙槽中神经	腭前神经	局部浸润	局部浸润或腭前神经
<u>6｜6</u>	上牙槽中、后神经	腭前神经	上牙槽后神经阻滞麻醉加局部浸润	局部浸润或腭前神经阻滞麻醉
<u>87｜78</u>	上牙槽后神经	腭前神经	上牙槽后神经阻滞麻醉	局部浸润或腭前神经阻滞麻醉
2̄1̄｜1̄2̄	下牙槽神经	舌神经	局部浸润	局部浸润
4̄3̄｜3̄4̄	下牙槽神经	舌神经		下牙槽、舌神经阻滞
8̄7̄6̄5̄｜5̄6̄7̄8̄	下牙槽神经、颊神经	舌神经		下牙槽、舌、颊神经阻滞

3.手术方法

（1）待麻醉显效后方可开始拔牙。

（2）用 1‰碘酊棉球消毒患牙及牙周组织，彻底分离牙龈附着；特别是残冠、残根，以减少牙龈撕裂。

（3）使用牙挺时：①应以牙槽嵴作为支点，勿以邻牙为支点；②挺喙大小适宜；右手要有支点，以防牙挺滑脱，伤及邻近组织；③用左手指挟压邻牙，以防挺伤；④应使用楔力，轮轴，杠杆的组合力，不能使用暴力。

（4）上牙钳时：①应再次核对患牙；②钳喙尖应插入牙龈与牙体之间的间隙；③钳喙长轴应与牙长轴一致，以防伤及邻牙或断根；④牙齿脱位时应防止对颌牙的损伤。

（5）拔牙后：①应仔细检查牙是否完整；②尽量彻底刮除根尖病变,残余肉芽组织异物、残片；③牙槽骨压迫复位；④如有牙龈撕裂,要予以缝合；⑤修整过高牙槽中隔与骨尖；⑥创伤大时可放入预防干槽症的药物。

4.术后处理

（1）咬紧纱卷半小时至 1 小时,进行压迫止血。

（2）拔牙当天不漱口不刷牙,勿进食热硬食物,不用手触摸或用舌舔创口,以防止出血。

（3）拔牙当天不宜做剧烈运动,应注意休息。

（4）对一次拔牙数目较多,创伤大,或年老体弱者,可适量选用抗生素。

（5）有明显出血、疼痛、肿胀等术后并发症患者应及时复诊。

5.并发症及处理

（1）血肿因注射针刺破局部血管或拔牙创出血所致。

处理方法即刻冷敷或加压包扎防止继续出血。48 小时后如出血控制,改为热敷或理疗,促进血肿吸收。为防止继发感染应根据血肿的范围及患者的身体状况选用肌注或口服抗生素。

（2）术后出血

①全身因素所致出血较少见,主要为出血性疾病。临床上应以预防为主,术前详细询问病史及检查,一旦发生,应针对原因进行专科治疗,必要时可少量多次输入新鲜血及成分输血助凝药物,同时必须进行局部止血处理。

②局部因素所致出血较多见,多因创伤大、软组织撕裂、牙槽骨或颌骨骨折、牙槽窝内炎性肉芽组织未彻底刮净及残留牙根,剧烈运动,过热饮食、饮酒、吸烟、吮吸拔牙创和过分漱口等所致。查明原因后,临床上以对症处理为主。

（3）术后感染主要是手术创伤较大、急性炎症期拔牙等原因所致。临床上以预防为主,处理可参照口腔颌面间隙感染。

（4）干槽症多见于下颌阻生智牙拔除后,主要是由于手术创伤大、时间长、拔牙创继发感染、血块溶解脱落所致。也可由患者过早或过多漱口使血块脱落而造成。其处理详见口腔颌面部感染章节中的干槽症。

（5）下牙槽神经损伤多见下颌磨牙拔除术,尤其是低位阻生的第三磨牙,根尖距下颌管很近,拔牙过程中极易损伤下牙槽神经。或者是将牙根推入下颌管内造成下唇麻木。

对低位阻生牙,术前应仔细观察 X 线片,了解牙根与下颌骨的关系,尽量避免术中损伤,一旦牙根进入下颌管,应及时翻瓣扩大牙槽窝后取出。如神经损伤,术后应给予预防水肿、扩张血管及神经营养药。

①泼尼松 5mg～10mg,每日 3 次,口服 1 周。

②地巴唑 10mg,每日 3 次,口服 2 周。

③丙硫硫胺(新维生素 B_1)25mg,每日 3 次,口服 1 个月。

④理疗。

(6)牙根进入上颌窦,上颌窦腔过大和窦底距牙根较近是牙根进入上颌窦主要原因。一旦进入,原则应予取出。一般采用翻瓣去骨法或冲洗法。具体操作方法见断根取出术。

（王兆林）

第三节　断根取出术

一、适应证

1.根尖周组织有明显病变,应尽可能取出。

2.断根有影响正畸治疗的可能,应取出。

3.断根较小无病变,取根可能创伤大,甚至有可能伤及下牙槽神经或上颌窦时,可以不取断根。

二、操作方法

1.术前准备

(1)拔牙断根时,应仔细检查断根的数目、折断的部位、断面的斜行方向等。

(2)准备好照明及器械,体位适当。

(3)断根情况不明,应摄 X 线片协助诊断。要注意下牙槽神经管及上颌窦的位置。

(4)去除牙槽窝内的碎屑,出血较多时,可用纱布或肾上腺素棉球压迫数分钟,以使术野清晰。不能盲目挺凿。

2.手术方法

(1)牙挺取根法

①此法适用于牙颈部以下折断,根钳无法夹住时,应使用牙挺,将其取出。

②牙根折断在牙槽窝平面或稍下方时,用偏薄的牙挺插入牙根与牙槽壁之间,折断面如为一斜面,根挺应从斜面高的一侧插入。必要时可进入牙槽骨,切忌不能将刀顶在牙根断面上。

③根尖部折断时,应选用直或弯根尖挺,插入斜面的高点侧与牙槽壁之间,以楔力和转动力,将断根挤出。

④多根牙中有一根折断者,应选用三角挺插入已无牙根的牙槽窝底部,向断根方向旋转撬动,将牙槽中隔连带断根一并挺出。

⑤多根牙在分叉以上折断时,选用双斜面小骨凿,按牙根数目分开,再用牙挺插入分裂线内并转动,将各根挺松后再取出。

(2)翻瓣取根法

①如出血多、断根深,使用其他方法取根困难者,或可能将断根推入邻近器官(如上颌窦、下牙槽神经管、组织间隙等),均可使用翻瓣取根法。此法术野大,直视下操作,侧方去骨取根,比较安全。

②手术切口有"L"形和梯形两种,用骨凿或钻去除骨板显露断根,插入根尖挺将断根挺出。

③按常规处理牙槽窝,缝合创口。

(3)上颌窦内取根法

①翻瓣去骨法适用于断根进入上颌窦,但仍位于黏膜下的情况。手术自颊侧做梯形瓣进入,去除颊侧骨板及牙槽中隔,使牙槽窝底扩大,在直视下取出牙根。然后将龈瓣向腭侧滑行,严密缝合。

②冲洗法适用于断根完全进入上颌窦内的情况。翻瓣方法同上,去除窦底骨板,打开上颌窦,调整体位至上颌牙与地面平行,用生理盐水加压冲洗上颌窦上壁,断根会随水流经扩大的穿孔处流入口腔。断根取出后穿孔的封闭方法见上颌窦瘘修补术。

3.术后处理

(1)一般处理原则同牙拔除术。

(2)上颌窦内取根术后,应嘱患者2周内勿用力擤鼻涕及鼓腮,并用抗生素及麻黄素药水滴鼻。

(王兆林)

第四节　阻生牙拔除术

一、适应证

1.阻生牙反复引起冠周炎症,应予拔除。

2.阻生智牙本身有龋坏或引起第二磨牙龋坏,引起食物嵌塞,或引起第二磨牙远中骨质吸收者,均应拔除。

3.因正畸需要时,可拔除。

4.可疑为颞下颌关节紊乱病诱因的阻生智牙,应予拔除。

5.完全骨阻生而被疑为某些原因不明的神经痛病者,或可疑为病灶牙者,也应拔除。

二、操作方法

1.术前准备

(1)详细检查阻生牙的萌出情况与邻牙的关系及周围组织情况;邻牙是否有龋、松动度或叩痛等,牙龈黏膜是否有充血、炎症,颞下颌关节运动等情况。

(2)术前摄 X 线片检查阻生牙的位置、类型、牙根数目、分叉等情况,与邻牙的关系和进行阻力分析。

(3)了解阻生牙及邻牙周围骨质情况,在骨内的深度,与上颌窦和下颌神经管的关系。

(4)应向患者交待阻生齿拔除的困难性、复杂性及术后可能出现的并发症。

2.手术方法

(1)下颌阻生第三磨牙拔除术

①切口:切口由远中切口和颊侧切口组成。从第二磨牙远中面约 1.5cm 处开始,向前切开抵第二磨牙远中。然后沿第二磨牙颈部龈缘切开达第二磨牙近中处。再成 45°向前下,切至颊前庭沟上缘处,勿超过颊前庭沟,要切透骨膜,做黏膜瓣全层切开。

②翻瓣:自远中和颊侧切口交界处插入骨膜分离器,向后面颊侧掀起组织瓣。

③使用去骨劈开拔牙可先用骨凿凿去部分覆盖阻生牙的骨板,以暴露牙冠最宽径及近中颊沟为原则。使用骨凿时,应保持良好支点,忌用暴力。

④劈牙:劈牙采用双斜面骨凿,放置近中颊发育沟,与牙呈点状接触。一定在劈开前、后检查,确认骨凿放在拔除牙上而不是放在牙槽骨上。常用的劈开方向有正中劈开和近中冠劈开。

⑤挺出阻生牙正中劈开后,选用薄挺,插入劈裂线,先挺出远中冠及根,再挺出近中冠及根。牙挺使用要点,同一般拔牙术。

⑥拔牙创处理先用刮匙清除牙槽窝中骨及牙的碎屑、牙囊、肉芽。舌侧骨板如有折裂,应压迫复位,如已与骨膜分离,应去除之。然后缝合创口,用棉卷加压止血。

(2)上颌阻生第三磨牙拔除术拔除上颌阻生第三磨牙的一般方法与下颌阻生第三磨牙相似,其不同点如下。

①上颌后部骨质疏松,解除阻力以凿除部分骨质为主,一般不宜采用劈牙法。

②去骨要适量,以暴露牙冠最大径为原则。

3.术后处理　术后处理同牙拔除术,但由于拔除阻生牙创伤大,组织肿胀明显,术后可按常规给予抗生素。如有引流条者,术后 24～28 小时取出,术后 1 周拆线。

4.注意事项

(1)切口设计以暴露手术区为原则,组织瓣应保证足够的血供。

(2)拔除下颌阻生第三磨牙时,去除冠部阻力,特别是冠部骨阻力时,可采用去骨法;劈牙法主要用于解除根部阻力及邻牙阻力。有条件时,建议采用适宜的手机及车钻完成去骨及分牙。

5.并发症及其处理　同牙拔除术。

(王兆林)

第五节　牙槽骨修整术

一、适应证

1.牙槽嵴骨尖、骨嵴可能因义齿基托压迫出现疼痛者。

2.骨隆突及上颌结节明显肥大影响义齿就位或稳定者。

3.上颌前部牙槽明显前突畸形,影响义齿正常关系的建立及美观者。

4.为配合预成义齿的修复多个牙一次拔除,同时对牙槽嵴进行修整。

5.牙槽骨的修整术通常在拔牙1~2个月后进行。

二、禁忌证

牙槽骨修整术禁忌证参照牙拔除术。

三、操作方法

1.手术方法

(1)麻醉,局部麻醉方法同拔牙术。

(2)切口与翻瓣根据骨嵴范围的大小及部位可选用梯形、"L"形或弧形切口。切口与翻瓣范围应比骨尖、骨嵴或骨隆突大。切透骨膜,从唇颊面切口向牙槽嵴顶剥离翻起黏骨膜瓣。

(3)去骨用骨凿或咬骨钳去除骨尖或骨嵴。去骨量应适中,保持牙槽嵴的原有高度和宽度。

(4)修整缝合锉平骨面,清除骨屑,黏骨膜瓣复位缝合。

2.术后处理

(1)压迫止血:手术范围较大者可加压包扎。术后常规应用抗生素和止痛药,保持口腔卫生。

(2)流食或软食1周。

(3)术后7天拆线。

(王兆林)

第六节　系带修整术

一、适应证

1.上唇系带附丽过低或肥大,造成中切牙出现间隙者。

2.舌系带过短,伸舌呈"W"形,卷舌困难,以致影响发音者。

3.唇、颊、舌系带因附着位置近牙槽嵴顶或附着宽大,影响义齿稳定和固位者。

二、禁忌证

1.口腔内有明显炎症表现。

2.智力发育障碍所致的发音不清者,不宜行系带修整术。

3.全身禁忌证参照牙拔除术。

三、操作方法

【手术方法】

(一)唇、颊系带修整术

1.方法之一　适用于一般唇、颊系带附丽过低者。

(1)注射麻药于系带两侧。

(2)提起上唇或颊部,用一把止血钳夹住系带附丽于牙槽突的基部;另一把止血钳夹住唇颊部附丽端,两把止血钳尖端相交于唇颊移行沟。

(3)沿止血钳外侧切开并切除系带,潜行分离创缘两侧至能拉拢后,间断缝合。

2.方法之二　适用于儿童唇系带肥大者。

(1)麻醉方法同上。

(2)在两中切牙之间做一楔形切口,直达腭乳头的前方,如腭乳头亦大,则切至其后方,切透骨膜将该组织去除。

(3)唇系带处的切口按方法之一缝合。切牙之间及腭乳头的创口以碘仿纱条或丁香油氧化锌糊剂填于创口内,4～5天后去除。

3.方法之三　适用于系带过短而且附丽较低者。

(1)绷紧系带做"Z"形切口,"Z"形的纵切口应在系带上。

(2)剥离"Z"形组织瓣后,两角相互交叉缝合。

(二)舌系带修整术

1.舌系带两侧行浸润麻醉。

2.用一把止血钳在舌腹部下夹住舌系带,提起止血钳使系带绷紧,用小剪刀在止血钳下方,平行于口底,由前向后剪开系带,长度剪至伸舌时其"W"形态消失,或舌尖前伸与上殆无障碍时为止。

3.剪开后的菱形创面,采用纵形缝合。

【术后处理】

1.保持口腔清洁,经常漱口。

2.术后 1 周拆线,小儿如不合作可不必拆线。

3.舌系带术后应进行功能训练。

(王兆林)

第七节　唇颊沟加深术

一、适应证

1.牙槽嵴过度萎缩,下颌颏肌或颊肌附丽过低;或上颌唇颊部肌肉附丽过低,影响义齿固位者。

2.下颌骨切除植骨后所致牙槽嵴缺损,义齿固位困难者。

3.颌面部外伤所致牙槽嵴部分缺损及前庭沟瘢痕形成,而使唇颊沟变浅,无法行义齿修复者。

二、禁忌证

1.牙槽嵴完全缺损,颌骨骨量明显不足者。

2.下颌颏神经、颊肌附着的位置明显上移;上颌前鼻棘、鼻软骨、颧牙槽突基底等的明显下移者。

3.全身禁忌证参照牙拔除术。

三、操作方法

1.术前准备

(1)术前检查牙槽嵴的高度,颌骨体的高度,唇颊沟的深度和肌肉附丽点的位置,以确定手术的方式和范围。注意下颌骨的高度,颏孔的位置,以确定可能加深的深度。

(2)备好固定用的橡皮管,或做好预成基托。

(3)需要植皮者,应做好游离植皮术前准备。

2.手术方法

(1)黏膜下前庭成形术:以下颌为例。适用于牙槽嵴明显萎缩,覆盖黏膜健康者。

①手术在局部浸润麻醉或阻滞麻醉下进行。

②在唇颊沟外侧的黏膜上或在唇颊沟的牙槽侧做半圆形切口,其深度只能切透黏膜下组织,不应切破骨膜,其长度为需加深的范围。

③在骨膜表面剥离黏膜瓣,将附丽于骨面的肌肉充分推向下方,注意勿将骨膜剥穿。

④将已剥离的黏膜瓣缝于沟底部的骨膜上;将消毒的橡皮管置于新形成的唇颊沟底部,再用丝线绕过橡皮管,穿过软组织固定于颏部及下颌下区皮肤上,或用预成基托加压固定。

⑤暴露创面用碘仿纱布覆盖保护,任其自行愈合。

(2)皮片移植前庭成形术:适用于黏膜量不足、瘢痕形成而不能行黏膜下前庭成形术者。

①手术在局部浸润麻醉或阻滞麻醉下进行。

②在唇颊沟皱褶处横行切开黏膜或切除黏膜瘢痕;在骨膜表面将肌肉附着推向深面,直达所需深度,应注意保护骨膜。

③按创面大小,切取适宜的中厚皮片缝合于骨膜上,用碘仿纱条打包缝合固定;亦可用内衬凡士林纱布的义齿基托加压固定。

3.术后处理

(1)术后常规应用抗生素,保持口腔卫生,清洁创口。

(2)术后 3～5 天流质饮食。注意预防口底血肿和水肿。

(3)黏膜下前庭成形术后 1 周拆线;植皮者 10 天后拆除固定物。两者均应立即戴人预成义齿。

(4)创面愈合后应早日更换永久义齿。

(王兆林)

第八节　口腔上颌窦瘘修补术

一、适应证

口腔上颌窦瘘较大不能自愈,且无上颌窦炎者。

二、禁忌证

1.口腔内急性炎症期。

2.上颌窦慢性化脓性感染未控制者。

3.全身禁忌证参照牙拔除术。

三、操作方法

1.术前准备

(1)临床检查瘘道的大小位置,有无分泌物。X线摄片检查上颌窦有否炎症和瘘道周围骨质情况。

(2)有上颌窦慢性化脓性炎症存在时,应同时行上颌窦根治术;术前数日应反复冲洗至无明显分泌物为止。

(3)根据瘘口的大小及部位设计手术方案。

2.手术方法

(1)颊瓣滑行法:适用于瘘口较小、位于牙槽嵴顶部或偏颊侧者。

①手术在局部浸润麻醉下进行。

②将整个组织瓣覆盖区域的上皮切除,形成新鲜创面。

③由颊侧向颊沟做梯形切口,切透骨膜形成蒂在颊沟的黏骨膜瓣,剥离范围要越过前庭沟翻起此瓣后在基底部骨膜表面横行切开(注意只切开骨膜)充分减小张力,然后将瓣牵向腭侧保证无张力下,行褥式加间断缝合。

(2)腭瓣旋转法:适用于瘘口较大、位于牙槽嵴顶部或偏腭侧者。

①麻醉及先切开瘘口边缘黏膜并向内翻转,修去龈边缘,相对缝合。

②在腭侧设计一个蒂在后、瓣内包括腭降动脉的黏骨膜瓣,其长宽以能旋转覆盖瘘口为宜。

③按设计切透骨膜,沿骨面翻起此瓣,旋转并覆盖穿孔后,采用褥式加间断缝合。

④腭侧裸露骨面,用碘仿纱条覆盖填塞。

3.术后处理

(1)术后1周内常规应用抗生素,滴鼻剂。保持口腔卫生,清洁创口。

(2)术后1～2周进流食或软食。

(3)术后2周内避免擤鼻涕、鼓腮,以防负压影响创口愈合。

(4)腭部填塞纱条8～10天内抽去;10天拆线。

4.并发症及其处理

(1)上颌窦炎症未控制:术前应仔细检查上颌窦炎症情况,脓性分泌物应反复冲洗。一旦术后穿孔发生,上颌窦瘘再次修补术应与上颌窦根治术同时进行。

(2)组织瓣过小或张力大:在瘘口修补术中组织瓣设计过紧,术后组织收缩而产生小穿孔,6～12个月后再行修补术。

(3)术后护理不当:有擤鼻涕、鼓腮不良习惯者,术后易再次造成穿孔。应加强术后宣教,一旦发生6～12个月后再行修补术。

（王兆林）

第七章　儿童口腔病

儿童口腔医学是口腔科学的重要组成内容,其诊疗对象是正在生长发育的儿童和青少年。儿童口腔疾病的临床表现、诊断和治疗等方面,均有不同于成人的特点,因此将该部分内容独立成章。

第一节　牙发育异常

牙齿发育异常是一组种类繁多的疾病,本诊疗常规仅包括以下几种常见的需要临床进行处理的情况。

一、牙数目异常

(一)牙数目不足

Ⅰ.个别牙或部分牙先天缺失

【诊断标准】

1.临床表现

(1)口腔检查发现个别牙或部分牙齿缺失。

(2)详细询问病史,排除因外伤、拔牙等因素导致的牙齿丧失。

(3)还应询问有无家族史,有无孕期有害物质接触史,有无皮肤、毛发等异常,帮助明确诊断和治疗设计。

2.辅助检查　建议拍摄全口曲面体层 X 线片,帮助确诊为牙齿缺失,排除牙齿阻生、异位或迟萌等情况。

【治疗原则】

1.需根据先天缺牙的数目、位置、咬合关系(如牙量-骨量协调关系)等因素,并结合患者意愿,综合考虑并制定治疗计划。对部分牙齿缺失患者常需联合修复、正畸等学科进行综合诊治。

2.前磨牙先天缺失:没有牙列拥挤的患者,应尽量保留乳牙,待乳牙脱落后再行修复治疗。对于牙列拥挤、间隙不足的患者,可以考虑早期拔除相应乳牙后,正畸治疗封闭间隙。

3.上颌侧切牙先天缺失:根据咬合情况,可选择保持间隙或采用正畸方法将恒尖牙近中移动到侧切牙的位置,并酌情将尖牙牙冠改形为上颌侧切牙形态。

Ⅱ.先天性无牙症(外胚叶发育不全综合征)

【诊断标准】

1.临床表现

(1)大部分乳牙和恒牙缺失。

(2)面部表现为额部突出,面部较小,鞍状鼻,面下 1/3 高度降低,小颌,小颧骨,唇突出等特征。

(3)皮肤干燥,少汗,毛发缺失或稀疏。

2.辅助检查　全口曲面体层。

【治疗原则】

对症治疗,尽可能在乳牙期以全口或局部义齿帮助患者恢复部分咀嚼功能并促进颌骨发育,待成年后由修复、种植牙体等专业进行联合治疗。

(二)牙数目过多

牙齿数目过多又称为额外牙。

【诊断标准】

1.临床表现

(1)口腔检查发现正常牙齿数目以外的牙齿。额外牙多见于上前牙区,可以萌出或阻生。已萌出额外牙可见为正常牙齿数目之外多余的牙齿,形态可以为锥形牙、过小牙或与正常牙齿相似。

(2)当临床检查发现牙间隙、牙齿扭转或移位,恒牙迟萌或阻生时,应考虑额外牙的可能性,拍摄 X 线片辅助诊断。

(3)如出现多个额外牙,需排除颅骨-锁骨发育不良综合征。

2.辅助检查　X 线片是明确额外牙诊断的必备手段,推荐使用全口曲面体层片。

【治疗原则】

1.已萌出的额外牙及时拔除。

2.未萌出的额外牙

①不影响相邻牙齿发育、萌出和排列，并未形成含牙囊肿等继发疾病者：观察。

②影响相邻牙齿发育、萌出和排列时：手术拔除。对于与恒牙牙根相邻紧密的埋伏额外牙，尽量延迟到恒牙牙根基本发育完成后再行手术，以避免拔牙过程中可能对恒牙根发育的影响。

3.对因额外牙造成的恒牙萌出、排列异常者常需酌情辅以正畸治疗。

4.如额外牙牙冠形态正常、根长足够，而相邻牙齿牙根吸收或畸形时，可考虑保留额外牙，拔除相邻的牙齿。

二、牙形态异常

畸形牙尖与畸形窝

Ⅰ.畸形舌尖和畸形舌窝

【诊断标准】

1.临床表现

(1)畸形舌窝一般见于恒牙，上颌侧切牙多见，其次是上颌中切牙。多数牙齿形态为正常的铲形，但舌窝处釉质内陷，形成深窝。还有一些牙呈圆筒状，中间凹陷。有些牙釉质内陷形成的沟从冠部延伸到根部，称为"畸形舌沟"；个别牙畸形舌沟甚至达根尖，根据其在X线片上的表现称为"牙中牙"。畸形舌窝、舌沟处常有菌斑集聚和食物残渣存留，易致龋。舌沟部位易形成牙周袋。

(2)畸形舌尖在乳恒牙均可发生，乳牙多为上颌中切牙，恒牙多为上颌侧切牙。畸形舌尖有时与畸形舌窝相伴存在。部分畸形舌尖尖细，有髓角突入尖内，易于磨损或折断，导致牙髓感染；另一部分舌尖粗大，易出现牙齿整体唇向移位，也可能因咬合创伤导致牙髓及根尖周炎症。

2.辅助检查　温度测试及电感觉测试有助于判断牙髓活力状况，年轻恒牙不建议使用电感觉测试。牙齿根尖片是最常使用的X线检查手段，有些复杂的牙齿内陷畸形，可锥体束CT(CBCT)检查，以了解髓腔形态和根周病变范围。

【治疗原则】

1.畸形舌窝无龋坏时应进行窝沟封闭，龋坏局限时可做复合树脂预防性充填。若已经出现龋坏，需及时进行充填治疗。如果发生了牙髓及根尖周炎症，在牙髓摘除后，需特别强调根管的清洗、消毒，然后视牙根发育程度选择根尖诱导成形术或根管治疗术。对畸形舌窝牙釉质内陷形成的沟从冠部延伸到根部，形成"畸形舌沟"并造成牙周组织病变者,结合病情进行牙周治疗,必要时行牙周-牙髓联合治疗或拔除。

2.畸形舌尖如果较圆钝且不妨碍咬合可不做处理;圆钝而干扰咬合的舌尖可行分次调磨;高尖的舌尖建议磨除畸形尖后,根据牙髓情况选择行间接盖髓术、直接盖髓术或部分冠髓切断术。如果发生牙髓及根尖周炎症,需视牙根发育程度选择根尖诱导成形术或根管治疗术。

Ⅱ.畸形中央尖

【诊断标准】

1.临床表现

(1)畸形中央尖是前磨牙𬌗面中央窝处或接近中央窝的颊尖三角嵴上发生的圆锥形牙尖,其形态可能细而高,也可能圆钝。

(2)临床应注意检查中央尖是否已经折断,折断后其基底部可见直径约 2mm 的折断痕迹,外为环状釉质,中有偏黄的牙本质轴,少数有深色的露髓点。

(3)畸形中央尖可以是一颗或多颗双尖牙受累,常见左右同名牙对称出现。

2.辅助检查　X线片可以帮助发现尚未萌出牙的畸形尖。已经萌出的畸形中央尖患牙,拍摄根尖片观察畸形尖内是否有髓角突入;中央尖已经折断的患牙,需观察牙根发育的程度、根尖周病变是否存在以及病变范围等。

【治疗原则】

1.对早期发现畸形中央尖完整且尚未建𬌗的牙齿,可使用预防性树脂充填的方法加固中央尖,使其随建𬌗自然磨耗,逐渐形成修复性牙本质,预防因畸形尖折断可能导致的牙髓感染。

2.对于已经发生折断的患牙,需认真判断牙髓状况,结合患者的年龄、患牙的X线片表现,选择相应的方法(观察、光固化复合树脂间接盖髓充填、牙髓治疗等),预防及及时治疗牙髓炎症,使牙根正常发育。

3.对形态圆钝低平没有折断风险的畸形中央尖可观察不做处理。

三、牙结构异常

(一)釉质发育不全

【诊断标准】

1.临床表现

(1)轻症:釉质形态基本完整,仅有色泽和透明度的改变,釉质呈现白垩或黄褐色,牙齿表面可光滑或粗糙;无自觉症状,叩诊无异常。

(2)重症:牙面有实质性缺损,釉质表面可出现带状或窝状的凹陷。重者可无釉质覆盖。单纯的釉质发育不全患者一般没有症状,有釉质缺损时可能有牙齿敏感症的症状,若伴发龋齿或继发牙髓、根尖周病者,出现相应的表现。

2.病因

(1)局部因素:个别牙齿釉质发育不全往往因乳牙根尖周病感染或外伤所致,又称特纳牙。应详细询问乳牙牙髓根尖病变情况及外伤史。

(2)遗传因素:遗传性釉质发育不良或矿化不良病变累及多个牙齿,可出现在一个家族中的几代成员中。应详细询问家族史及生活地区特征等情况。

(3)全身因素:凡能引起釉基质分泌和成熟障碍的因素如早产低体重儿、婴幼儿期的高热疾病,严重消化不良和营养障碍,母亲在妊娠期内的感染性疾病等,都有可能造成牙齿釉质发育不全,所累及的牙齿为同一时期发育的牙齿。应详细询问孕育史,生产史,出生后1~3岁儿童身体健康状况,营养状况等。

3.辅助检查 X线片可以帮助判断牙齿发育程度、釉质厚度等情况,帮助确定治疗方案。

【治疗原则】

1.对轻症的釉质发育不全可以不做临床治疗,但应对患者进行有针对性的口腔卫生宣教并定期复查。

2.对重症的患者采取对症治疗,可用复合树脂充填或用树脂贴面修复达到消除症状改善美观的目的。后牙可以应用预成冠保持垂直高度,预防龋齿的发生。

(二)牙本质发育不全

这是一种常染色体显性遗传疾病。临床表现为牙釉质基本正常,牙本质颜色由棕红色到灰色不等,釉质易剥脱碎裂,牙本质暴露为半透明状,牙齿磨耗严重。

【诊断标准】

1.临床表现

(1)Ⅰ型:除牙本质发育不全外还伴有全身骨骼发育不全。

(2)Ⅱ型:单纯的牙本质发育不全,没有全身骨骼发育异常,又称遗传性乳光牙本质。

(3)Ⅲ型:又称"壳状牙"。患牙正常牙本质层薄,仅局限在釉质和牙骨质的内侧面。

2.辅助检查 X线片显示患牙牙根纤细而短,牙冠呈球状,髓腔变小,甚至完全闭锁,根管细小呈丝带状。

【治疗原则】

1.为防止牙齿大量磨耗,乳磨牙可放置预成冠,恒磨牙使用铸造金属全冠,前磨牙和前牙可以用金属烤瓷冠。

2.对出现牙髓根尖病变的患牙对症处理。

四、牙齿萌出异常

(一)牙齿萌出过早

Ⅰ.乳牙早萌

小儿出生时就已萌出的牙齿称为诞生牙,在出生后 30 天内萌出的牙齿为新生牙。

【诊断标准】

1.临床表现　多见于下颌乳中切牙,少数为额外牙。

2.辅助检查　尽管 X 线片可检查其牙根发育情况及其与邻牙的关系,但对于临床检查已能基本明确诊断的婴幼儿不建议拍摄 X 线片。

【治疗原则】

1.尽量保留患牙。

2.对极度松动,有可能脱落造成误吸危险的应拔除患牙。

Ⅱ.恒牙早萌

【诊断标准】

1.临床表现

(1)恒牙未按正常萌出顺序提前萌出,萌出时牙根发育不足根长的 1/2。多见于其上方乳牙有严重根尖病变导致骨质大范围破坏的患者。

(2)因恒牙牙根较短,临床可出现不同程度的松动。

2.辅助检查　X 线片见恒牙牙根发育不足二分之一。

【治疗原则】

1.松动不明显的早萌恒牙一般不需特殊治疗。

2.有明显松动或对颌牙缺失者应行阻萌治疗并避免咬硬物。

3.对患者进行有针对性的口腔卫生宣教,必要时进行窝沟封闭,以防止早萌恒牙出现龋坏及继发疾病。

4.牙根过短的早萌恒牙应注意牙周逆行感染。

（二）牙齿萌出障碍

Ⅰ.乳牙萌出障碍

【诊断标准】

1.临床表现

(1)临床检查发现患牙未萌出到口腔中,而对侧同名牙或在萌出顺序上应该在患牙之后萌出的牙齿已经萌出到口腔中。

(2)患牙萌出所需的间隙基本正常或不足。

(3)全口多数乳牙迟萌时,可能为全身系统疾患的口腔表现,如严重的早产低体重儿,严重的佝偻病等。

2.辅助检查　X线片可见患牙位于颌骨内,牙根发育基本完成,埋伏牙冠方有骨质覆盖,常伴有牙齿—颌骨粘连的表现。

【治疗原则】

1.乳牙的埋伏阻生治疗时需要考虑的因素包括:患者的年龄,牙龄,埋伏阻生的牙位,间隙情况,有无继承恒牙,继承恒牙的发育情况和预计萌出时间,咬合关系等。一般说来多需要通过手术将埋伏阻生乳牙摘除,此前需评估患者具体情况以决定是否需要进行间隙保持。有全身疾病者,应查明病因,治疗全身疾病。

2.恒牙埋伏阻生。

【诊断标准】

1.临床表现

(1)恒牙未按时按序萌出到口腔中,而对侧同名牙或在萌出顺序上应该在患牙之后萌出的牙齿已经萌出到口腔中。

(2)其上方的乳牙滞留或早失。

2.辅助检查　X线片可见患牙位于颌骨内,冠方可有骨质覆盖,但常伴有位置或形态异常;牙根发育超过3/4,甚至发育完成。有时可发现局部阻萌因素,如牙瘤、多生牙或囊肿。

【治疗原则】

恒牙埋伏阻生在制定治疗计划时需要考虑因素有:患者的年龄,牙龄,埋伏阻生的牙位,牙根发育情况,间隙情况,上方乳牙牙根情况,覆盖骨质的厚度,咬合关系等。治疗方法可根据阻生的情况和原因,选择切开牙龈助萌、去骨助萌、手术摘除牙瘤、多生牙或囊肿;复杂病例需与口腔外科,正畸科联合治疗。与全身疾病相关者,应查明原因,针对全身疾病治疗。

(三)牙齿异位萌出

Ⅰ.第一恒磨牙异位萌出

【诊断标准】

1.临床表现　临床检查可见第一恒磨牙近中边缘嵴阻生于第二乳磨牙远中牙颈部以下,牙冠近中倾斜。严重病例可表现为第一恒磨牙埋伏阻生,或第二乳磨牙早失且间隙大部分丧失或完全丧失。

2.辅助检查　X线片可见第一恒磨牙近中边缘嵴阻生在第二乳磨牙远中牙颈部以下,并导致第二乳磨牙远中根吸收。

【治疗原则】

1.对判断为可逆性异位萌出的牙齿,可观察其自行萌出,若至牙根发育Ⅷ期以后(或患儿8岁后)还不能顺利萌出,应重新评价其可逆性。

2.一旦确定为不可逆性萌出,应尽可能在第二乳磨牙间牙弓长度丧失之前进行干预治疗,治疗目的是诱导第一恒磨牙正常萌出,避免牙弓长度丧失,尽可能保留第二乳磨牙。对已导致第二乳磨牙早失、间隙严重丧失的病例,治疗应以获得丧失的牙弓长度及获得良好的咬合关系为主,常需借助正畸治疗手段。

Ⅱ.恒尖牙异位萌出

【诊断标准】

1.临床表现　恒尖牙未在侧切牙和第一前磨牙间萌出,而在其他位置萌出,最常见的是上颌尖牙的唇侧异位萌出。

2.辅助检查　全口曲面体层片有助于发现该区域各牙牙根排列情况和有无牙根吸收等情况。

【治疗原则】

恒尖牙的异位萌出需尽早发现,根据患者具体情况评估是否能将尖牙通过正畸手段恢复到正常位置,对难于恢复到正常位置的病例可考虑将尖牙改形以改善美观。

(四)低位乳牙

【诊断标准】

1.临床表现

(1)患牙低于正常合平面,生理动度消失,叩诊高调清音。

(2)多见于乳磨牙,下颌较上颌多见。

2.辅助检查　X线见患牙牙周膜间隙消失,牙根面和牙槽骨融为一体。

【治疗原则】

1.对轻度的低位乳牙可定期观察。

2.对可能导致邻牙倾斜包括未萌出恒牙倾斜的低位乳牙需恢复其咬合高度。

3.对可能导致继承恒牙萌出困难或异位萌出的低位乳牙需择期将其拔除,以利于继承恒牙能顺利萌出。

(五)乳牙滞留

【诊断标准】

1.继承恒牙已经萌出而乳牙未脱落,或恒牙未萌出,保留在恒牙列中的乳牙。

2.X线检查发现:继承恒牙牙根发育超过三分之二,而其上方的乳牙根仅少量吸收或未吸收。

【治疗原则】

1.恒牙异位萌出,乳牙未脱落者应及时拔除滞留乳牙。

2.无继承恒牙胚者,根据牙量、骨量关系酌情拔除或保留乳牙。

(冯媛媛)

第二节　龋病

一、乳牙龋病

【概述】

乳牙龋病具有发病早、患龋率高和龋蚀进展急速等特点。因其与患病的有关因素和临床表现而获有特殊的名称及分类。临床除行牙体修复等必要的治疗措施外,亦应选用各种预防措施,两者均为乳牙龋病的临床重要内容。

【临床表现】

1.可见多个牙、多个牙面同时患龋。

2.龋损范围广。除殆面、邻面外,唇面和舌面等光滑面及牙颈部亦易患龋。

3.龋蚀进展快,多为湿性龋。

4.自觉症状不明显,临床常见已并发成牙髓病或根尖周病而就诊。

5.牙位和牙面发生龋病与年龄有关:

1～2 岁　上颌之乳中切牙和乳侧切牙的唇面和邻面。

3～4 岁　乳磨牙之殆面、窝沟。

4～5 岁　乳磨牙之邻面。

【诊断要点】

1.四度诊断标准

(1)Ⅰ度龋:牙釉质表面之浅龋。用探针探触,有表面粗糙、卡住或龋窝洞感,深度约在 1mm 内。

(2)Ⅱ度龋:为牙本质浅龋,探及软化牙本质,深度约 2mm 左右。病变未涉及牙髓组织,无牙髓病症状。

(3)Ⅲ度龋:牙本质深龋。肉眼可见露髓或无明显穿髓点。有牙髓病症状或牙变色。

(4)Ⅳ度龋:因龋致牙体组织崩溃而呈残冠或残根。

2.停止性龋　乳牙牙冠虽因龋病而致崩溃,损坏范围亦广,但牙髓组织正常,无牙髓病症状。牙体缺损表面较硬,牙本质呈暗褐色而光滑。

3.环状龋　乳前牙唇面、邻面连接成卷脱状围绕牙冠的广泛性环形龋,龋损位于牙冠之颈 1/3 或扩及冠中 1/3。

4.猛性龋　包含涉及下颌前牙区在内的绝大多数牙在短期内快速、广泛地患龋。若龋病导致多数牙成残冠、残根,又有重症龋之称。

5.奶瓶龋　因长期用奶瓶人工喂养所致上颌乳切牙唇舌面和乳磨牙殆面患有早发、急性、广泛的龋。

6.ABC 型龋

(1)A 型龋:仅上颌乳前牙区或仅乳磨牙区患龋。

(2)B 型龋:上颌乳前牙区和乳磨牙区同时患龋。

(3)C 型龋:下颌乳前牙区或包含下颌乳前牙区及其他区同时患龋。

【治疗原则及方案】

1.乳前牙的修复

(1)单面或复面龋洞:可选用复合树脂或玻璃离子粘固剂作充填修复。

(2)龋损范围广、切角和切端有缺损:可用复合树脂冠成形术作修复治疗。

2.乳磨牙的修复

(1)单面龋洞:选用复合树脂、玻璃离子粘固剂或银汞合金充填修复。

(2)复合面龋洞:除可用复合树脂、玻璃离子粘固剂或银汞合金充填修复外,尚可选用银合金金属或复合树脂作嵌体修复。

（3）多面龋、龋损广、牙冠缺损多：选用金属成品冠修复。

3.乳牙深龋的治疗

（1）无牙髓病症状，接近露髓的深龋，尽可能用深龋再矿化治疗后修复。

（2）无牙髓病症状，去除龋组织时露髓，作活髓切断术后修复。

4.乳牙龋病的抑制

（1）就患儿之患龋现状和龋病活跃性检测结果作分析、归类。

（2）无龋、A 型龋等或龋病活跃性弱者：行口腔卫生教育、刷牙指导、定期检查、局部应用氟化物和窝沟封闭剂。

（3）患龋严重、龋病活跃性强者：行口腔卫生教育、结合菌斑染色强化刷牙指导、饮食及其习惯的指导、每 3～6 个月定期检查、局部应用氟化物和窝沟封闭剂、修复治疗时考虑抑制继发龋发生的措施。

二、年轻恒牙龋病

【概述】

初萌出之年轻恒牙在化学反应活跃性方面近似乳牙，在趋向成熟时，其化学反应性介于乳牙与成熟恒牙之间；萌出过程中，部分龈瓣覆盖于牙冠，菌斑更易滞留；故年轻恒牙亦具易患龋、早患龋的特点。尤其第一恒磨牙在牙列的生长发育中起有较关键的作用，而其患龋早、患龋率高。临床应重视儿童时期对年轻恒牙龋病的防治。

【临床表现】

1.儿童时期年轻恒牙龋多见于第一恒磨牙的𬌗面，尤以下颌第一恒磨牙多发，其次为上颌中切牙之邻面。

2.乳牙患龋多和严重者，年轻恒牙易早患龋，第一恒磨牙的邻面、颊面亦易患龋。

3.龋蚀多为急性、湿性，易演变为牙髓病、根尖周病。

4.深龋近牙髓时，可对冷刺激过敏。

5.𬌗面龋蚀范围广，窝洞周边所残留之极少牙体组织被折去后，经咀嚼、磨擦等，可见演变成平坦的停止性龋。

【诊断要点】

1.对萌出途中，覆有部分龈瓣的低位年轻恒牙，较难分辨其所患的白垩色浅龋,需局部清洁后仔细检查。

2.用探针检查釉质表面浅龋时,应仔细探查有无粗糙或小点隙窝洞。

3.必要时可用X线片检查龋蚀之范围及其与牙髓腔之关系、确认有无根尖周病变等。对临床检查难以确诊之邻面龋,必要时亦可作X线片检查。

4.冷热诊和电活力测定虽能检查深龋的牙髓活力状态,但因年轻恒牙牙髓及其神经组织尚在发育中,儿童又常难确切表达反应,对结果应予以分析参考。

5.去龋治疗中牙髓敏感度的表现亦为检测牙髓活力和排除深龋有无并发牙髓坏死等诊断参考之一。

【治疗原则及方案】

1.前牙的修复　多用复合树脂充填修复。龋损范围广或涉及切角、切端者可用复合树脂冠成形术。

2.磨牙的修复　可选用复合树脂或银汞合金充填修复、金合金嵌体修复。

3.萌出中未全外露之龋洞　可暂用玻璃离子粘固剂等作无创伤性修复治疗,待全萌出、牙龈缘退缩后再作修复。必要时可切除𬌗面所覆之龈瓣,再作窝洞的修复。

4.早期龋的处理及抑制　对白垩色斑样早期龋可在局部作氟化物再矿化处理、观察。对易患龋的点隙窝沟,及时用窝沟封闭剂抑制、预防龋的发生。

(冯媛媛)

第三节　牙髓病

一、乳牙牙髓病

(一)急性牙髓炎

【概述】

乳牙急性牙髓炎是指发生在乳牙牙髓组织中的急性炎症。多发生在受过意外创伤和最近进行过牙体手术的牙齿。来源于龋病的急性牙髓炎则多是慢性牙髓炎急性发作。

【临床表现】

1.在患牙未受到任何外界刺激的情况下发生疼痛是急性牙髓炎的重要症状。

患儿常在玩耍或睡觉时疼痛,有时可以在熟睡中痛醒。

2.冷热温度刺激可诱发疼痛或使疼痛加重,但乳牙对温度刺激的反应不如成人恒牙牙髓炎强烈。

3.探查龋洞底较为敏感,如探到穿髓孔时即感到疼痛,有的可见少量脓液或血液自穿髓孔中溢出,溢出后疼痛缓解。

4.慢性牙髓炎急性发作的患牙,炎症已持续较长时间,多有叩诊疼痛。

5.X线片显示根尖周正常,有的可见牙周膜间隙增宽、硬骨板破损等现象。

【诊断要点】

1.患牙出现较剧烈的、影响患儿睡眠的自发痛。

2.冷热温度刺激可引起或加重疼痛。

3.患牙曾有外伤史或有龋病、充填物。

4.患儿疼痛侧有多个可疑患牙时,应逐一检查,明确急性炎症的患牙,以立即解除疼痛。

【治疗原则及方案】

1.去除龋病腐质或充填物,扩大穿髓孔,建立髓腔引流,丁香油棉球安抚镇痛。

2.待急性炎症消退后行牙髓治疗。

乳牙牙髓病治疗原则应力求简便有效,以达到消除感染和炎症的目的,尽力将患牙保存到替换时期。

(二)慢性牙髓炎

【概述】

乳牙慢性牙髓炎是指发生在乳牙牙髓组织中的慢性炎症,多因龋病和急性牙髓炎演变所致。

慢性牙髓炎可根据穿髓与否分为两类,未穿髓者称慢性闭锁性牙髓炎,穿髓者称慢性开放性牙髓炎。慢性开放性牙髓炎又分为慢性溃疡性牙髓炎和慢性增生性牙髓炎。

【临床表现】

1.多数患牙疼痛轻微,甚至无明显症状。有疼痛者表明牙髓已有炎症,反之,牙髓已有炎症者不一定都有症状。

2.冷热温度刺激、食物碎片嵌入龋洞时可引起疼痛。

3.深龋穿髓,探查穿髓孔时感觉疼痛。

4.慢性增生性牙髓炎的患牙,可见增生的牙髓息肉突出穿髓孔,充满整个龋洞。

5.X 线片显示根尖周正常,或显示牙周膜间隙增宽、硬骨板破损等异常现象。

【诊断要点】

1.患牙疼痛和有温度刺激症状。

2.患牙有深龋,已穿髓,牙髓仍有活力,是慢性溃疡性牙髓炎的特征。

3.患牙有深龋,已穿髓,穿髓孔较大,龋洞内有增生的牙髓息肉,是慢性增生性牙髓炎的特征。

4.深龋未穿髓的慢性牙髓炎须与深龋鉴别,深龋仅有激发痛,并且在刺激去除后疼痛即可消失。

【治疗原则及方案】

行活髓切断术或失活后断髓术。

由于儿童患者对病史叙述不清,对检查的反应表达不准确以及对温度、电活力试验等反应欠敏感,常难以确定牙髓的状态,故治疗中在不易保存生活牙髓的情况下,尚应重视保存患牙。

(三)牙髓坏死与坏疽

【概述】

乳牙牙髓坏死是指乳牙牙髓组织因感染或因外伤、毒性药物作用等而造成的死亡。常常是牙髓炎症发展的自然结局。牙髓组织因感染而死亡或坏死后继发感染者称牙髓坏疽。

【临床表现】

1.一般无疼痛症状,但当引起根尖周组织炎症时可出现疼痛。

2.牙齿多有变色。

3.由龋源性牙髓炎症所致的牙髓坏疽,开髓时不痛,牙髓已无活力,探查根髓时也无反应,但多有恶臭。

4.若牙髓部分坏死,如乳磨牙冠髓坏死,根髓尚有活力;某一根髓已坏死,其他根髓仍有活力等。探诊时浅层牙髓不痛,而深层牙髓可感疼痛。当仅剩小部分根髓尚未坏死时,只在开髓探查根髓时才能发生疼痛。

牙髓部分坏死与坏疽的症状取决于尚未坏死的部分牙髓炎症的类型。

5.X 线片显示根尖周或根分叉部位的硬板破损、骨质稀疏现象。

【诊断要点】

1.牙髓已无活力。

2.有牙髓炎史或牙齿外伤史。

3.牙齿变色。

4.深龋穿髓无探痛,开髓后多有恶臭为牙髓坏疽。

5.浅层冠髓已经死亡,深层冠髓仍有活力;冠髓死亡,根髓仍有活力者均为牙髓部分坏死。

【治疗原则及方案】

治疗方案为根管治疗术。

治疗原则是通过根管预备和药物消毒,去除根管内感染坏死组织,再用可被吸收的材料充填根管,消除坏死组织对根尖周和根分叉牙周组织的影响。

二、年轻恒牙牙髓病

(一)可复性牙髓炎

【概述】

年轻恒牙可复性牙髓炎是指病变较轻的,主要表现为血管扩张和充血的牙髓炎。此类炎症的牙髓在彻底去除病原刺激因素,并经适当治疗后即可恢复正常状态。

【临床表现】

1.当患牙受冷、热、甜、酸等刺激时,即出现短暂、尖锐疼痛,对冷刺激更敏感。当去除刺激后,疼痛随即消失。

2.有深龋,去净龋坏组织无穿髓孔,或前牙外伤冠折近髓,髓角透红。

【诊断要点】

1.患牙对温度刺激,尤其对冷刺激敏感和反应迅速。

2.无自发痛史。

3.检查可见引起牙髓病变的龋病、牙齿外伤等牙体病损。

4.有时与深龋难以区别,但经治疗均可保存全部生活牙髓。

【治疗原则及方案】

去除病原刺激,消除炎症。当刺激因素被消除后,牙髓的炎症得到控制,机体修复能力得以充分发挥,牙髓组织逐渐恢复正常。

在去除龋坏组织后,洞底覆盖盖髓剂,用氧化锌丁香油糊剂暂时封闭窝洞,观察2周后无症状可更换永久充填材料。

(二)不可复性牙髓炎

【概述】

年轻恒牙不可复性牙髓炎是指牙髓组织较为严重的炎症病变。包括急性牙髓炎和慢性牙髓炎。源于龋病的急性牙髓炎多是慢性牙髓炎急性发作。慢性牙髓炎有慢性闭锁性牙髓炎、慢性溃疡性牙髓炎和慢性增生性牙髓炎。

【临床表现】

1.急性牙髓炎

(1)自发性疼痛是年轻恒牙急性牙髓炎的重要症状,早期,疼痛持续时间较短,缓解时间较长;晚期,疼痛持续时间延长,缓解时间缩短。夜间疼痛时患儿不能很好入睡,或从熟睡中痛醒。

(2)冷热温度刺激可诱发疼痛或使疼痛加重,但年轻恒牙对温度刺激的反应不如成人恒牙牙髓炎强烈。

(3)探查龋洞底较为敏感,如探到穿髓孔时即感到疼痛,有的可见从穿髓孔处溢出少量脓液和血液,溢出后疼痛缓解。

(4)慢性牙髓炎急性发作者,炎症已持续相当长时间,多数对叩诊敏感。

(5)X线片显示根尖周正常。随着病变范围的扩展,有的可见根尖周膜腔增宽、硬骨板破损或骨小梁致密等异常现象。

2.慢性牙髓炎

(1)疼痛症状轻重不一,一般不发生剧烈的自发性疼痛,多数患牙症状轻微,甚至无明显症状。

(2)有的有冷热刺激痛或有较长期的冷热刺激痛,去除刺激后常持续一段时间。

(3)深龋穿髓,探查穿髓孔时感觉疼痛或有少量血液溢出为慢性溃疡性牙髓炎。深龋穿髓,牙髓暴露,增生的牙髓息肉突出穿髓孔,或充满于龋洞内为慢性增生性牙髓炎。深龋未穿髓而有不定时的自发性隐痛者为慢性闭锁性牙髓炎。

由于年轻恒牙牙体组织较薄,矿化度较低,龋病进展快,易穿通髓室波及牙髓,故慢性闭锁性牙髓炎临床较为少见。

(4)叩诊时可感轻度不适或疼痛。

(5)X线片可见根尖周硬骨板破损、根尖周膜腔增宽或骨小梁致密等现象。

【诊断要点】

1.患牙有无自发性疼痛和温度刺激症状。

2.患牙有无深龋或其他牙体硬组织疾患,深龋是否穿髓,穿髓者有无探痛,未穿髓者探触洞底是否敏感。

3.当检查龋洞中的牙髓息肉时,需注意与牙龈息肉和牙周膜息肉鉴别,鉴别时,用探针探查息肉蒂部判断其来源即可,或摄取 X 线片以辅助诊断。

4.慢性闭锁性牙髓炎需与深龋鉴别,深龋无自发痛,仅有冷热温度刺激性疼痛,并且当刺激去除之后疼痛可立即消除。

【治疗原则及方案】

1.急性牙髓炎　去除龋病腐质,扩大穿髓孔,建立髓腔引流,丁香油棉球安抚镇痛。待急性炎症消退后,行牙髓摘除术或根尖诱导成形术。

2.慢性牙髓炎

(1)症状轻微或无明显症状的早期、局部性牙髓炎行活髓切断术。

(2)症状较重或疼痛持续时间较长的晚期、全部性牙髓炎行牙髓摘除术或根尖诱导成形术。

(3)当慢性闭锁性牙髓炎与深龋难以鉴别时,应尽可能的保护牙髓,即于洞底覆盖氢氧化钙制剂,氧化锌丁香油糊剂密封窝洞,观察 2 周后,如无症状,去除上层氧化锌丁香油糊剂,加磷酸锌粘固剂垫底,永久充填。保存全部牙髓活力,预后是良好的。

年轻恒牙牙髓组织与牙齿的营养、感觉及其发育有密切关系。牙齿萌出后,牙根的继续发育有赖于牙髓的作用。因此,治疗原则是尽力保存活髓组织,如不能保存全部活髓,也应保存根部活髓。如不能保存根部活髓,也应保存牙齿。故年轻恒牙牙髓治疗应尽力选择盖髓术或活髓切断术。

(三)牙髓坏死与坏疽

【概述】

年轻恒牙牙髓坏死是指年轻恒牙牙髓组织因细菌感染或牙齿外伤、正畸矫治施加的过度创伤力、牙体修复使用某些充填料等引起的牙髓组织死亡。常常是牙髓炎症发展的自然结局。其中因感染而引起的牙髓坏死,或牙髓坏死后继发感染者称牙髓坏疽。

【临床表现】

1.一般无疼痛症状,但常可问及有自发痛病史、外伤史或充填修复史。年轻恒牙牙髓坏死常可引起根尖周炎症而出现疼痛,或咀嚼时疼痛,或在儿童抵抗力下降时感患牙不适。

2.牙齿多有变色。

3.龋源性牙髓炎发展所致的牙髓坏死,开髓时不痛,牙髓已无活力,探查根髓时也无反应,有强烈的恶臭。

4.当牙髓尚未完全坏死之前为牙髓部分坏死,其范围可以是小部分牙髓坏死到大部分牙髓坏死,例如冠髓坏死,根髓尚有活力;某一根髓坏死,其他根髓仍有活力等。

牙髓部分坏死的临床症状取决于尚未坏死的牙髓炎症的类型。如果是慢性牙髓炎症就表现出慢性牙髓炎的症状,如果是慢性牙髓炎急性发作就表现急性炎症的症状。

牙髓部分坏死者,在探诊时,浅层牙髓不痛,而触及深层炎症牙髓时可感疼痛。当根部牙髓仅剩小部分未坏死时,只在开髓后探查根髓时才感疼痛。

5.X线片可能显示,根尖周硬骨板破损,骨质稀疏或骨小梁致密现象。

【诊断要点】

1.牙髓已无活力。

2.有牙髓炎史或牙齿外伤史。

3.牙齿变色。

4.穿髓孔无探痛,开髓后有恶臭为牙髓坏疽。

5.浅层牙髓已死亡,深层牙髓仍有活力,或冠髓已死亡,某根髓有活力为牙髓部分坏死。

【治疗原则及方案】

年轻恒牙牙髓坏死或坏疽的治疗方案为根尖诱导成形术。其治疗是在遵循根管治疗原则的基础上,通过清除根管内的坏死组织和感染物质,加强根管消毒,并经根管内药物诱导,使根尖继续形成,缩小根尖孔,封闭根端。

(冯媛媛)

第四节　根尖周病

一、乳牙根尖周病

乳牙根尖周病是指发生在乳牙根尖周围或根分叉部位的牙骨质、牙周膜和牙槽骨等组织的炎症性疾病。

乳牙根尖周病绝大多数是由牙髓病或牙髓感染发展而来,通过根管治疗可治愈。由于乳磨牙髓室底根分歧处硬组织薄,副根管多,牙髓感染易通过髓室底扩散,因此乳磨牙根尖周炎症常发生在根分叉下方的根周组织内。

(一)乳牙急性根尖周炎

【临床表现】

1.乳牙急性根尖周炎多为慢性根尖周炎的急性发作,即当引流不畅,根尖周组织破坏严重而机体抵抗力较差时可致急性炎症的发作。

牙齿遭受外力的创伤,以及牙髓治疗过程中药物或充填材料使用不当等可导致急性根尖周炎症。

2.有较剧烈的自发性疼痛,咀嚼痛和咬合痛。

3.穿通患牙髓腔,常见穿髓孔溢血或溢脓。

4.患牙松动并有叩痛。若脓液从龈沟排出,则加剧患牙松动。

5.根尖部或根分歧部的牙龈红肿。

6.颌面部肿胀,相关淋巴结肿大,并伴有全身发热等。

7.X线片检查若见患牙根尖部和根分叉部有牙槽骨破坏,则为慢性根尖周炎急性发作的表现。

【诊断要点】

1.患牙有无自发性疼痛、咀嚼痛、咬合痛。

2.患牙穿髓孔有无溢脓、溢血。

3.患牙松动和叩痛。

4.患牙局部牙龈有无肿胀。

5.颌面部有无肿胀、局部淋巴结是否肿痛等。

【治疗原则及方案】

1.建立髓腔的根管引流。

2.切开排脓,已形成粘膜下脓肿者需在牙龈肿胀部位作局部切开排脓。

3.抗菌药物的全身治疗。

(二)乳牙慢性根尖周炎

【临床表现】

1.多无明显的疼痛症状,有时感咀嚼痛、咬合痛。

2.患牙有深龋,或有外伤史、充填史。

3.牙冠变色,失去光泽。

4.有的患牙出现牙龈瘘管,瘘管有时溢脓,有时闭合。当根尖周脓液压力大时,闭合的瘘管可再度开放,使患牙有牙龈反复肿胀、反复溢脓的病史。瘘管口大多位于患牙根尖部或根分歧部的唇、颊侧牙龈表面,也有的瘘管口远离于患牙。

5.X线片可见,根尖部和根分歧部牙周硬骨板破损和牙槽骨的破坏。

【诊断要点】

1.患牙有无咀嚼痛、咬合痛。

2.患牙有无深龋、外伤史、充填修复史。

3.患牙有无牙龈瘘管,有无牙龈反复肿胀、反复溢脓史。

4.X线片检查根尖部和根分叉部是否出现牙槽骨破坏病变。

【治疗原则及方案】

乳牙慢性根尖周炎的治疗方案为根管治疗术。

治疗原则是通过根管预备和药物消毒,去除根管内感染物质,并用可吸收的材料充填根管,以促进根尖周病愈合。

二、年轻恒牙根尖周病

年轻恒牙根尖周病是指发生在年轻恒牙根尖周组织,包括根尖周膜、牙槽骨和牙骨质的炎症性疾病。

年轻恒牙根尖周病多因龋病、牙外伤和牙发育异常等所致牙髓感染。多为牙髓炎症或坏死的继发病,感染可经宽阔的根尖孔引起根尖周组织的炎症或病变。若病源刺激强,机体抵抗力弱,局部引流不畅,则可能很快发展为急性根尖周炎。反之,急性炎症又可转为慢性炎症。其中,由于机体抵抗力较强,根尖周组织长时间受到轻微刺激而表现出的根尖周骨小梁密度增大,为年轻恒牙根尖周致密性骨炎。

此外,由于年轻恒牙根尖孔粗大,牙髓和根尖周组织疏松,血液丰富,一旦发生炎症,感染易于扩散,如果治疗及时,炎症也易控制和恢复。

(一)年轻恒牙急性根尖周炎

【临床表现】

1.有能明确指出患牙部位的自发性疼痛或剧烈的持续的自发性跳痛。

2.有咬合痛,初期感患牙伸长或浮出,咬紧患牙可使疼痛暂时缓解,随着炎症发展,咬着患牙反可使疼痛加重。

3.患牙松动、叩痛明显。

4.根尖部牙龈充血、肿胀、触痛或出现波动感。

5.患牙有深龋、牙齿发育异常等牙体缺损,或有外伤史、充填修复史等。若穿通髓室,穿髓孔溢脓、溢血。

6.牙冠变色,失去光泽。

7.温度试验、电活力试验均无反应,牙髓失去活力。

8.患牙相应面颊部软组织呈反应性水肿,有的肿胀较重,例如,上颌前牙急性根尖周炎可引起上唇肿胀;下颌切牙可引起下唇、颏部肿胀;下颌后牙可引起颊部或颌下部肿胀等。所属淋巴结肿大,触痛。

9.全身感不舒适,体温升高。

10.X线片检查若见根尖周有牙槽骨破坏的透射阴影为慢性根尖周炎急性发作的影像。

【诊断要点】

1.患牙的疼痛性质,持续时间,能否定位,有无伸长感和咬合痛等。

2.患牙对探诊、叩诊、触诊等反应。

3.患牙有无龋洞或修复体,有无牙体缺损或折裂。

4.牙髓有无活力,牙冠色泽是否改变。

5.牙龈有无充血、肿胀。

6.颌面部有无肿胀,局部淋巴结是否肿痛。

对于年轻恒牙,由于牙髓活力较强,常常见到牙冠色泽未变,牙髓还有活力,而出现牙龈或颌面部肿胀的情况。

【治疗原则及方案】

1.建立根管引流。

2.切开排脓,已形成粘膜下脓肿者需在牙龈肿胀部位作局部切开排脓。

3.抗生素等控制感染的全身治疗。

(二)年轻恒牙慢性根尖周炎

【临床表现】

1.患牙多无自觉症状,有时感咀嚼无力或咬合不舒适。

2.患牙有深龋、牙齿发育异常或其他牙体组织缺损,或有充填修复史、牙齿外伤史等。

3.牙冠变色,失去光泽。

4.温度试验、电活力试验均无反应,牙髓失去活力。

5.有的患牙出现牙龈瘘管,大多数瘘管口位于根尖部的唇、颊侧牙龈表面,也有的位于舌、腭侧牙龈处,偶尔可见远离患牙。

有的患牙出现皮肤瘘管,例如,儿童下颌切牙的根尖周脓肿,可穿破颏部皮肤形成颏瘘;下颌磨牙根尖周脓肿可穿破颊侧骨壁和皮肤形成颊瘘,穿过颌下部皮肤形成颌下瘘等。

6.X线片可显示根尖周牙槽骨破坏的透射影像。

【诊断要点】

1.患牙有无咀嚼痛、咬合痛。

2.患牙有无牙体硬组织缺损、充填修复史或牙齿外伤史。

3.有无牙龈反复肿胀,反复溢脓,有无牙龈瘘管或皮肤瘘管。

4.X线片检查是年轻恒牙慢性根尖周炎诊断的主要依据。

【治疗原则及方案】

年轻恒牙慢性根尖周炎的治疗方案为根尖诱导成形术。

根尖诱导成形术是在遵循根管治疗原则的基础上,通过消除根管内感染物质,增强根管消毒,并经根管内药物诱导,使根尖继续形成,缩小根尖孔,封闭根端的治疗。其治疗原则是消除残留牙髓和根尖周组织的炎症,并通过药物诱导的作用.恢复根尖部的生活牙髓、牙乳头和上皮根鞘的正常功能,促进牙根继续发育和根端闭合。

(冯媛媛)

第五节　牙外伤

一、乳牙外伤

【概述】

乳牙外伤主要发生在乳前牙,多见于1、2岁的幼儿。由于乳牙牙根较短,根尖因尚未形成或处生理性吸收状态而非尖细状;乳牙周围之牙槽骨较薄而疏松,且具弹性;患儿又往往难以配合对外伤牙的检查和治疗,故临床所见乳牙外伤的类型、对外伤牙的检查诊断和治疗原则、方法等具有其特点。

【临床表现】

1.外伤牙的发生上颌多于下颌。

2.外伤牙以上颌乳中切牙多见,其次为上颌乳侧切牙。

3.临床表现为伸长、嵌入、部分脱臼及唇舌向移位等类型者多见于牙体折断型。

4.患儿对临床检查有恐惧感,在外伤严重或伴局部软组织损伤者尤为明显。

【诊断要点】

1.了解外伤发生的日期、场所、过程及有无全身症状。

2.先行视诊及必要的 X 线片检查,再作临床触及外伤牙的检查,以免先受触及检查之疼痛感而增加恐惧心理,且前述先行之视诊或 X 线片为随后之检查和诊断可供有参考。

3.注意外伤牙周围有无软组织损伤。

4.外伤牙有无牙冠折断,折断者有无露髓。

5.外伤牙属伸长、嵌入、倾斜、移位、脱臼等何种类型及其程度,以及松动度。

6.牙髓活力检查仅作观察参考,3 岁以内患儿不宜作。

7.咬合关系是否正常、有无咀嚼障碍。

8.X 线片所示牙体、牙槽骨有无折断。注意患牙牙根的发育状态和外伤后之脱臼程度,以及外伤乳牙与后继恒牙牙胚之关系。

【治疗原则及方案】

1.牙受震荡,或有 1 度松动,但无脱位、无牙体硬组织折断或缺损,作定期观察,注意患牙的变化。

2.松动 2、3 度但无明显移位,作固定和定期观察。

3.部分脱位,有倾斜、伸长、嵌入等移位者,作复位、固定和定期观察。嵌入部分小于牙冠 1/3 者可观察其再自行萌出。

4.牙体折断

(1)牙冠折断但未露髓,选作间接盖髓、牙冠修复和观察。仅釉质少许折去,可磨光局部锐缘。

(2)牙冠折断并有露髓,选用直接盖髓、活髓切断、牙髓摘除和根管充填等后作牙冠修复。

(3)牙根折断者选用观察、固定患牙后观察、处理牙髓后观察或拔除患牙作间隙保持器。

5.牙已全部脱出,乳牙一般不作再植术,酌情作间隙保持器。

6.外伤牙的定期观察应注意牙冠有无变色或内吸收现象。一旦发现牙髓、根尖周有病变时,应及时处理、治疗。患牙经治疗而失败则应拔除并考虑作间隙保持器,保持失牙间隙和发挥暂时的咀嚼功能。

7.对伴软组织损伤者,应注意局部的情况,给予抗菌药物和必要时注射破伤风抗毒素,以防局部感染和破伤风感染。

8.不忽视全身性其他症状的进一步检查与治疗。

二、年轻恒牙外伤

【概述】

年轻恒牙外伤主要出现于恒前牙,多见于7～9岁的学龄儿童,男孩多发于女孩。由于年轻恒牙的牙根尚处于发育形成时期,其周围之牙槽骨也不如成熟恒牙所处牙槽骨致密,故外伤易致部分脱臼、脱出。随牙根形成趋于完善及其周围牙槽骨致密度、硬度的增强,外伤牙发生牙体折断的类型增加。

年轻恒牙牙髓与成熟恒牙牙髓相比,因其所含有髓神经数少,牙本质疼痛的感受性差,加之受伤后牙髓表现之"休克"状反应,在外伤牙的检查、定期观察评估牙髓活力状态时,应考虑这一因素的干扰。

对年轻恒牙外伤牙的及早、及时处理以及积极采取保守治疗应备受临床工作的关注。并应重视预防年轻恒牙外伤的发生,尤其在学校中加强对师生的教育。

【临床表现】

1.年轻恒前牙的外伤上颌多于下颌。

2.外伤牙以上颌中切牙多见,其次为上颌侧切牙。

3.可伴有局部软组织损伤或牙槽骨骨折。

4.牙体折断可发生牙冠折断、牙根折断或冠根联合折断。牙体折断可露髓或未露髓。

5.年龄偏低、初萌出的牙根形成度低之年轻恒牙外伤后易呈松动、部分脱位、移位或全部脱出。

6.牙根折断多见于牙根基本已形成之恒前牙,发生于牙根中1/3区较多,在根尖较少,近牙颈部尤少见。

7.陈旧性外伤牙可见牙体变色,演变为牙髓病、根尖周病。

【诊断要点】

1.了解外伤发生的日期、场所和有无全身症状。

2.检查局部软组织有无损伤、损伤类型和程度。

3.外伤牙的松动度及有无伸长、嵌入和移位,咬合关系有无异常。

4.牙冠是否见裂纹。牙冠折断之组织深度及范围的广度。

5.牙髓有无外露,露髓组织的充血、水肿、出血、颜色及其感觉反应。

6.X线片观察外伤牙牙根已形成的程度、牙体有无折断及折断类型、患牙有无部分脱臼、牙槽骨有无骨折,陈旧性外伤牙之根尖周有无骨质破坏。

7.牙髓活力检测仅作参考。

【治疗原则及方案】

1.牙冠出现微细裂纹。可涂以无刺激性的涂料保护。

2.牙冠折断

(1)釉质部分析去。可用复合树脂修复。若缺损轻微,可磨光锐利釉质、观察。

(2)牙本质部分折去,但未露髓。

作复合树脂修复。若缺损范围广、又近牙髓腔,可作间接盖髓后牙体修复,也可暂时用带环或塑料冠套予以保护,经观察后再作修复。

(3)牙本质部分折去,并已露髓。

露髓点在1mm左右,露髓时间短,可试行直接盖髓术,修复牙体。

露髓点较大,露髓时间短,可作活髓切断术后修复牙体。

露髓时间长,牙髓已明显感染,选作牙髓摘除术或经根管治疗后行根尖诱导成形术。

3.牙根折断

(1)根尖部1/3区或根中部1/3区折断,两断面无明显移位,且可使之紧密接触,作固定、观察。

(2)根近颈部1/3区折断,若可行则去除断端之牙冠,所留之根髓作部分切断,尽可能留部分根髓以利根尖继续形成。或摘除牙髓后作根尖诱导成形术。日后再行牙冠永久修复。需要时,在牙根形成后作根管内牵引,稍使牙根移向龈端,便于牙冠修复。但若断面在龈下4mm以上则宜拔除。

4.牙受震荡,松动在1度之内,牙体完整,无部分脱位。作定期观察。

5.松动2～3度,牙体完整,给予复位、固定。

6.外伤牙位置异常,出现伸长或移位,试作复位固定。牙根未形成牙之嵌入轻度时,可观察其是否"再萌出"。若观察 2、3 个月未见动向,应作矫正牵引术。

7.外伤牙完全脱出,可考虑作再植术。

8.外伤牙在治疗前均需认真观察,明确其牙髓是否发生不良演变,一旦牙髓和根尖周组织发生病变,需作及时处理。

9.对外伤牙患者有无全身症状,是否需控制感染或防止破伤风感染等均不应忽视。

(冯媛媛)

第六节　牙周组织病

儿童牙周组织由于颌骨的生长发育、乳牙的萌出和脱落、年轻恒牙的萌出,随年龄的增长而不断发生变化。儿童牙周组织疾病的临床表现与成人之表现不一,有其特点。这与两者之组织结构差异和儿童生长发育过程中出现的变化有关。

一、牙龈炎

儿童因牙龈组织上皮薄、角化差;乳牙牙冠近颈部隆起、牙颈部明显收缩;乳牙列存在生理间隙;萌出期常有暂时性牙列不齐以及口腔清洁卫生自身难以完善等因素,牙龈易感染发生炎症。虽然儿童牙龈炎的患病率较高,但对儿童牙龈炎的防治极需在社会和临床工作中加以重视。

(一)萌出性龈炎

【临床表现】

1.是乳牙萌出时常见的暂时性牙龈炎。

2.多见于乳牙和第一恒磨牙。

3.一般无明显的自觉症状,常随牙齿的萌出而渐自愈。

4.可问及患儿喜用手指、玩具等对局部牙龈作触摸或咬嚼的动作。

5.局部感染严重时,患儿可伴发热。

【诊断要点】

1.炎症发生于萌出中牙之周围牙龈、覆盖的龈瓣或粘膜。

2.牙冠周围常积有牙垢或食物残屑。

3.牙冠周围龈缘或所覆盖之龈瓣充血、肿胀,龈瓣或有被咀嚼致损伤样。

4.有时可见乳牙萌出前,覆盖其之粘膜呈青紫色肿胀。因其内含血液和组织液,有似血肿、囊肿样,有"萌出性囊肿"之称。

【治疗原则及方案】

1.重视口腔卫生,食后由家长用棉球蘸温开水清洗口腔。

2.感染处可用1%过氧化氢等拭洗,或冲洗牙龈缘沟和龈瓣下。

3.局部涂布碘甘油。

4.萌出性囊肿样病例,若萌出受阻,可作局部切开或去除部分组织,使牙冠外露。

(二)慢性龈炎

【临床表现】

1.多见于口腔卫生较差、不能掌握正确刷牙方法的幼儿,3～5岁幼儿多发。

2.一般为慢性炎症表现。

3.患病后仍忽视口腔卫生、未及时治疗或受全身因素的影响,有可能演变为牙周炎。

【诊断要点】

1.感染区见牙垢、食物残渣等明显地附积于牙龈缘、牙间乳头和牙的表面。

2.牙龈缘及牙龈乳头充血、肿胀,后者所显之红肿尤为明显。

3.牙龈触及时易出血。

4.乳前牙及乳磨牙区均以唇颊侧之炎症明显。

【治疗原则及方案】

1.局部清除食物残渣、牙垢、牙石。

2.用1%过氧化氢溶液等拭洗或漱口。

3.局部涂碘甘油。

4.重视按年龄由家长代为或指导清洁口腔,预防感染。

(三)口呼吸引起的增生性龈炎

【临床表现】

1.多见于有鼻咽部疾患、习惯性口呼吸和口周肌肉松弛者。

2.空气直接刺激致上颌前牙区唇侧症状较为明显。

3.炎症随病程持续和日久的空气刺激,局部可趋向肥厚、增生的表现。

4.口腔卫生差者牙龈症状明显。

【诊断要点】

1.口唇长期启开,口轮匝肌松弛。

2.牙龈粘膜表面干燥呈脱水状,唾液较稠。

3.牙面、牙龈表面见食物残屑附着,自洁作用差。

4.牙龈炎症易演变为肥厚,粘膜表面粗糙,有小裂纹。

5.病情严重者牙龈乳头可呈蕈状肥大,甚至遮盖牙面似把牙齿埋入状。

6.牙龈的患病部位与正常处分界较明。

【治疗原则及方案】

1.重视口腔清洁卫生。

2.去除局部软垢、牙石和控制感染。

3.需要时请耳鼻喉科检查治疗鼻咽部疾患。

4.酌情是否作口轮匝肌训练,或戴用前庭盾功能矫治器。

5.必要时作牙龈切除术。

(四)牙列拥挤性龈炎

【临床表现】

1.发生于牙列拥挤、排列不齐的患儿。

2.因牙列不齐,局部自洁作用差且刷牙不便,故口腔卫生差。

3.炎症之轻重与牙列不齐之严重程度有关。

4.经牙列矫治或替牙期暂时性牙列不齐自行调整后,炎症会减轻、消失。

【诊断要点】

1.牙列拥挤、不齐,以上颌前牙区多见。

2.软垢、食物残渣积留牙龈表面,拥挤严重或舌腭向位明显呈凹陷状牙之牙面和龈面,软垢滞留尤为明显。

3.牙龈充血、肿胀。

4.牙列拥挤严重和局部感染明显,病程长时可见牙龈乳头呈肥厚状肿大。

【治疗原则及方案】

1.清除牙面牙龈所附之软垢、食物残渣和牙石。

2.指导保持口腔卫生。

3.选用含漱剂及局涂药物。

4.按适应证作矫治。

5.属替牙期暂时性牙列不齐者需观察牙列变化。

二、牙周炎

儿童的牙周炎较少见,一般由牙龈的慢性炎症侵袭至牙周膜等深层组织演变而成。慢性牙周炎的发病多与局部因素有关,有的病因尚未明确。

（冯媛媛）

参 考 文 献

1.麻健丰,郑宝玉.牙周病与口腔种植临床诊治要点.北京:人民卫生出版社,2015

2.韩科,王兴.口腔治疗计划与决策.北京:人民军医出版社,2012

3.朱智敏.口腔修复临床实用新技术.北京:人民卫生出版社,2014

4.郑家伟.口腔颌面外科学精要.上海:上海科学技术出版社,2014

5.胡砚平,万前程.口腔颌面外科学.北京:人民卫生出版社,2015

6.娜仁高娃,蔡琳.口腔修复技术在先天性缺牙中的应用.中国继续医学教育,2017,(05):120-121

7.林野.当代牙种植体设计进步与临床意义.华西口腔医学杂志,2017,(01):18-28

8.韩抒璇.正畸治疗技术在口腔修复中的应用价值.全科口腔医学电子杂志,2015,(06):49-50

9.徐欣.当代口腔种植修复技术新进展.口腔医学,2015,(04):241-244

10.宋光雄.口腔种植修复技术临床应用及治疗效果研究.大家健康(学术版),2014,(12):99-100

11.钱雪莲.口腔美学设计在前牙美学修复中的应用.中国社区医师(医学专业),2013,(08):150-151

12.张俊杰.现代教育技术在口腔修复实践教学中的应用.信息技术,2012,(08):20-22

13.钱超,孙健.快速成型技术在口腔修复中的应用.国际口腔医学杂志,2012,(03):390-393

14.魏宁,朴国滨,杨雷,阎雷.口腔修复技术的临床治疗.中外医疗,2012,(03):186

15.张秀莲.正畸治疗在口腔修复中应用价值分析.中国城乡企业卫生,2015,(05):136-137